国家卫生健康委员会"十四五"规划教材
全国高等职业教育本科教材

供医养照护与管理专业用

老年人慢性病管理

主　编　孙建勋

副主编　石晓峰　杨术兰

编　者（按姓氏笔画排序）

马涵英（首都医科大学附属北京安贞医院）

王　芳（洛阳职业技术学院）

石晓峰（菏泽医学专科学校）

刘光维（重庆护理职业学院）

孙建勋（洛阳职业技术学院）

杨术兰（重庆三峡医药高等专科学校）

杨如美（南京医科大学）

郭玲玲（江苏医药职业学院）

梁廷营（郑州大学第五附属医院）

人民卫生出版社
·北京·

图书在版编目（CIP）数据

老年人慢性病管理 / 孙建勋主编 . -- 北京 ：人民
卫生出版社，2025. 1. -- ISBN 978-7-117-37480-4

Ⅰ. R473. 59

中国国家版本馆 CIP 数据核字第 2025C3P935 号

| 人卫智网 | www.ipmph.com | 医学教育、学术、考试、健康，购书智慧智能综合服务平台 |
| 人卫官网 | www.pmph.com | 人卫官方资讯发布平台 |

老年人慢性病管理

Laonianren Manxingbing Guanli

主　　编：孙建勋
出版发行：人民卫生出版社（中继线 010-59780011）
地　　址：北京市朝阳区潘家园南里 19 号
邮　　编：100021
E - mail：pmph @ pmph.com
购书热线：010-59787592　010-59787584　010-65264830
印　　刷：三河市国英印务有限公司
经　　销：新华书店
开　　本：850×1168　1/16　印张：12　插页：1
字　　数：355 千字
版　　次：2025 年 1 月第 1 版
印　　次：2025 年 2 月第 1 次印刷
标准书号：ISBN 978-7-117-37480-4
定　　价：52.00 元
打击盗版举报电话：010-59787491　E-mail：WQ @ pmph.com
质量问题联系电话：010-59787234　E-mail：zhiliang @ pmph.com
数字融合服务电话：4001118166　E-mail：zengzhi @ pmph.com

出版说明

我国是世界上老年人口最多的国家，老龄化速度较快，老年人健康状况有待改善。党中央、国务院高度重视医养结合工作，习近平总书记指出，要加快构建居家社区机构相协调、医养康养相结合的养老服务体系和健康支撑体系。医养结合作为落实推进健康中国、积极应对人口老龄化国家战略的重要任务，写入《中共中央 国务院关于加强新时代老龄工作的意见》《"健康中国2030"规划纲要》《积极应对人口老龄化中长期规划》等重要政策文件及规划。国家卫生健康委认真贯彻落实党中央、国务院决策部署，会同相关部门大力推进医养结合，取得积极成效。随着老年人对健康养老服务的需求日益强劲，迫切需要大批经过专业教育，具有良好职业素质、扎实理论水平、较强操作技能和管理水平的高层次医养结合相关技术技能人才。

高等职业教育本科医养照护与管理专业作为培养国家医养结合服务与管理技术技能人才的新专业，被列入教育部《职业教育专业目录（2021年版）》。为推动医养照护与管理专业健康发展，规范专业教学，满足人才培养的迫切需要，在国家卫生健康委老龄健康司的指导下，人民卫生出版社启动了全国高等职业教育本科医养照护与管理专业第一轮规划教材的编写工作。

本套教材编写紧密对接新时代健康中国高质量卫生人才培养需求，坚持立德树人、德技并修，推动思想政治教育与技术技能培养融合统一。教材深入贯彻课程思政，在编写内容中体现人文关怀和尊老爱老敬老的中华民族传统美德。高等职业教育本科医养照护与管理专业作为新的层次、新的专业，教材既体现本科层次职业教育培养要求，又坚持职业教育类型定位，遵循技术技能型人才成长规律。编写人员不仅有来自高职院校、普通本科院校的一线教学专家，还有来自企业和机构的一线行业专家，充分体现了专本衔接、校企合作的职业教育教材编写模式。编写团队积极落实卫生职业教育改革发展的最新成果，精心组织教材内容，优化教材结构，创新编写模式，推动现代信息技术与教育教学深度融合，全力打造融合化新形态教材，助力培养医养结合专业人才。

本套教材于2023年10月开始陆续出版，供高等职业教育本科医养照护与管理专业以及相关专业选用。

前 言

积极应对人口老龄化,事关国家发展和民生福祉,是实现经济高质量发展、维护国家安全和社会稳定的重要举措。党的二十大报告明确指出:"实施积极应对人口老龄化国家战略,发展养老事业和养老产业,优化孤寡老人服务,推动实现全体老年人享有基本养老服务。"慢性非传染性疾病(以下简称慢性病)是老年人的主要死亡原因和疾病负担,做好老年人慢性病管理工作是推动养老事业发展的重要保障。老年人慢性病管理是高等职业教育本科医养照护与管理专业的核心课程之一。

本教材具有以下特点:①紧紧围绕立德树人的根本任务,坚持"三基、五性、三特定"的原则,推动思想政治教育与技术技能培养融合统一。②体现职业教育特点,以典型工作任务为引领,构建了基于工作过程的"慢性病管理"课程体系。③创新教材呈现形式,围绕"三教"改革,将知识、能力、素质培养有机结合,适应教学模式和教学方法改革。④数字资源内容丰富,包括教学课件、目标测试等;通过数字化资源共享,为教师教学及学生自学提供资源。

本教材编写参阅了相关文献和书籍,在此谨向这些文献和书籍的作者表示感谢!书中难免有疏漏和不足之处,敬请读者提出宝贵意见,以便我们及时修改完善。

孙建勋

2025 年 1 月

目　录

第一章
慢性病概述

学习目标

1. 掌握慢性病的概念、特点；健康危险因素的概念及分类。
2. 熟悉慢性病与健康危险因素的关系和流行特点。
3. 了解慢性病对个人、家庭和社会的影响。
4. 学会为老年慢性病患者提供健康教育及行为生活指导。
5. 具有尊重和关爱老年人的职业责任感和使命感。

第一节　慢性病的概念

案　例

王爷爷，65 岁，因"阵发性胸骨后疼痛 2h"入院治疗。疼痛初次发作约 40min，伴胸闷，诊断为"冠心病、不稳定型心绞痛"。冠状动脉造影示：右冠状动脉 2 处狭窄超过 90%。植入 2 枚支架后症状缓解。王爷爷既往血脂异常 5 年，吸烟史 20 年，常饮酒；平日工作忙，静坐居多；其父亲患有脑血管病，母亲患有 2 型糖尿病。查体：血压 130/85mmHg，心率 88 次 /min，体重指数（BMI）为 24.9kg/m²，心律不齐，可闻及期前收缩。血清低密度脂蛋白 4.2mmol/L。心电图示：频发房室交界性期前收缩。

请问

1. 引发王爷爷冠心病的主要健康危险因素有哪些？
2. 如何对王爷爷进行健康教育？

一、慢性病的概念

慢性病即慢性非传染性疾病（non-communicable chronic diseases，NCDs），是对起病隐匿、病程长、病因复杂且病情迁延不愈的一类疾病的总称，主要涵盖心脑血管疾病、癌症、慢性呼吸系统疾病、糖尿病、口腔疾病，以及内分泌、肾脏、骨骼、神经等系统疾病。世界卫生组织（World Health Organization，WHO）将对人类健康危害较大的慢性病称为主要慢性病，包括心脑血管疾病（如急性心肌梗死、脑卒中等）、恶性肿瘤、慢性呼吸系统疾病（如慢性阻塞性肺疾病、哮喘等）和糖尿病 4 种。

二、慢性病的特点

慢性病是长期存在的一种疾病状态，表现为逐渐的或进行性的器官功能降低。随着年龄的增长，慢性病的发病率逐年上升，中老年人是慢性病的高发人群，但近年来慢性病低龄化趋势日益凸显。慢性病具有病程长、流行广、致残致死率高、危害大、社会资源消耗多等特点，是目前世界上最难根治的一类疾病。

（一）病因复杂

与急性传染病不同，慢性病是在多种致病因素的长期作用下逐渐形成的，常与遗传因素、环境因素、生活行为因素和卫生服务等有关，往往是"多因一果、一因多果、多因多果、互为因果"。例如，吸烟既是高血压的致病原因，同时也是癌症、心脏病、脑血管病等共同的危险因素；肥胖是一种独立的疾病，也可以是一个危险因素，对心脑血管病、糖尿病、皮肤病、胆囊疾病、关节炎等多种疾病均有影响。

（二）起病隐匿

通常慢性病早期可不表现出任何症状或是症状比较轻，因此易被忽视；但在致病因素的长期作用下，器官损伤逐步积累，直至急性发作或者症状较为严重。

（三）病程较长

大多数慢性病的病程长，甚至是终身患病。慢性病的病理损害常是不可逆的，病情逐渐发展，临床治疗主要是缓解症状或控制疾病发展，提高患者生活质量，目前无法做到治愈或根治。

（四）并发症多

慢性病难以根治，加之疾病本身或长期卧床、感染、水电解质紊乱等原因，患者可出现不同程度的功能障碍甚至功能丧失，最终导致多器官损害，产生多种并发症，从而加重个人和家庭负担。虽然慢性病难以治愈，但是通过早期风险干预、康复治疗等可改善症状，提高生活质量。

第二节 慢性病流行病学

一、全球慢性病总体现状和趋势

（一）慢性病是导致死亡和伤残的最主要原因

世界卫生组织发布的《2021世界卫生统计报告》显示，2019年前10大死因中有7个为慢性病；因慢性病导致的死亡占总死亡的73.6%，较2000年占比（60.8%）上升了近13%。在所有年龄人群中，从2000年到2019年，四大慢性病的死亡率变化有所不同。慢性呼吸系统疾病的死亡率下降幅度最大，年龄标化死亡率下降了37%；其次是心脑血管疾病和癌症，分别下降了27%和16%；而糖尿病增加了3%。全球重大慢性病过早死亡率（以30~70岁人群四大慢性病死亡率评估）从2000年的22.9%下降到2019年的17.8%。尽管慢性呼吸系统疾病、心脑血管疾病和癌症的死亡率明显下降，重大慢性病过早死亡率总体呈下降趋势，但由于人口增长和老龄化，2019年四大慢性病所致死亡人数仍高达3 330万，比2000年增加28%；其中心脑血管疾病死亡人数为1 790万，癌症为930万，慢性呼吸系统疾病为410万，糖尿病为200万。

（二）慢性病对人类健康、社会经济发展和健康公平的危害巨大

世界卫生组织发布的《2014年全球非传染性疾病现状报告》显示，2012年全球因非传染性疾病导致3 800万人死亡，其中3/4（约2 800万人）以及82%过早死亡发生在中低收入国家。该报告指出，非传染性疾病造成的过早死亡大多数是可以预防的；在中低收入国家，高发病率和死亡率反映出对非传染性疾病干预措施投资不足。如果不尽快采取综合、有效的干预措施，预计在未来几十年中发展中国家由慢性病带来的负担将会迅速增长。

二、我国慢性病现状和趋势

（一）慢性病患病率和死亡率明显增加

《2022中国卫生健康统计年鉴》显示，2008年、2013年和2018年我国调查地区居民慢性病患病

率分别是 15.7%、24.5% 和 34.3%,随着年龄增长呈上升趋势,35 岁以上成年人慢性病患病率上升明显,其中 65 岁以上老年人慢性病患病率最高(图 1-1);2008 年、2013 年和 2018 年慢性病的患病率女性高于男性;2008 年和 2013 年慢性病的患病率城市高于农村,2018 年农村高于城市。2020 年监测结果显示,我国高血压、糖尿病、高胆固醇血症、慢性阻塞性肺疾病患病率和癌症发病率与 2015 年相比有所上升。

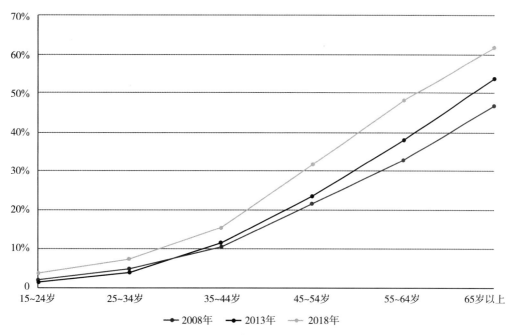

图 1-1 2008、2013、2018 年我国调查地区居民慢性病患病率

《中国居民营养与慢性病状况报告(2020 年)》显示,我国重大慢性病过早死亡率逐年下降,因慢性病导致的劳动力损失明显减少。2019 年,我国居民因心脑血管疾病、癌症、慢性呼吸系统疾病和糖尿病等四类重大慢性病导致的过早死亡率为 16.5%(2019 年全球为 17.8%),与 2015 年的 18.5% 相比下降了 2 个百分点,降幅达 10.8%,提前实现 2020 年国家规划目标。由于居民人均预期寿命不断增长,慢性病患者生存期不断延长,加之人口老龄化、城镇化、工业化进程加快和行为危险因素流行对慢性病发病的影响,我国慢性病患者基数仍将不断扩大,同时因慢性病死亡的比例也会持续增加。2019 年我国因慢性病导致的死亡占总死亡的 88.5%,其中心脑血管疾病、癌症、慢性呼吸系统疾病是最主要的死亡原因。《2022 中国卫生健康统计年鉴》显示,2015—2021 年心脑血管疾病、癌症、慢性呼吸系统疾病死亡占总死亡的比例约为 80%(图 1-2)。慢性病(特别是主要慢性病)已成为影响我国居民健康水平提高、阻碍经济社会发展的重大公共卫生问题和社会问题。

(二)部分行为危险因素还没有得到有效遏制

《中国居民营养与慢性病状况报告(2020 年)》明确指出,膳食脂肪供能比持续上升,农村首次突破 30% 推荐上限。家庭人均每日烹调用盐(人均每日烹调用盐高达 9.3g)和用油量远高于推荐值,同时居民在外就餐比例不断上升,食堂、餐馆、加工食品中的油和盐应引起关注。儿童青少年经常饮用含糖饮料问题日益凸显。2020 年监测结果显示,我国成年居民超重肥胖超过 50%,6~17 岁的儿童青少年接近 20%,6 岁以下的儿童达到 10%,超重肥胖上升速度较快、流行水平较高、全人群均受到影响。当前我国居民吸烟者(特别是男性)相当普遍,据统计,吸烟者超过 3 亿人,大约 7.4 亿人受到二手烟的影响。15 岁以上人群吸烟率、成年人 30 天内饮酒率超过 1/4。中国疾病预防控制中心研究数据显示,2010—2018 年中国成年人身体活动不足呈增加趋势,超过 1/5 的成年人身体活动不足。总之,我国居民不健康生活方式仍然普遍存在,部分行为危险因素还没有得到有效遏制。

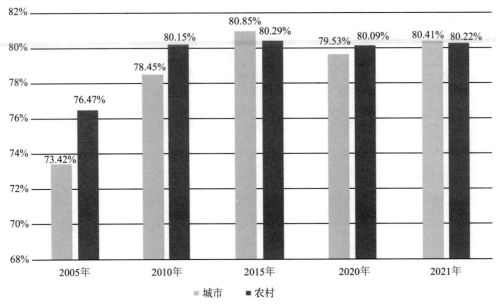

图 1-2　2005—2021 年主要慢性病死亡占比

第三节　慢性病的主要危险因素

　　人们对病因的认识不断发展，从单病因学说发展到多病因学说。一些传染病、急性非传染病和外伤等病因较为单一、明确，而慢性病则是复杂的多因素作用的结果，难以用单一病因进行解释，并且绝大多数慢性病的病因与发病机制尚不清楚。在不断探索慢性病发生影响因素的过程中，逐渐发展形成了健康危险因素的概念。流行病学常把病因称为危险因素。

　　所谓健康危险因素，是指能使疾病发生概率升高的因素。疾病的发生与危险因素有一定的因果关系，如果某因素在人群中增加或减少，可导致某种疾病在该人群中的发生率相应增加或减少；但是尚无可靠证据证明该因素的致病效应。慢性病的发生是各种危险因素不断积累和综合作用的结果。

　　慢性病的危险因素众多，主要可分为三类：行为生活方式因素、环境因素和机体（个体）因素。行为生活方式因素和环境因素通过一些干预手段可发生改变，是可改变的危险因素；机体因素（包括年龄、性别和遗传）是不可改变的危险因素。

一、行为生活方式因素

（一）吸烟

　　吸烟已成为全球影响公共卫生最为严重的问题之一。根据世界卫生组织统计，全球每年至少有300 万人死于与吸烟有关的疾病。烟草烟雾中含有 7 000 多种化学成分，包括数百种有害物质，其中至少 69 种为致癌物质。吸烟者中慢性病患病率随吸烟年数的增加而增高；每日吸烟量越大，患病率越高；而且被动吸烟的危害也很大。我国是全球烟草消费最多的国家，烟草消费量约占全球的 30%。《中国吸烟危害健康报告 2020》显示，中国吸烟者超过 3 亿人，大约 7.4 亿人受到二手烟的影响，我国每年 100 多万人因烟草失去生命，如果不采取有效行动，预计到 2030 年将增至每年 200 万人，到2050 年将增至每年 300 万人。吸烟是多种恶性肿瘤、慢性呼吸系统疾病、冠心病、脑卒中等发生和死亡的重要危险因素。

（二）过量饮酒

《中国居民膳食指南（2022）》推荐，成年人如饮酒，一天饮用的酒精量不超过 15g；儿童少年、孕妇、哺乳期妇女及慢性病患者不应饮酒。根据世界卫生组织酒精相关报告定义，危险饮酒是指男性饮酒者日均纯酒精摄入量大于等于 41g 并且小于 61g 的饮酒行为，女性饮酒者日均纯酒精摄入量大于等于 21g 并且小于 41g 的饮酒行为；高于此上限的饮酒行为称为有害饮酒。由于不同个体身体状况不同、对酒精的耐受力不同，上述标准只能作为参考。过量饮酒可使食欲下降，食物摄入量减少，从而导致多种营养素缺乏；严重时可引起酒精中毒，可能造成酒精性肝硬化。过量饮酒会增加心脑血管疾病、痛风、胃溃疡、酒精性胰腺炎、某些癌症和骨质疏松等疾病的发生风险，而且摄入较多酒精对记忆力、注意力、判断力及情绪反应都有严重影响，甚至导致精神异常、意外伤害和各种事故。饮酒与吸烟有协同作用，可使许多癌症的发病率明显增高。因此，应避免过量饮酒。

（三）不合理膳食

《中国居民膳食指南（2022）》推荐，坚持谷类为主的平衡膳食模式，每天的膳食应包括谷薯类、蔬菜水果、畜禽鱼蛋奶和豆类食物；三大产能营养素供能比例分别为碳水化合物占 50%~65%，脂肪占 20%~30%，蛋白质占 10%~15%。不合理膳食主要包括高脂、高糖、高盐饮食摄入过多，全谷类食物、膳食纤维、蔬菜和水果摄入较少等。

1. 高脂饮食　据统计，中国居民脂肪摄入已超过世界平均水平。高脂肪、高胆固醇食物是导致冠心病、脑梗死等疾病的危险因素；高脂饮食还会引起胰岛素抵抗，增加糖尿病的发病风险，也可增加乳腺癌、结肠癌的发病风险。

2. 高糖饮食　会引起高胰岛素血症、胰岛素抵抗以及高血压和心动过速。当碳水化合物摄入量占总能量的比例超过 60% 时，高血压患病率明显增加，且以收缩压升高更为明显，这可能与蛋白质和脂肪的摄入量相对减少有关。

3. 高盐饮食　《中国居民营养与慢性病状况报告（2020 年）》显示，中国居民人均每日烹调用盐 9.3g（较 2015 年下降 1.2g），仍高于每天摄入食盐不超 5g 的标准。高盐饮食对健康危害极大，是造成人群血压水平和高血压患病率上升的重要原因，也是冠心病、脑卒中等慢性病的重要危险因素。

4. 维生素缺乏　与某些癌症的发病有关，如食物中维生素 A 含量低与乳腺癌、肺癌、胃癌、肠癌及皮肤癌、膀胱癌的发病有关。

5. 低膳食纤维　膳食纤维摄入不足与结肠癌、直肠癌的发病有关。

此外，长期食用烟熏及腌制食物、暴饮暴食等也危害健康。

（四）身体活动不足

身体活动是指由于骨骼肌收缩产生的机体能量消耗增加的活动。随着经济社会发展和生活条件的改善，人们的静态活动方式明显增加，身体活动不足的问题日益突出。据统计，我国 18 岁及以上居民平均每日总静态时间为 4.9h，其中男性 4.9h，女性 4.8h。缺少运动使每日消耗的热量明显低于摄取的热量，导致超重和肥胖的人数增加。研究表明，身体活动不足是心脑血管疾病（尤其是冠心病）、2 型糖尿病、肥胖等慢性病的独立危险因素。每天静坐时间 ≥4h、每天看电视 >3h 者患糖尿病的风险增加 73%，患心脑血管疾病的风险增加 80%。运动少造成骨骼肌收缩减少，血液循环速度减慢，血管壁弹性减低、功能退化，从而出现高血压、动脉粥样硬化、血管栓塞等。同时，身体活动不足会影响人体正常功能，导致免疫功能减退，是心脑血管疾病、消化系统疾病和骨关节疾病以及代谢性疾病的重要危险因素，并可增加患直肠癌、乳腺癌、高血压、血脂异常、骨质疏松、抑郁和焦虑的风险。

（五）睡眠时间不足

长期睡眠时间不足会引起身体疲劳过度，导致机体生理功能紊乱、免疫力下降，进而引发糖尿病和心脑血管疾病等慢性病。睡眠时间不足者可导致肥胖和胰岛素抵抗，2 型糖尿病发病率增加。睡眠时间不足也是心脑血管疾病患病率和死亡率增加的一个重要的危险因素。

（六）精神紧张和应激

精神紧张和应激与慢性病关系密切。短时间的精神紧张一般不会引发疾病，甚至会激发机体的潜能，但是突然的、强烈的或长期的、持久的精神紧张和应激，如果超出人体自身的调节范围，会引起机体内稳态失衡，继而导致疾病的发生。

二、环境因素

环境因素包括生物因素、理化因素和社会因素。

（一）生物因素

病原生物感染可导致癌症、心脑血管疾病、慢性呼吸系统疾病和消化系统疾病等多种慢性病的发生或加重。研究发现，15%~20%恶性肿瘤与病原生物感染有关，特别是病毒感染。细菌、病毒等病原微生物感染与心内膜炎、心肌炎和心瓣膜炎等相关。慢性阻塞性肺疾病的起病与感冒等呼吸道感染有密切关系，而且呼吸道反复病毒感染和继发性细菌感染是导致慢性阻塞性肺疾病进展和加重的重要原因。乙型肝炎病毒感染是肝癌发病的主要原因。幽门螺杆菌感染是慢性胃炎的主要原因等。

（二）理化因素

理化因素包括自然环境因素和人类社会发展造成的环境改变。

1. 自然环境因素 高海拔地区人群易发生呼吸系统疾病和心脑血管疾病。气候变化可诱发慢性病急性发作。环境中的微量元素（如硒）和矿物质在机体内富集或缺乏与地方性心血管病、甲状腺肿和某些恶性肿瘤的发生有关。

2. 人类社会发展造成的环境改变 汽车尾气、工业废气、废水对环境的污染与肺癌、白血病等恶性肿瘤发病有关，也是慢性阻塞性肺疾病的危险因素。噪声污染与心脑血管疾病的发生有关等。

（三）社会因素

卫生政策和卫生资源的配置、卫生服务的利用程度、社会风俗习惯、社区居民受教育程度、居民经济水平、家庭结构与功能等也会影响健康。

三、机体因素

（一）年龄

除了 1 型糖尿病等少数慢性病在青少年期发病外，大多数慢性病的发病率或患病率随年龄增长而上升。这可能是随着年龄增长，有害环境暴露物累积、暴露水平逐渐增高以及人体机能日渐减退等原因所致。近年来慢性病呈现年轻化趋势，可能与生活方式及饮食结构的改变有关。

（二）性别

除了一些女性特有肿瘤和甲状腺癌外，大多数恶性肿瘤的发病率或患病率男性高于女性。有些慢性病患病率男性与女性的差异因年龄段不同而有所不同。成年人高血压和糖尿病患病率均随年龄增长而上升，且 60 岁以下成年人男性高于女性，60 岁及以上女性高于男性，这可能与工作环境中接触有害物质更多、工作压力更大和吸烟等不健康生活方式有关，而女性绝经期缺少雌激素保护是可能的原因之一。

（三）遗传

部分慢性病的发生与多基因遗传病密切相关，并具有明显的家族聚集性，如哮喘、高血压、消化性溃疡、糖尿病、冠心病、脑卒中和肿瘤等。多基因遗传病是指受多个致病基因控制的疾病，每对基因没有显性与隐性之分，是共显性的，有累加效应，也可以是互补作用，并受环境因素的影响。通常把致病基因在发病方面所起的作用大小用遗传度表示，哮喘遗传度约为 80%，原发性高血压遗传度约为 60%，消化性溃疡和冠心病遗传度约为 35%。

四、中间危险因素

中间危险因素既是可改变的危险因素和不可改变的危险因素共同作用的异常结果（单独疾病），又是导致各种慢性病发生的直接危险因素，主要包括高血压、高血糖、血脂异常、超重或肥胖、吸烟。中间危险因素是多种慢性病共同的危险因素（表1-1）。

表 1-1　共同危险因素与主要慢性病发病风险的关系

危险因素	高血压	冠心病	脑卒中	糖尿病	慢性阻塞性肺疾病	肿瘤
血压	++++	+++	++++	+		
吸烟		+++	++		++++	++++*
血糖	+	++	++	++++	+	+**
总胆固醇		++++	++	+		
腰围	++	++	++	+++	+	++***

*：吸烟不仅与肺癌、肝癌、胃癌、食管癌关系密切，还与口腔癌、鼻咽癌、胰腺癌、膀胱癌、宫颈癌有关联。

**：血糖与肿瘤有关联，高血糖可增加肝癌、胆囊癌、胃癌、呼吸道肿瘤的发病风险。

***：腰围与肠癌、胰腺癌、绝经期乳腺癌、子宫内膜癌、肾癌有关联。

五、多种危险因素相互作用

一名患者会有肥胖、高血压、血脂异常、冠心病等多种慢性病。高血压是最常见的心脑血管疾病，也是冠心病、脑卒中等慢性病的危险因素；糖尿病也是心脑血管疾病重要的危险因素之一。总之，慢性病的发生是多种危险因素相互作用的结果（图1-3）。

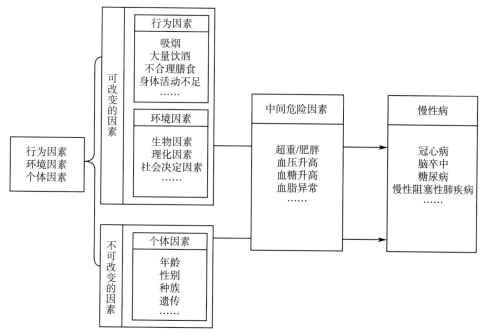

图 1-3　常见慢性病与危险因素的关系

7

第四节 慢性病对患者个人、家庭和社会的影响

一、慢性病对患者个人的影响

慢性病对患者个人的影响程度取决于发病年龄、发病类型、个性、疾病的种类、诊治情况、是否并发残疾、所需的治疗时间和费用等因素。

（一）对患者身体及日常生活的影响

慢性病的发生是危险因素相互作用、逐渐积累的过程。早期如果没有引起重视、及时采取干预措施，可能出现生物学指标异常，进而引起身体不可逆的病理改变，后期出现身体功能下降或丧失，影响劳动能力和日常生活能力。慢性病的各种症状及后遗症会影响患者的自理能力、自我评估、生活满意度等。如慢性病患者的免疫力下降，易发生感染；高血压和糖尿病可导致心、脑、肾功能受损，身体功能下降或丧失，导致日常生活不能自理；长期卧床可导致压疮与感染等并发症；长期缺乏运动可发生关节挛缩变形、骨质疏松、肌肉萎缩等。

（二）对患者心理的影响

由于慢性病需要长期治疗或康复，有的患者生活不能自理，这些改变都会给患者的心理造成影响。应充分认识到不良心理反应的危害，指导患者保持积极乐观的心态。

1. 对认知的影响 在疾病的影响下，患者可能产生感知觉障碍，如脑卒中患者记忆、思维能力减退或丧失。认知功能的改变会严重影响患者的生活。

2. 对情绪的影响 不同病种的慢性病以及疾病的不同阶段，患者会出现不同的情绪反应，如否认、焦虑、恐惧、愤怒、依赖、猜疑等。

3. 对个性的影响 由于疾病的影响，有些患者会发生性情改变。如个性开朗活泼的患者患病后可能孤僻内向、冷漠古怪、暴躁易怒等。

4. 常见的心理和行为反应

（1）失落：几乎所有的慢性病患者都会有不同程度的失落感及失控感。

（2）依赖性：由于受到他人的关怀和照顾，患者会变得被动、依赖性增强，本来自己可以做的事情也不愿意动手；情感变得脆弱，甚至幼稚，总希望他人多照顾、多关心自己。

（3）猜疑：患者往往疑虑重重，对医护人员和亲属半信半疑，甚至无端怀疑医护人员给自己开错了药、打错了针。患者的猜疑不仅破坏了医患关系，也不利于安心养病。

（4）恐惧和焦虑：患者感到紧张，特别是看到周围的患者死亡时会产生恐惧心理。恐惧和焦虑会削弱患者的主观能动性，使机体免疫力降低，不利于康复。

（5）过分自尊：患者既想得到他人更多的关心和照顾，又由于过分自尊而拒绝。这种矛盾心理使患者情绪敏感，较易激动。

（6）自责：患者因为担心成为家庭的包袱，加重亲属的负担，产生自责心理，出现自卑、抑郁等不良情绪，甚至出现自杀行为。

（三）对社交活动的影响

慢性病患者因为身体、角色变化，往往拒绝参加社交活动，表现为性格孤僻、拒绝帮助、情绪低落，甚至对生活丧失信心。

二、慢性病对患者家庭的影响

（一）家庭成员角色变化

家庭成员患病后原有的角色发生改变，需要家庭其他成员重新调整角色，以适应变化，既承担照

顾患者的角色，又要代替患者承担相应的责任。慢性病对患者家庭生活影响程度取决于慢性病种类与发病阶段、家庭角色改变的程度等因素。这种家庭角色和关系的调整、适应可能会改变家庭原有的习惯和氛围，在磨合过程中出现家庭适应困难等问题。

（二）家庭成员心理压力增大

由于亲人遭受痛苦、对患者的照顾消耗时间和精力，以及长期经济负担加重等，使慢性病患者家庭成员的心理压力增大，情绪受到不同程度的影响，出现自责、焦虑、否认、退缩、愤怒、烦躁等。

（三）家庭经济负担加重

慢性病具有病程长、医疗及照护负担重的特点，对患者及其家属的工作也产生影响，导致家庭收入减少，常造成慢性病患者家庭经济困难，甚至出现因病致贫、因病返贫的情况。

三、慢性病对社会的影响

慢性病对社会的影响程度取决于慢性病的发病率、致残率、死亡率、所需医疗和社会资源多少等因素。

（一）对社会经济的影响

一方面，随着慢性病患者日益增多，如果不采取有效干预措施，势必造成大量劳动力丧失；另一方面，慢性病患者所需的医疗服务和社会资源会导致社会负担加重，最终影响和制约社会经济的发展。因此，慢性病不仅严重危害人们的健康，也增加社会医疗负担和制约社会经济发展的重要原因。

（二）对社会文化的影响

慢性病的发生与人们的不良生活方式和环境因素密切相关。因此，提倡健康的生活方式，培养良好的行为习惯，建设健康的生产、生活环境，营造积极的社会文化氛围，是慢性病防治最经济而有效的措施。

（三）对卫生服务的影响

应根据不同地区慢性病流行特点，制订科学的卫生规划，着重做好对人群健康造成较大威胁的慢性病防控；同时做好社会资源调配，为需要长期照护的慢性病患者提供社会支持。

（孙建勋）

思考题

1. 简述慢性病的概念和特点。
2. 简述我国慢性病流行现状。
3. 论述冠心病与危险因素的关系。

第二章
慢性病防治与健康管理

学习目标

1. 掌握慢性病健康管理的概念、基本要素；零级预防及四级预防体系的内涵；慢性病健康风险干预。
2. 熟悉慢性病防治的策略、政策、目标和任务；慢性病风险预测。
3. 了解信息技术在慢性病防治中的应用。
4. 能运用健康管理理念对慢性病患者进行健康指导，建立健康档案、进行风险评估及健康干预，践行并引导服务对象树立"每个人是自己健康第一责任人"的健康理念，做到"我的健康我管理"。
5. 具有关爱患者、细心耐心的职业素养。

案　例

刘爷爷，72岁。15年前因心绞痛行冠状动脉搭桥术，术后未规范用药；10年前搭桥血管堵塞，行第二次冠状动脉搭桥术；8年前病情再发，分两次行右冠状动脉及左主干分叉支架植入术；1年前严重胸痛，药物不能缓解，再次植入1枚支架。此后刘爷爷参加了当地医院组织的支架俱乐部，经过心脏康复治疗和健康管理，病情稳定。刘爷爷有心脏病家族史，其父亲、兄弟均在中年死于急性心肌梗死。刘爷爷有吸烟史40余年，几次术后戒烟并复吸。血清低密度脂蛋白2.78mmol/L。

请问

1. 刘爷爷的心绞痛为什么会反复复发？
2. 如何对刘爷爷进行慢性病健康管理？

第一节　慢性病防治的政策与实践

慢性病严重威胁人类健康，已成为影响各国经济和社会发展的重大公共卫生问题。坚持以控制慢性病危险因素、建设健康支持性环境为重点，以健康促进和健康管理为手段，提升全民健康素质，降低高危人群发病风险，提高患者生存质量，降低慢性病病死率及疾病负担是我国卫生健康工作的主要任务。

一、国际慢性病防治政策

为积极应对慢性病患病率和死亡率不断攀升及高昂的医疗费用给社会经济带来的沉重负担，联合国和世界卫生组织制定了一系列防治政策。

2011年，联合国大会预防和控制非传染性疾病高级别会议通过了《关于预防和控制非传染性疾病问题高级别会议的政治宣言》。各方一致认为，非传染性疾病对于发达国家和发展中国家均构成现实挑战，给公共卫生、经济发展乃至社会政治稳定带来现实影响。非传染性疾病的风险因素涉及生活因素、食品供应、城市规划等诸多方面，需要各部门协同努力，调动全社会参与。宣言要求各国要将卫生健康问题融入国家经济社会发展政策，将非传染性疾病防治工作列为国家发展战略的优先领域，实现预防为主的防控策略。这是全球与非传染性疾病斗争中的一个里程碑。

2013 年世界卫生大会上，世界卫生组织 194 个会员国批准了《2013—2020 年预防控制非传染性疾病全球行动计划》。该行动计划主要涉及 4 类重点非传染性疾病，即心脑血管疾病、癌症、慢性呼吸系统疾病和糖尿病，以及烟草使用、不健康饮食、缺乏身体活动和有害使用酒精 4 种共同的行为危险因素。希望通过在国家、区域和全球层面开展多部门协作与合作，减少非传染性疾病导致的可预防和可避免的发病、死亡和残疾负担。

2015 年，联合国大会通过《2030 年可持续发展议程》，这是继联合国千年发展目标后全球又一个指导至 2030 年世界和人类发展的重要文件。该议程提出"到 2030 年，通过预防、治疗及促进身心健康，将非传染性疾病导致的过早死亡减少三分之一"。

二、我国慢性病防治体系建设

我国慢性病防治体系经历了从无到有逐步发展的过程。20 世纪 60 年代以来，全国肿瘤防治研究办公室、全国心血管病防治研究办公室、全国脑血管病防治研究办公室等先后成立，负责相关疾病政策咨询、指导、协调和管理工作。国家卫生行政主管部门先后成立慢性非传染性疾病控制处、中国疾病预防控制中心慢性非传染性疾病预防控制中心，有力地促进了各地疾病预防控制中心慢性病防治科（所）的建设和发展。在全国逐步形成了由中国疾病预防控制中心、国家心血管病中心、国家癌症中心、全国脑血管病防治研究办公室为指导，基层医疗卫生机构为网底，各级疾病防控机构和医疗机构为依托的慢性病防治网络。此外，各级各类学会或协会在慢性病防治工作中也发挥了积极作用。

三、我国慢性病防治政策

2009 年《中共中央 国务院关于深化医药卫生体制改革的意见》以及《国务院关于印发医药卫生体制改革近期重点实施方案（2009—2011 年）的通知》对患病率高，对人民群众危害大的高血压、糖尿病等主要慢性病防治提供了制度和工作双重保障。

2012 年卫生部等 15 部门联合制定了《中国慢性病防治工作规划（2012—2015 年）》。这是我国第一部国家级综合性慢性病防治工作规划，在慢性病防治历程中具有里程碑意义。2017 年国务院办公厅为加强慢性病防治工作，降低疾病负担，提高居民健康期望寿命，努力全方位、全周期保障人民健康，依据《"健康中国 2030"规划纲要》，制定了《中国防治慢性病中长期规划（2017—2025 年）》。

2013 年《国务院关于加快发展养老服务业的若干意见》指出，积极推进医疗卫生与养老服务相结合。医疗机构要积极支持和发展养老服务，做好老年慢病防治和康复护理。

2016 年中共中央、国务院印发了《"健康中国 2030"规划纲要》，指出实施慢性病综合防控战略，加强国家慢性病综合防控示范区建设。强化慢性病筛查和早期发现，针对高发地区重点癌症开展早诊早治工作，推动癌症、脑卒中、冠心病等慢性病的机会性筛查。基本实现高血压、糖尿病患者管理干预全覆盖，逐步将符合条件的癌症、脑卒中等重大慢性病早诊早治适宜技术纳入诊疗常规。加强学生近视、肥胖等常见病防治。到 2030 年，实现全人群、全生命周期的慢性病健康管理，总体癌症 5 年生存率提高 15%。加强口腔卫生，12 岁儿童患龋率控制在 25% 以内。

四、慢性病防治面临的问题

慢性病对人类健康、社会经济发展和健康公平的危害巨大。党和国家对慢性病防治高度重视，已形成以预防为主、以群体慢性病防控为重点的工作体系，采取了若干综合行动，并在探索适合不同地区、不同场所、不同人群的慢性病高危人群管理机制与模式等方面积累了大量成功经验。但是我国慢性病防治工作仍面临着严峻挑战，主要表现在：全社会对慢性病严重危害普遍认识不足；政府主导、多部门合作、全社会参与的工作机制尚不完善；慢性病防治网络尚不健全；卫生资源配置不合理；人才队伍建设亟待加强。

第二节　慢性病防治的目标与任务

《中国防治慢性病中长期规划（2017—2025年）》明确了我国现阶段慢性病防治的目标与任务，强调要坚持正确的卫生与健康工作方针，以提高人民健康水平为核心，以深化医药卫生体制改革为动力，以控制慢性病危险因素、建设健康支持性环境为重点，以健康促进和健康管理为手段，提升全民健康素质，降低高危人群发病风险，提高患者生存质量，减少可预防的慢性病发病、死亡和残疾，实现由以治病为中心向以健康为中心转变，促进全生命周期健康，提高居民健康期望寿命，为推进健康中国建设奠定坚实基础。

一、规划目标

到2025年，慢性病危险因素得到有效控制，实现全生命周期健康管理，力争30~70岁人群因心脑血管病、癌症、慢性呼吸系统疾病和糖尿病导致过早死亡率较2015年下降了20%。

二、基本原则

（一）坚持统筹协调

统筹各方资源，健全政府主导、部门协作、动员社会、全民参与的慢性病综合防治机制，将健康融入所有政策，调动社会和个人参与防治的积极性，营造有利于慢性病防治的社会环境。

（二）坚持共建共享

倡导"每个人是自己健康第一责任人"的理念，促进群众形成健康的行为和生活方式。构建自我为主、人际互助、社会支持、政府指导的健康管理模式，将健康教育与健康促进贯穿于全生命周期，推动人人参与、人人尽力、人人享有。

（三）坚持预防为主

加强行为和环境危险因素控制，强化慢性病早期筛查和早期发现，推动由疾病治疗向健康管理转变。加强医防协同，坚持中西医并重，为居民提供公平可及、系统连续的预防、治疗、康复、健康促进等一体化的慢性病防治服务。

（四）坚持分类指导

根据不同地区、不同人群慢性病流行特征和防治需求，确定针对性的防治目标和策略，实施有效防控措施。充分发挥国家慢性病综合防控示范区的典型引领作用，提升各地区慢性病防治水平。

三、策略与措施

（一）加强健康教育，提升全民健康素质

1. 开展慢性病防治全民教育　建立健全健康教育体系，普及健康科学知识，教育引导群众树立正确健康观。卫生行政部门组织专家编制科学实用的慢性病防治知识和信息指南，由专业机构向社会发布，广泛宣传合理膳食、适量运动、戒烟限酒、心理平衡等健康科普知识，规范慢性病防治健康科普管理。充分利用主流媒体和新媒体开展形式多样的慢性病防治宣传教育，根据不同人群特点开展有针对性的健康宣传教育。深入推进全民健康素养促进行动、健康中国行等活动，提升健康教育效果。2020年和2025年，居民重点慢性病核心知识知晓率分别达到60%和70%。

2. 倡导健康文明的生活方式　创新和丰富预防方式,贯彻零级预防理念,全面加强幼儿园、中小学营养均衡、口腔保健、视力保护等健康知识和行为方式教育,实现预防工作的关口前移。鼓励机关、企事业单位开展工间健身和职工运动会、健步走、健康知识竞赛等活动,依托村(居)委会组织志愿者、社会体育指导员、健康生活方式指导员等,科学指导大众开展自我健康管理。发挥中医治未病优势,大力推广传统养生健身法。推进全民健康生活方式行动,开展"三减三健(减盐、减油、减糖、健康口腔、健康体重、健康骨骼)"等专项行动,开发推广健康适宜技术和支持工具,增强群众维护和促进自身健康的能力。

> **📖 知识拓展**
>
> 健康教育与健康促进项目
>
> 全民健康生活方式行动:"三减三健(减盐、减油、减糖、健康口腔、健康体重、健康骨骼)"等专项行动。
>
> 健康教育:全民健康素养促进行动、健康中国行活动、健康家庭行动。

(二)实施早诊早治,降低高危人群发病风险

1. 促进慢性病早期发现　全面实施35岁以上人群首诊测血压,发现高血压患者和高危人群,及时提供干预指导。社区卫生服务中心和乡镇卫生院逐步提供血糖和血脂检测、口腔预防保健、简易肺功能测定和大便隐血检测等服务。逐步将临床可诊断、治疗有手段、群众可接受、国家能负担的疾病筛检技术列为公共卫生措施。在高发地区和高危人群中逐步开展上消化道癌、宫颈癌等有成熟筛查技术的癌症早诊早治工作。加强健康体检规范化管理,健全学生健康体检制度,推广老年人健康体检,推动癌症、脑卒中、冠心病等慢性病的机会性筛查。将口腔健康检查纳入常规体检内容,将肺功能检查和骨密度检测项目纳入40岁以上人群常规体检内容。

2. 开展个性化健康干预　依托专业公共卫生机构和医疗机构,开设戒烟咨询热线,提供戒烟门诊等服务,提高戒烟干预能力。促进体医融合,在有条件的机构开设运动指导门诊,提供运动健康服务。社区卫生服务中心和乡镇卫生院逐步开展超重肥胖、血压血糖升高、血脂异常等慢性病高危人群的患病风险评估和干预指导,提供平衡膳食、身体活动、养生保健、体质辨识等咨询服务。鼓励慢性病患者和高危人群接种成本效益较好的肺炎、流感等疫苗。加大牙周病、龋病等口腔常见病干预力度,实施儿童局部用氟、窝沟封闭等口腔保健措施,12岁儿童患龋率控制在30%以内。重视老年人常见慢性病、口腔疾病、心理健康的指导与干预。探索开展集慢性病预防、风险评估、跟踪随访、干预指导于一体的职工健康管理服务。

> **📖 知识拓展**
>
> 慢性病筛查干预与健康管理项目
>
> 早期发现和干预:癌症早诊早治,脑卒中、心血管病、慢性呼吸系统疾病筛查干预,高血压、糖尿病高危人群健康干预,重点人群口腔疾病综合干预。
>
> 健康管理:居民健康档案、健康教育、慢性病(高血压、糖尿病等)患者健康管理、老年人健康管理、中医药健康管理。

(三)强化规范诊疗,提高治疗效果

1. 落实分级诊疗制度　优先将慢性病患者纳入家庭医生签约服务范围,积极推进高血压、糖尿病、心脑血管疾病、肿瘤、慢性呼吸系统疾病等患者的分级诊疗,形成基层首诊、双向转诊、上下联动、急慢分治的合理就医秩序,健全治疗 - 康复 - 长期护理服务链。鼓励并逐步规范常见病、多发病患者首先到基层医疗卫生机构就诊,对超出基层医疗卫生机构功能定位和服务能力的慢性病,由基

层医疗卫生机构为患者提供转诊服务。完善双向转诊程序,重点畅通慢性期、恢复期患者向下转诊渠道,逐步实现不同级别、不同类别医疗机构之间的有序转诊。

2. 提高诊疗服务质量 建设医疗质量管理与控制信息化平台,加强慢性病诊疗服务实时管理与控制,持续改进医疗质量和医疗安全。全面实施临床路径管理,规范诊疗行为,优化诊疗流程,努力缩短急性心脑血管疾病发病到就诊有效处理的时间,推广应用癌症个体化规范治疗方案,降低患者死亡率。基本实现医疗机构检查、检验结果互认。

(四)促进医防协同,实现全流程健康管理

1. 加强慢性病防治机构和队伍能力建设 发挥中国疾病预防控制中心、国家心血管病中心、国家癌症中心在政策咨询、标准规范制定、监测评价、人才培养、技术指导等方面作用,在条件成熟地区依托现有资源建设心血管病、癌症等慢性病区域中心,建立由国家、区域和基层中医专科专病诊疗中心构成的中医专科专病防治体系。各地区要明确具体的医疗机构承担对辖区内心脑血管疾病、癌症、慢性呼吸系统疾病、糖尿病等慢性病防治的技术指导。二级以上医院要配备专业人员,履行公共卫生职责,做好慢性病防控工作。基层医疗卫生机构要根据工作实际,提高公共卫生服务能力,满足慢性病防治需求。

2. 构建慢性病防治结合工作机制 疾病预防控制机构、医院和基层医疗卫生机构要建立健全分工协作、优势互补的合作机制。疾病预防控制机构负责开展慢性病及其危险因素监测和流行病学调查、综合防控干预策略与措施实施指导和防控效果考核评价;医院承担慢性病病例登记报告、危重急症患者诊疗工作并为基层医疗卫生机构提供技术支持;基层医疗卫生机构具体实施人群健康促进、高危人群发现和指导、患者干预和随访管理等基本医疗卫生服务。加强医防合作,推进慢性病防、治、管整体融合发展。

3. 建立健康管理长效工作机制 明确政府、医疗卫生机构和家庭、个人等各方在健康管理方面的责任,完善健康管理服务内容和服务流程。逐步将符合条件的癌症、脑卒中等重大慢性病早诊早治适宜技术按规定纳入诊疗常规。探索通过政府购买服务等方式,鼓励企业、公益慈善组织、商业保险机构等参与慢性病高危人群风险评估、健康咨询和健康管理,培育以个性化服务、会员制经营、整体式推进为特色的健康管理服务产业。

(五)完善保障政策,切实减轻群众就医负担

1. 完善医保和救助政策 完善城乡居民医保门诊统筹等相关政策,探索基层医疗卫生机构对慢性病患者按人头打包付费。完善不同级别医疗机构的医保差异化支付政策,推动慢性病防治工作重心下移、资源下沉。发展多样化健康保险服务,鼓励有资质的商业保险机构开发与基本医疗保险相衔接的商业健康保险产品,开展各类慢性病相关保险经办服务。按规定对符合条件的患慢性病的城乡低保对象、特困人员实施医疗救助。鼓励基金会等公益慈善组织将优质资源向贫困地区和农村延伸,开展对特殊人群的医疗扶助。

2. 保障药品生产供应 做好专利到期药物的仿制和生产,提升仿制药质量,优先选用通过一致性评价的慢性病防治仿制药,对于国内尚不能仿制的,积极通过药品价格谈判等方法,合理降低采购价格。进一步完善基本药物目录,加强二级以上医院与基层医疗卫生机构用药衔接。发挥社会药店在基层的药品供应保障作用,提高药物的可及性。老年慢性病患者可以由家庭签约医生开具慢性病长期药品处方,探索以多种方式满足患者用药需求。发挥中医药在慢性病防治中的优势和作用。

(六)控制危险因素,营造健康支持性环境

1. 建设健康的生产生活环境 推动绿色清洁生产,改善作业环境,严格控制尘毒危害,强化职业病防治,整洁城乡卫生,优化人居环境,加强文化、科教、休闲、健身等公共服务设施建设。建设健康步道、健康主题公园等运动健身环境,提高各类公共体育设施开放程度和利用率,推动有条件的学校体育场馆设施在课后和节假日对本校师生和公众有序开放,形成覆盖城乡、比较健全的全民健身服务体系,推动全民健身和全民健康深度融合。坚持绿色发展理念,强化环境保护和监管,落实大气、

水、土壤污染防治行动计划,实施污染物综合控制,持续改善环境空气质量、饮用水水源水质和土壤环境质量。建立健全环境与健康监测、调查、风险评估制度,降低环境污染对健康的影响。

2. 完善政策环境 履行《烟草控制框架公约》,推动国家层面公共场所控制吸烟条例出台,加快各地区控烟立法进程,加大控烟执法力度。研究完善烟草与酒类税收政策,严格执行不得向未成年人出售烟酒的有关法律规定,减少居民有害饮酒。加强食品安全和饮用水安全保障工作,推动营养立法,调整和优化食物结构,倡导膳食多样化,推行营养标签,引导企业生产销售、消费者科学选择营养健康食品。

3. 推动慢性病综合防控示范区创新发展 以国家慢性病综合防控示范区建设为抓手,培育适合不同地区特点的慢性病综合防控模式。示范区建设要紧密结合卫生城镇创建和健康城镇建设要求,与分级诊疗、家庭医生签约服务相融合,全面提升示范区建设质量,在强化政府主体责任、落实各部门工作职责、提供全人群全生命周期慢性病防治管理服务等方面发挥示范引领作用,带动区域慢性病防治管理水平整体提升。

> **知识拓展**
>
> 健康支持性环境建设项目
>
> 健康环境建设:大气污染防治、污水处理、重点流域水污染防治等环保项目,卫生城镇创建、健康城镇建设,慢性病综合防控示范区建设。
>
> 危险因素控制:减少烟草危害行动、贫困地区儿童营养改善项目、农村义务教育学生营养改善计划。

（七）统筹社会资源,创新驱动健康服务业发展

1. 动员社会力量开展防治服务 鼓励、引导、支持社会力量举办的医疗、体检、养老和养生保健机构以及基金会等公益慈善组织、商业保险机构、行业协会学会、互联网企业等通过竞争择优的方式,参与所在区域医疗服务、健康管理与促进、健康保险以及相关慢性病防治服务,创新服务模式,促进覆盖全生命周期、内涵丰富、结构合理的健康服务业体系发展。建立多元化资金筹措机制,拓宽慢性病防治公益事业投融资渠道,鼓励社会资本投向慢性病防治服务和社区康复等领域。

2. 促进医养融合发展 促进慢性病全程防治管理服务与居家、社区、机构养老紧密结合。深入养老机构、社区和居民家庭开展老年保健、老年慢性病防治和康复护理,维护和促进老年人功能健康。支持有条件的养老机构设置医疗机构,有条件的二级以上综合医院和中医医院设置老年病科,增加老年病床数量,为老年人就医提供优先便利服务。加快推进面向养老机构的远程医疗服务试点。鼓励基层医疗卫生机构与老年人家庭建立签约服务关系,开展上门诊视、健康查体、健康管理、养生保健等服务。

3. 推动互联网创新成果应用 促进互联网与健康产业融合,发展智慧健康产业,探索慢性病健康管理服务新模式。完善移动医疗、健康管理法规和标准规范,推动移动互联网、云计算、大数据、物联网与健康相关产业的深度融合,充分利用信息技术丰富慢性病防治手段和工作内容,推进预约诊疗、在线随访、疾病管理、健康管理等网络服务应用,提供优质、便捷的医疗卫生服务。

（八）增强科技支撑,促进监测评估和研发创新

1. 完善监测评估体系 整合单病种、单因素慢性病及其危险因素监测信息,实现相关系统互联互通。健全死因监测和肿瘤登记报告制度,建立国家、省级和区域慢性病与营养监测信息网络报告机制,逐步实现重点慢性病发病、患病、死亡和危险因素信息实时更新,定期发布慢性病相关监测信息。以地市为单位,基本摸清辖区内主要慢性病状况、影响因素和疾病负担。开展营养和慢性病危险因素健康干预与疾病管理队列研究。运用大数据等技术,加强信息分析与利用,掌握慢性病流行规律及特点,确定主要健康问题,为制定慢性病防治政策与策略提供循证依据。加强水、土壤、空气

等环境介质和工作场所等环境质量、农产品质量安全监测,逐步实现跨行业跨部门跨层级的纵向报告和横向交换,动态实施环境、食物等因素与健康的风险评估与预警。

2. 推动科技成果转化和适宜技术应用 系统加强慢性病防治科研布局,推进相关科研项目。进一步加强国家临床医学研究中心和协同创新网络建设,完善重大慢性病研究体系。以信息、生物和医学科技融合发展为引领,加强慢性病防治基础研究、应用研究和转化医学研究。统筹优势力量,推进慢性病致病因素、发病机制、预防干预、诊疗康复、医疗器械、新型疫苗和创新药物等研究,重点突破精准医疗、"互联网+"健康医疗、大数据等应用的关键技术,支持基因检测等新技术、新产品在慢性病防治领域推广应用。针对中医药具有优势的慢性病病种,总结形成慢性病中医健康干预方案并推广应用。结合慢性病防治需求,遴选成熟有效的慢性病预防、诊疗、康复保健适宜技术,加快成果转化和应用推广。开展慢性病社会决定因素与疾病负担研究,探索有效的慢性病防控路径。在专业人才培养培训、信息沟通及共享、防治技术交流与合作、能力建设等方面积极参与国际慢性病防治交流与合作。

📖 知识拓展

慢性病科技支撑项目

慢性病监测:疾病监测(慢性病与营养监测、死因监测、肿瘤随访登记);环境健康危害因素监测(城乡饮用水卫生监测、农村环境卫生监测、公共场所健康危害因素监测、空气污染等对人群健康影响监测、人体生物监测);重点人群健康监测(学生健康危害因素和常见病监测)。

慢性病科技重大项目和工程:健康保障重大工程,国家科技重大专项"重大新药创制"专项,国家重点研发计划"精准医学研究""重大慢性非传染性疾病防控研究"等重点专项有关内容。

科技成果转化和适宜技术应用:健康科技成果转移转化行动、基层医疗卫生服务适宜技术推广。

第三节 慢性病健康管理

健康管理是一门新兴学科和产业,同时作为一种先进理念、卫生服务模式和服务流程,在慢性病防治中发挥着极其重要的作用。

一、健康管理的概念

健康管理(health management)是指以现代健康概念、新的医学模式及中医"治未病"思想为指导,对个体或群体整体健康状况及其影响健康的危险因素进行全面检测、评估、有效干预、连续跟踪服务的医学行为及过程。健康管理是一种前瞻性卫生服务模式,目的是以最小的投入获取最大的健康效益。

二、慢性病健康管理

(一)慢性病健康管理概念

慢性病健康管理是指运用健康管理学的理论、技术和手段,对个体或群体的慢性病风险实施筛查、评估、干预和动态跟踪,针对全人群开展全生命周期的慢性病危险因素预防和慢性病高危人群及患者的综合管理。慢性病健康管理是健康管理理念和方法在慢性病防治中的具体应用,核心理念是"病前主动防、病后科学管、跟踪服务不间断"。慢性病健康管理服务体系的构建是对疾病预防控制体系的优化、完善和提升。

（二）慢性病的分级预防

疾病发生与发展遵循一定规律，即从健康到低危状态，再到高危状态，再到疾病早期改变，直至出现临床症状、发生疾病及不同预后。慢性病的发生也是危险因素相互作用、逐渐积累的过程。任何一个阶段的预防与干预都能产生一定的健康效果。预防为主，关口前移，重心下移，干预越早，效果越明显。慢性病的分级预防如下：①零级预防（病源预防）：针对全人群，以改变危险因素赖以生存的自然和社会环境为手段，从源头上防治或减少致病因子的发生。②一级预防（病因预防）：在发病前期，针对慢性病高风险因素和高风险人群采取综合性预防和干预措施，避免或延迟慢性病的发生；消除危险因素，防止危险因素造成的危害。③二级预防（临床前期预防）：在疾病的临床前期做好早期发现、早期诊断、早期治疗的"三早"预防工作，进而延缓疾病发展进程和阻止并发症的发生。④三级预防（临床预防）：对慢性病患者通过有效、及时的治疗，防止伤残，促进功能恢复，提高生存质量。

（三）慢性病健康管理与疾病管理的比较

慢性病健康管理与传统的疾病管理有明显的不同。疾病管理是指针对疾病发生发展的各个阶段采取以临床诊治为主的管理措施，提供不同的服务，也就是对疾病采取"全诊治过程管理"。疾病管理的特点是以疾病发生发展的自然过程为基础，重心是患病后的临床诊治、康复、并发症的预防与治疗等。慢性病健康管理与疾病管理的比较见表 2-1。

表 2-1　慢性病健康管理与疾病管理对比

管理内容 / 管理方式	慢性病健康管理	疾病管理
管理重点范畴	零级预防和一级预防	二级预防和三级预防
管理核心	以人的健康为中心	以疾病为中心
管理广度	针对慢性病及相关危险因素的整体综合管理	专病专项的慢性病诊治管理
管理深度	生命全周期、疾病全过程	疾病临床诊治阶段的管理
管理目标	提升健康素养，预防慢性病危险因素流行和慢性病的发生发展	提高慢性病患者生存质量，降低慢性病并发症、致残率和致死率

三、慢性病健康管理的基本要素

慢性病健康管理基本要素主要包括管理的主体和客体、管理场所、多部门合作机制、社区医疗信息系统、管理技术与制度保障、慢性病患者自我管理。

（一）慢性病健康管理的主体和客体

1. 慢性病健康管理的主体　健康管理主体是指经过系统医学教育或培训并获得相应资质的医务工作者。基层慢性病健康管理主体是家庭医生团队或初级保健团队。

2. 慢性病健康管理的客体

（1）慢性病健康管理的目标人群：慢性病健康管理主要面向三类人群，即一般人群、高风险人群和患病人群。

1）一般人群：是指当前没有被确诊为慢性病，亦无慢性病相关危险因素的健康或亚健康人群。一般人群慢性病健康管理目标为健康教育与健康促进，具体为慢性病风险因素全面预防（零级预防），加强健康教育，提高健康素养，控制健康危险因素的发生发展。

2）高危人群：慢性病高风险人群为具有以下（共同危险因素）特征之一者：①血压水平为 130~139/85~89mmHg；②现在吸烟者；③空腹血糖（FBG）水平为 6.1mmol/L ≤ FBG < 7.0mmol/L；④血清总胆固醇（TC）水平为 5.2mmol/L ≤ TC < 6.2mmol/L；⑤男性腰围 ≥90cm，女性腰围 ≥85cm。慢性病单（专）病高危人群的判断还需要在此基础上，结合各单（专）病特点，依据 2~3 个诊断学指标，进行单（专）病高危人群筛查，确定是否为单（专）病高危人群。慢性病高风险人群健康管理目标为早发现、

早诊断、早治疗，具体为加强早期风险筛查与分层管理，定期监测危险因素，不断调整生活方式干预力度和强度，防止和延缓慢性病的发生。

3）患病人群：是指当前已被明确诊断为慢性病的人群。慢性病患病人群健康管理目标为规范化全程干预管理和慢性病自我管理，具体为规范诊疗过程，积极推进分级诊疗，加强康复，提高生活质量，延缓病情进展，防止并发症的发生，降低慢性病导致的致残率和死亡率。

（2）特定人群健康管理：特定人群为具有特殊生理或心理特点，或处于某一特定环境中，具有特殊慢性病危险因素，容易受到特定的有害因素的作用。特定人群包括老年人、儿童和青少年、女性、残障人群等。针对特定人群需要实行个体化慢性病健康管理策略。

随着年龄增长，老年人慢性病整体风险明显增加，往往多种慢性病危险因素或多种慢性病并存，病程时间可能会更长。因此，针对老年人，建议采取非药物治疗和药物治疗相结合的方式，通过综合管理和康复，最终达到延缓疾病进程或降低慢性病复发的目的。同时，要重视老年人高发病如心脑血管疾病、癌症的管理。

（二）慢性病健康管理场所

1. 家庭 是实施慢性病主动健康管理的基本单元，是落实家庭医生签约和开展慢性病健康管理服务的基础。依托社区卫生服务中心（站）、乡镇卫生院、村卫生室，以全科医生、家庭医生为实施主体，开展家庭慢性病健康管理服务。服务内容包括：基于家庭的健康咨询、健康教育和健康指导；通过建立家庭智能化慢性健康管理单元，对家庭成员实施慢性病风险监测服务，对已患慢性病的家庭成员实施慢性病就医指导和康复管理。家庭也是实施慢性病自我管理的主要场所。

2. 城市社区 社区慢性病健康管理是以居住社区人群为管理对象，以社区卫生服务中心作为实施地点，以全科医生作为主力军，建立本社区人群的电子健康档案，掌控第一手详尽的医疗资料，利用各种方式包括积极向社区人群进行健康宣教和治疗指导，并将慢性病健康管理理念融入日常生活中。由于大部分慢性病患者病程较长，居住社区慢性病健康管理与综合医院相比具有独特优势，如实现慢性病预防的重点落到人们生活的地方、看病易、随访易、依从性高。

3. 农村和乡镇 农村和乡镇是慢性病风险人群及慢性病患者的高发区，是开展慢性病健康管理的主阵地。依托县域医共体、疾病预防控制中心及健康管理（体检）机构，以乡村医生、家庭医生为实施主体，对所在县域乡镇的慢性病危险因素进行监测，对常见慢性病稳定期患者进行规范治疗和管理；通过建立慢性病健康管理县域协作网，提升慢性病健康管理的服务水平和服务能力。

4. 工作场所（功能社区） 工作场所是开展健康与生产力管理的重要场所，也是预防职业伤害和开展群体慢性病健康管理的重要阵地。以职工医院、城市医院、健康管理（体检）机构为依托，以企业门诊部或医务室为实施主体，开展职业健康风险和慢性病危险因素监测和管理，对慢性职业病和慢性病患者进行规范化诊治和管理。其优势在于：一是可充分利用工作场所相对完善的配套政策、管理制度、资金投入等方面的有利条件，提高慢性病健康管理的依从性、有效性和实施效果；二是在提升职业人群的健康意识、促进企业的健康发展、减少误工、降低医疗花费等方面具有明显的效果。

5. 旅居健康 是一种新型的慢性病健康管理方式。以慢性病健康管理为目标，以养老机构、度假村等资源为媒介，结合休闲旅行，提供高品质、个性化的健康管理服务。目前盛行的旅居养老、度假养老都属于旅居健康范畴。主要目标人群为具备一定经济实力的中老年人。当前旅居健康市场潜力大，但亟待完善统一的标准制度来规范服务市场。

6. 流动场所 包括火车、飞机、轮船、汽车等；目标人群主要为流动场所内的来往人群。流动场所往往是人群的聚集地，具有流动大、受众面广的特点，是有利于实施健康宣教、健康筛查和健康监测的场所。但鉴于流动场所中人们停留时间相对较短，人群的教育背景和健康素养参差不齐，因此在流动场所开展慢性病健康管理服务效果相对有限。

（三）多部门合作机制

疾病健康管理是以系统为基础的,由村卫生室(社区卫生服务站)、乡镇卫生院(社区卫生服务中心)、县级医院(城市二级以上综合医院)和疾病预防控制中心等相互协作共同完成的。疾病预防控制机构、医院和基层医疗卫生机构要建立健全分工协作、优势互补的合作机制(图2-1)。具体来讲,疾病预防控制机构负责开展慢性病及其危险因素监测和流行病学调查、综合防控干预策略与措施实施指导和防控效果考核评估;医院承担慢性病病例登记报告、危重急症患者诊疗工作,并为基层医疗卫生机构提供技术支持;基层医疗卫生机构具体实施人群健康促进、高危人群发现和指导、患者干预和随访管理等基本医疗卫生服务。乡镇卫生院(社区卫生服务中心)和县级医院(城市二级以上综合医院)之间建立双向转诊通道是保证高质量卫生保健服务的重要环节,也是协调保健服务的重要内容。另外,政府部门负责辖区慢性病防控工作的组织领导与协调,专业防治机构承担专病防治工作。

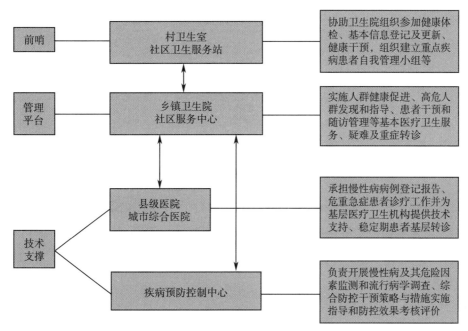

图 2-1　基层慢性病健康管理服务体系

（四）社区医疗信息系统

社区医疗卫生作为三级预防体系的一个重要组成部分,必然要求社区医疗信息系统的建设与医院信息系统的建设相辅相成。社区医疗信息系统主要包括社区卫生服务的基础管理、医疗管理、预防保健和综合管理四大功能。没有社区医疗信息系统,就难以获得连续的患者信息,实现连续性、综合的一体化的卫生保健服务;难以及时评估真实的管理效果;医保部门由于不能及时获得相关信息,也难以做到监督和管理。因此,建立完善互联共享的社区医疗信息系统特别重要。

（五）管理技术与制度保障

一是以循证医学为基础,积极开展常见慢性病临床防治研究,适时发布管理规范、防治指南和专家共识等,为基层慢性病健康管理提供理论和技术指导;二是定期开展慢性病健康管理新理论和适宜技术培训,提高基层健康管理队伍素质和业务水平;三是按照相关规范要求,完善制度,确保慢性病健康管理的科学化、规范化。

（六）慢性病患者自我管理

慢性病自我管理是慢性病健康管理最重要的策略之一,也是慢性病健康管理必不可少的重要手段。慢性病自我管理是指在医疗专业人员(家庭医生签约团队)的指导下,逐渐增强患者的个人健康责任,变"被动接受医疗服务"为"主动获取健康知识",了解自身的健康状况和疾病诊治情况,识别自身存在的健康危险因素及疾病风险,学习管理自身健康问题的知识和技能,与健康管理团队积极合作,共同制订健康自我管理计划,执行治疗方案和非临床干预方案,提高依从性,培养健康生活方式和良好的自我管理行为,提高健康素养,从而实现控制疾病及其并发症的发生、发展,降低医疗费用,提高生活质量的目标。

1. 自我管理的特点

(1)践行"每个人是自己健康的第一责任人"的理念,充分调动患者的积极性,推动人人参与、人人尽力、人人享有,做到"我的健康我管理"。

(2)坚持预防为主,推行健康生活方式。

(3)根据每个患者的健康问题、健康危险因素、特点及需求,实施个体化的自我管理,强调针对性、适宜性、可操作性。

2. 患者自我管理的任务

(1)医疗或行为管理:照顾自己的健康问题。定期服药或接受医学检查,改变膳食和其他高危行为,使用一些辅助装置等。

(2)角色管理:建立和保持在社会、工作、家庭和朋友中的新角色,从而继续履行自己的责任和义务,正常参加工作,与家人朋友相处等。

(3)情绪管理:处理和应对疾病所带来的各种情绪,妥善处理情绪的变化,如抑郁、焦虑以及恐惧等。

3. 指导患者自我管理的方法

(1)组织开展健康教育:通过报纸、网络、微信公众平台、宣传栏、健康传播材料等大众媒体宣传,开展义诊咨询、卫生主题日及健康讲座等活动宣传,广泛宣传健康理念,传播疾病防治知识,倡导健康生活方式。

(2)建立患者自我管理小组:健康管理团队应组织建立患者自我管理小组,人数以10~16人(含正副组长)为宜。组长由村医、家庭医生担任,或在健康自我管理较好的患者中选拔、培养。组长组织组员开展小组讨论、小组学习、示范与操作练习、场景模拟与角色扮演、小讲座等活动,学习疾病防治知识、操作技能,交流疾病管理与控制经验,互相支持和精神激励,互相监督服药,提高治疗依从性。

(3)开展个体化健康指导:健康管理团队在患者住院治疗期间、出院时、门诊医疗中开具患者健康教育处方,发放健康宣教材料,对患者进行个体化健康指导和生活方式干预;在入户随访、电话咨询、微信咨询时,与患者进行一对一沟通,针对患者的健康问题和需求提供针对性的健康指导,尤其是要强化对患者遵医嘱用药及自我监测、健康食谱制订等操作技能的指导。

四、慢性病健康管理实施模式

慢性病健康管理(机构场所)模式可分为以下六类。

(一)医院及医联体模式

医联体主要以三级医院或者业务能力较强的综合医院为主体,功能定位为慢性病患者危急重症治疗及疑难疾病的诊疗。联合的社区卫生服务机构、护理院、专业康复机构等将医院的慢性病健康管理服务范畴加以延伸,承担后续的治疗、康复、护理服务。该服务模式能够有效地推进慢性病治疗与健康管理相结合,在慢性病患者的"一体化"管理和连续性诊疗服务中发挥重要作用。

(二)健康管理(体检)机构模式

健康管理(体检)机构以检后随访形式,通过随访医生,结合健康体检筛查和干预评估管理的方式,对慢性病风险人群和患者实施健康管理。

（三）疾病预防控制中心及卫生行政部门模式

疾病预防控制中心及卫生行政部门主要协助制定慢性病健康管理工作规划和计划，为政策决策提供技术支持；组织开展慢性病监测和调查，制定宏观防控策略与措施；负责对下级质控、基层机构和医院的技术指导和培训，承担防控效果考核评估等职能。

（四）功能社区模式

功能社区或工作场所是职业人群除居住环境外停留时间最长的地方，因此是慢性病健康管理的重要阵地。功能社区慢性病健康管理主要由企事业单位成立相应的医疗机构或联合其他第三方医疗、健康管理（体检）机构，通过一系列管理策略、绩效措施及人力和资金配套实施慢性病健康管理工作。

（五）生活社区模式

生活社区模式主要以家庭医生团队和特定慢性病高危人群或患者组成的团队为单位进行慢性病健康管理，促进社区成员共同实施干预措施，实现干预目标，尤其适合退休人群的慢性病干预。其主要内容包括病情识别，控制慢性病危险因素，实施健康教育和辅助慢性病自我管理；满足医疗需求和提供医疗服务，辅助临床决策等。

（六）新兴健康服务模式

借助移动健康监测、大数据及云计算等新技术，可以让慢性病健康管理更准、更快、更高效。

（孙建勋）

第四节　慢性病健康管理流程

慢性病健康管理是在收集个人健康信息的基础上，对个体未来一定时间内某种慢性病的发生风险进行预测，并针对危险因素制订并实施个体化干预和行为矫正计划，定期进行跟踪和效果评估。慢性病健康管理流程包含健康信息收集与管理、慢性病风险预测、慢性病健康风险干预、随访与效果评估四个环节（图2-2）。

一、健康信息收集与管理

健康信息是指依据国家法律法规和工作职责，各级各类卫生健康机构在服务和管理过程中产生的基本信息、卫生服务信息等，主要包括健康档案、病历以及人口健康统计信息等。健康信息的收集为对健康状况及未来患病或死亡危险性的量化评估提供基础。

（一）健康信息收集方法

健康信息收集可以充分利用各类卫生服务记录，也可以通过专题调查来获取资料。专题调查的方法包括调查问卷法、访谈法、直接观察法等。

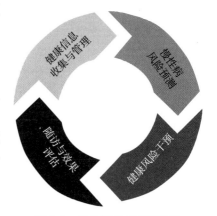

图 2-2　慢性病健康管理流程

1. 调查问卷法　是最常用的一种健康信息收集方法。健康问卷又称健康危险因素调查问卷，是进行健康信息收集的常用工具，主要用途是收集个体健康危险因素的信息并进行评价、收集群体相关信息确定健康影响因素、了解服务对象的需求等。调查项目内容包括一般资料、目前健康状况、主要提问信息等。一般资料包括姓名、性别、民族、血型、文化程度、婚姻状况、职业、收入、居住地址、联系方式等。目前健康状况包括自主健康状况、现病史、家族史、婚育史等。主要提问信息根据各种慢性病防治指南设计，包括生活方式相关情况（如饮食结构、体育锻炼、不良嗜好、睡眠）、既往健康状况、心理健康状况、体检指标（身高、体重）等。

2. 访谈法 是以谈话为主要形式了解某人、某事、某种行为或态度的调查方法。这种形式可以使访谈者单独访问被调查者,也可以与多个调查对象进行集体访谈。

3. 直接观察法 是由调查员到现场对观察对象进行直接观察、检查、测量或计数取得资料的一种形式。

在实际调查中,常多种方法结合使用、互相补充。

（二）健康信息收集内容

个人健康档案主要包括家庭基本信息和个人基本信息、个人生活行为习惯及预防接种情况表、周期性健康体检表、健康评价及处理意见、服务记录表、健康问题目录等。

健康问题目录是指建档人存在的能够长期影响其健康状况的慢性病、危险行为生活方式、不良心理状态以及相关的家族病史和遗传病史等。健康问题目录具有个体的健康问题简明、重点突出、条理清楚、便于计算机数据处理和管理等优点。健康问题目录内容包括基本资料、问题目录、问题描述、病情进展记录、周期性健康检查和转会诊记录等。问题目录所记录的内容是过去曾经影响、现在正在影响或将来还会影响个体健康的问题,可以是明确诊断的疾病,也可以是不明确的诊断、无法解释的症状、体征或实验室检查结果,或是社会、经济、心理、行为问题。问题目录主要作用是可以方便获取个人健康状况的基本信息,一般放在健康档案之首。问题描述又称接诊记录,是健康问题目录的核心部分,包括患者每次就诊情况的详细记录。问题描述先将个人主要健康问题列写成主要问题目录,再将问题目录表中的每一问题按 SOAP 的形式进行描述,即按照主观资料（subject information，S）、客观资料（objective data，O）、评估（assessment，A）、计划（plan，P）的顺序进行描述。病情进展记录是指对于个人需要长期监测的慢性病的主要健康问题,应对病情变化及治疗情况做连续性记录。周期性健康检查是运用格式化的健康检查表,针对个人年龄、性别和健康危险因素设计的早期发现、早期诊断的健康检查项目。

（三）健康档案的管理

1. 健康档案的建立 要遵循自愿与引导相结合的方式,保护个人的隐私。健康档案要根据健康服务情况及时更新、补充健康档案内容,以保证健康档案的连续性和及时性。

2. 健康档案的使用 应设置健康档案管理部门和管理人员,保证档案完整、安全。调用健康档案时,按健康管理服务情况填写相应健康档案内容,并及时归还。电子健康档案可以用于个人保健、慢性病患者管理等信息系统,能够提供相应的检索、查询、统计等功能。

3. 健康档案的注销 患者死亡后,须登记死亡信息,注销个人健康档案。同时该档案会纳入系统的死亡统计。

二、慢性病风险预测

慢性病风险预测是用于描述或估计某一个体或群体未来发生慢性病,或因该疾病导致健康损害甚至死亡的可能性的方法或工具。根据慢性病风险预测的结果和患病状况,可将个人划分为慢性病的一般个体、高危个体和患者。慢性病健康管理的核心和基础内容是针对健康风险因素开展的干预和管理活动。慢性病风险预测的主要目的是：①识别与评估慢性病危险因素,为早期发现与干预提供基础；②帮助个体认识不良行为和生活方式并进行修正；③制订个性化的健康指导方案与干预措施；④评价干预措施及健康管理效果；⑤筛选高危人群进行分层管理。

（一）疾病风险预测方法

疾病风险预测有两种方法。第一种方法是建立在单一危险因素与患病率的基础上,将这些单一因素与患病率的关系以相对危险性来表示,各相关因素的加权分数即为患病的危险性。第二种方法是建立在多因素数理分析基础上,采用流行病学和病因学研究方法,对多种危险因素进行评价和预测,建立患病率与各个危险因素之间关系的模型,从而得出患病的危险性。

疾病风险可用相对危险度和绝对危险度表示。相对危险度是暴露于某种健康危险因素人群患病率（或死亡率）与非暴露于该危险因素人群的患病率（或死亡率）之比，反映健康危险因素与疾病的关联强度及个体相对特定人群患病危险度的增减。绝对危险度是暴露于某种健康危险因素人群患病率与非暴露于该危险因素人群的患病率之差，反映的是个体未来患病的可能性或概率。

评估报告主要包括人口学特征、危险因素总结、风险预测的结果或总结、建议的干预措施和方法等。

（二）疾病风险预测的种类

疾病风险预测按照应用领域可分为：①临床评估，主要对个人疾病状态、疾病进展和预后进行评估。②疾病风险评估，主要对个人健康状况、健康改变和可能患某种疾病的风险进行评估。③健康过程及结果评估，评估某种疾病的并发症及其预后等。④生活 / 行为方式评估，主要包括体力活动评估、膳食评估、精神压力评估。生活 / 行为方式评估与疾病风险评估不同，仅对现在的状况进行评估，不预测未来。⑤公共卫生监测与人群健康评估。

疾病风险预测按照功能可分为：①一般风险评估，包括膳食摄入、身体活动、体重控制、吸烟、心理和精神压力、支持性环境等。②疾病风险评估。③生命质量评估，包括生理健康、心理健康、社会功能、疾病状况以及对健康的总体感受。④生活 / 行为方式评估。

三、慢性病健康风险干预

慢性病健康风险干预是慢性病健康管理的重要环节，是运用临床医学、预防医学、行为医学、心理学、营养学和其他健康相关学科的理论和方法，针对不同人群分类施策。慢性病健康风险干预目标为：①一般人群，控制健康危险因素的发生发展。②高危人群，防止和延缓慢性病的发生。通过健康体检及重点人群的筛查，还能实现慢性病的早诊早治。③慢性病患者，延缓病情进展，防止并发症的发生，降低慢性病导致的致残率和死亡率。

（一）一般人群的干预

对一般人群要加强慢性病风险因素全面预防（零级预防），强化健康教育，提高人群健康素养，控制健康危险因素的发生发展。一是要坚持共建共享，倡导"每个人是自己健康第一责任人"理念。二是要广泛开展社区健康教育，宣传慢性病防治知识，提高社区人群慢性病防治知识和技能水平，树立慢性病及其并发症可以预防和控制的信念。三是践行"合理膳食、适量运动、戒烟限酒、心理平衡"的健康生活方式，促进群众形成健康行为和生活方式，提高健康水平。

1. 合理膳食　是指能提供全面、均衡营养的膳食。食物多样，才能满足人体各种营养需求，达到合理营养，促进健康的目的。《中国居民膳食指南（2022）》为合理膳食提供了权威的指导（见文末彩图 2-3）。

随着年龄的增加，老年人的器官功能出现渐进性的衰退，如牙齿脱落、消化液分泌减少、消化吸收能力下降等，这些改变均可影响老年人摄取、消化和吸收食物的能力，使得老年人营养缺乏和慢性病发生的风险增加，因此老年人膳食更应精准营养、合理设计。老年人膳食要特别注意：①摄入充足食物，对于高龄老年人和身体虚弱以及体重出现明显下降的老年人，正餐摄入量可能有限，应增加餐次，保证充足的食物摄入。②食物制作要细软，并做到少量多餐。③吃动结合，一方面要增加摄入富含优质蛋白质的食物，另一方面要进行有氧运动和适当的抗阻运动。老年人体重应维持在正常稳定水平，不应过度苛求减重，体重过高或过低都会影响健康。

2. 适量运动　运动方式和运动量适合个人的身体状况。世界卫生组织 2020 年发布的《WHO 身体活动和久坐行为指南》明确指出，有规律的身体活动是预防和帮助管理心脏病、2 型糖尿病和癌症的关键，也能减少抑郁和焦虑症状，减少认知能力下降，改善记忆力和促进大脑健康；并强调老年人（65 岁及以上）要增加平衡和协调以及强化肌肉的活动，以防止跌倒和改善健康。

3. 戒烟限酒　吸烟者的慢性病患病率随吸烟年数的增长而增加；每日吸烟量越大，患病率越高；

被动吸烟的危害也很大。吸烟是多种恶性肿瘤、慢性呼吸系统疾病、冠心病、脑卒中等发生和死亡的重要危险因素。过量饮酒可使食欲下降，导致多种营养素缺乏，增加心脑血管疾病、痛风、胃溃疡、酒精性胰腺炎、某些癌症和骨质疏松等疾病的发生风险，严重时引起酒精中毒、认知障碍，甚至导致精神异常、意外伤害和各种事故。

4. 心理平衡 是指一种良好的心理状态，即能够恰当地评估自己，应对日常生活中的压力，有效率地工作和学习，且对家庭和社会有所贡献的良好状态。乐观、开朗、豁达的生活态度，将目标定在自己能力所及的范围内，建立良好的人际关系，积极参加社会活动等，均有助于个体保持自身的心理平衡状态。

（二）高危人群的干预

对高危人群，加强早期风险筛查与分层管理，定期监测危险因素，不断调整生活方式干预力度和强度，防止和延缓慢性病的发生。通过健康体检及重点人群的筛查，还能实现慢性病的早诊早治。慢性病高危人群干预主要针对个人生活方式及行为危险因素。

1. 膳食干预 是一项重要的干预措施。主要慢性病的5个高风险因素中有4个因素（除了现在吸烟）均与不合理膳食有关。慢性病高危人群膳食干预的原则为：①控制总能量的摄入，维持健康体重；②推荐低脂、低饱和脂肪酸和低反式脂肪酸、富含膳食纤维的膳食；③限制钠盐摄入；④限制饮酒。

2. 戒烟干预 吸烟的人不论吸烟多久都应该戒烟，戒烟越早越好。任何时候戒烟对身体都有好处，都能够改善生活质量。帮助消除戒烟紧张心理，设计一些克服烟瘾的办法，如散步、听音乐、绘画等，培养兴趣爱好转移注意力，防止复吸发生。可服用戒烟药物。加强对戒烟者的随访。

3. 运动干预 经常和适当的运动或身体活动能够改善肌肉和心肺功能，降低高血压、冠心病、脑卒中、糖尿病、乳腺癌和结肠癌以及抑郁症的发病风险，降低跌倒以及髋部或脊椎骨折的风险，对能量平衡和体重控制具有积极作用。

4. 心理干预 需要重点关注的心理因素包括生活事件、个性特征、情绪因素、认知和行为生活方式等。对慢性病高危人群进行心理健康知识宣教，促进养成健康生活方式与行为，增强心理健康意识。对有抑郁和焦虑症状者，进行专业心理咨询和心理治疗。

（三）慢性病患者的干预

对慢性病患者，规范诊疗过程，积极推进分级诊疗，加强康复，提高生活质量，延缓病情进展，防止并发症的发生，降低慢性病导致的致残率和死亡率。

1. 不良生活方式及行为矫正 同高危人群的干预。

2. 药物治疗 根据病情制订合理的药物治疗方案，如降压、降糖、降脂等药物治疗。提供用药指导，教育慢性病患者正确使用药物，遵医嘱执行治疗方案，了解药物作用、不良反应和处理方法。根据慢性病患者个体情况定期随访，保障患者药物治疗的安全。

3. 患者自我管理 提倡"每个人是自己健康第一责任人"的健康理念，充分调动患者积极性，推动人人参与、人人尽力、人人享有，做到"我的健康我管理"。

四、随访与效果评估

（一）随访

随访是对慢性病患者进行动态管理的一种方式。慢性病患者随访形式可采用门诊随访、家庭随访和集体随访等。门诊随访是指门诊医生利用患者就诊时开展患者管理；家庭随访是指有条件的社区，医生通过上门服务开展患者管理；集体随访是指社区医生在社区设点定期开展讲座等慢性病健康教育活动时开展患者管理。随访管理的主要内容有：①健康信息采集，了解患者的一般信息、病情变化情况、目前用药情况；②健康状况评估，如饮食、生活习惯等；③健康教育和指导患者自我管理。

（二）效果评估

健康管理的最终目的是改善人群健康状况、提高生活质量，其主要策略是通过提供健康管理服务，促使人们采纳预防保健行为以降低疾病发生风险，促使已经患病的人们遵从医嘱、规范用药、及时复诊，以控制疾病的发展和并发症的发生。健康管理效果评价可以分为行为影响因素评价、行为生活方式评价、健康风险评价、健康状况评价、生活质量评价以及社会经济评价。

1. 行为影响因素评价 健康行为研究表明，人的健康生活方式的形成和发展会受到个体因素和环境因素的双重影响。

常见的从个体角度评价影响行为因素的指标有：①健康知识知晓率＝知晓（正确回答）健康知识题目数／健康知识题目总数×100%；②健康行为技能水平：可以根据个体操作技能的表现进行评判；③健康素养水平：健康素养指人们获取、理解、处理健康信息和服务，并利用这些信息和服务做出正确的判断和决定，促进自身健康的能力，包括与健康相关的阅读、计算、交流、获得信息、对获取的健康信息加以分析判断，以及将健康知识运用到日常事件和生活中的能力。运用专门测量工具可以测量个体的健康素养水平。

常见的从人群角度评价影响行为因素的指标包括卫生知识均分、卫生知识合格率、卫生知识知晓率（正确率）、信念持有率，以及环境、服务、条件、公众舆论等方面的改变（如安全饮用水普及率）等。

2. 行为生活方式评价 是影响健康的重要因素之一，也是健康管理的重点干预内容，如增加运动、控制饮食、戒烟限酒，从而减少发生心脑血管疾病、糖尿病的风险。可见，改善人们的行为生活方式是健康管理的任务，因而也是健康管理效果评价的指标。在健康管理效果评价中进行行为生活方式评价的目的在于观察项目实施前后老年人群、个体的健康相关行为发生了什么样的改变，各种变化在人群中的分布如何，如烟草使用、食物选择、运动锻炼等。

由于个体行为改变只是一个人自身的变化，无法用率、比例表示，通常对于个体某一特定行业生活方式进行评价，只用是否存在某行为表示，如是否吸烟、是否能达到每天 6 000 步的身体活动等。此外，当测量一组行为时，可以采用的指标为健康生活方式总评分。

3. 健康风险评价 可以对一般健康风险、疾病风险、生命质量、行为方式等内容进行评估。

4. 健康状况评价 健康状况的改善是健康管理的本质，常见的个体健康指标为反映躯体各器官、系统健康状况的指标，包括：①体重、腰围、体重指数（body mass index，BMI）；②血压、血糖、血脂、血红蛋白等；③心电图、B超检查、X线检查等。

常见的反映群体健康状况的指标如下：

$$高血压患病率＝测量人群中患高血压人数／测量总人数×100\%$$

5. 生活质量评价 目前大多数测量生活质量的工具，都是运用相关量表基于个体水平的测量，可以获得每一被测个体的生活质量现状，包括：①生活质量指数；②日常活动量表评分；③生活满意度指数。

群体生活质量指标大多由个体指标派生而来，包括：①生活质量平均指数：生活质量指数的算数平均数；②日常活动评分均分；③生活满意度平均指数；④日常活动评分合格率，达到日常活动评分合格水平的比例。

6. 社会经济评价 社会经济评价观察的是健康管理项目实施后对于目标个体、群体社会参与度、经济花费等方面的改变。

常见的个体评价指标为：①年住院日；②年门诊花费；③年住院花费。常见的群体社会经济评价指标包括：①月（年）度患病总人数、总天数；②年住院总人数、总天数；③年医疗保健支出、年健康保险支出。

（石晓峰 梁廷营 刘光维）

思考题

1. 简述慢性病健康管理的概念和要素。
2. 简述慢性病防控策略与措施。
3. 对老年人进行慢性病管理时的基本流程是什么？
4. 请阐述慢性病健康管理的意义。

第三章
老年人慢性病特点

学习目标

1. 掌握老年人人体结构及功能改变的特点；老年人慢性病临床特点。
2. 熟悉老年人心理变化的主要特点。
3. 了解老年人形体变化的特点。
4. 能根据老年人生理变化、心理变化及慢性病临床特点指导常见慢性病管理。
5. 具有立志为养老事业奉献的职业理念，以爱心、耐心和责任心服务老年慢性病患者。

案 例

张爷爷，84 岁。间断发热、咳嗽、咳痰 15d。15d 前饮水呛咳后出现发热，体温最高达 39.5℃，伴咳嗽、寒战、头痛，无尿频、尿急、尿痛等，急诊入院。血常规：白细胞 $18.3×10^9/L$，中性粒细胞 72.8%。胸部 X 线检查示双肺多发片状渗出性改变。张爷爷患高血压 30 余年，血压最高 150/90mmHg，口服氨氯地平，2.5mg/ 片，每日 1 次，血压控制尚可；1 年前患脑梗死，左侧肢体肌力差，行动不便，饮水时容易呛咳；无糖尿病、冠心病等；不嗜烟酒。入院诊断：吸入性肺炎、高血压 1 级、陈旧性脑梗死。

请问

1. 老年人慢性病一般有哪些特点？
2. 张爷爷应该如何预防并发症？

第一节　老年人人体结构与功能改变

老化又称衰老，是指人体从出生到成熟以后，随着年龄增长而产生的一系列的全身性、进行性的组织结构、生理功能和心理行为上的退行性变化。老化是一种正常发展过程和生理过程。老年人随着年龄增长，除了形体的改变，呼吸系统、循环系统、消化系统、泌尿系统、神经系统、内分泌系统和运动系统等均有结构和功能的改变，生理、生化储备能力降低，调节功能减退。

一、形体的变化

随着年龄增长，老年人头发逐渐变白、脱落，多从两鬓开始，然后是额部、头部以及枕部，最后可全白。

面容皮肤皱纹最先见于前额，其次是眼角、鼻根部和鼻唇沟；眼睑、耳及颊部皮肤下垂，眼球因局部脂肪减少而内陷；皮肤弹性降低，厚度变薄，松弛，皱纹加深，表面失去光泽，可见老年色素斑。

老年人身高下降，这是由于脊柱椎间盘逐渐变薄、脊柱弯曲、椎骨扁平化以及下肢弯曲等所致。

老年人常有不同程度的骨质疏松，因而发生脊柱压缩后凸。由于细胞和脏器组织脱水，皮下脂肪减少、萎缩等，老年人的体重逐渐下降。

二、呼吸系统的变化

随着年龄增长，老年人鼻黏膜变薄，腺体萎缩，分泌物减少，由于鼻道变宽使黏膜功能受到影响，如防御和加湿功能下降，患鼻窦炎风险上升等；咽喉黏膜感觉和会厌功能降低，咽缩肌的活动减弱，易产生吞咽障碍，进食流质易发生呛咳，甚至引起窒息。

气管内径变窄，支气管黏膜腺体萎缩，杯状细胞增多，分泌物增加且黏稠，黏液纤毛清除作用减低，易致痰液潴留和感染；同时，由于气管阻塞、气流阻力增大，容易发生呼气性呼吸困难，并常发生早期小气道萎陷和闭合。

胸廓前后径增大，横径变小，呈桶状胸，胸式呼吸运动减弱，肋间肌和膈肌萎缩，呼吸功能减低。肺泡弹力纤维减少，肺泡及肺泡管扩大，肺泡面积减少，肺通气功能降低，肺活量减少，功能残气量和残气量增加，气体交换能力下降。

> **📖 知识拓展**
>
> ### 健康老龄化
>
> 健康老龄化（healthy aging）是指人进入老年期后，在生理、心理和社会生活等方面都能够保持良好的状态，将疾病或生活不能自理推迟到生命的最后一个短暂时期。健康老龄化不仅是实现老年人群中的大多数人健康长寿，体现健康的预期寿命延长，而且关键在于强调老年人保健的同时，尤其要关注老年期前人群是否以良好的健康状态进入老年期。

三、循环系统的变化

正常心脏起搏点是窦房结，老年人的窦房结等与传导有关的结构因受到脂肪沉积、发生钙化、胶原纤维增多以及窦房结内起搏细胞减少的影响，常有心律不齐、窦性心动过缓、病态窦房结综合征和心脏传导阻滞等。

随着年龄增长，心脏重量增加，左心室壁肥厚。心肌纤维呈棕色萎缩，心肌 ATP 酶活性下降，钙离子扩散率降低，导致心肌收缩力下降、心输出量减少。心脏内膜、瓣膜、瓣环逐渐发生淀粉样变性、脂肪沉积、纤维化、钙化，使瓣膜增厚或变硬、变形，造成瓣膜关闭不全。

老年人血管壁的弹性纤维减少，胶原纤维增多，使血管的弹性降低，血管阻力增加，导致高血压的发生率随年龄增加而升高，一般以收缩压升高最为常见。管壁的钙化使得血管变厚、变硬，弹性和舒张性降低；大、中动脉血管（包括冠状动脉）内壁上可见动脉粥样硬化，血管的老化和粥样硬化造成管腔狭窄，血流的阻力增加，导致组织缺氧和缺血。如果血管内有粥样斑块脱落或血栓形成，就会发生更为严重的疾病，如心肌梗死、脑卒中。

四、消化系统的变化

随着年龄增长，老年人出现牙齿松动、脱落，咀嚼功能减弱，唾液腺逐渐萎缩，唾液分泌减少，口腔自净功能减弱，易导致牙周病和龋齿的发生。

老年人食管黏膜逐渐萎缩，食管的蠕动功能下降，使食物停留在食管的时间延长，食管下括约肌松弛，进入胃的食物很容易反流回食管，造成胃食管反流。如果这种现象经常发生，会反复刺激食管的上皮细胞使其异常增生，也可引起食管癌的发生。

老年人胃肠道黏膜萎缩，消化酶分泌减少；小肠黏膜逐渐变薄，细胞数量减少；小肠壁平滑肌和消化腺逐渐萎缩；加之血管的退行性变化，对肠壁的血液供应减少，使老年人消化、吸收能力减低，因此容易出现上腹饱胀等消化不良的症状及便秘。

老年人肝脏的重量减轻，肝脏的大小、血流和灌注量逐渐减少，细胞数量减少，体积变小，肝脏中的脂质和脂褐素增多，肝脏代谢和解毒功能明显下降。老年人胆囊壁增厚，囊腔变窄，容积变小，导致收缩和排空能力减弱，胆汁分泌减少，容易因胆汁潴留而发生胆结石。

老年人的胰腺腺泡萎缩，分泌的消化酶随之减少，严重影响淀粉、蛋白质和脂肪等消化和吸收。老年人的胰岛萎缩，胰岛素的分泌量减少，这是老年人容易发生糖尿病的原因之一。

五、泌尿系统的变化

随着年龄增长，老年人肾脏发生萎缩，重量减轻，体积变小，肾小球与肾单位也逐渐减少，肾小球血管硬化，肾血流量减少，肾小球滤过率降低；肾小管浓缩与稀释功能减退，导致尿液稀释及夜尿现象。

老年人输尿管的肌层变薄，支配肌肉活动的神经细胞减少，输尿管收缩能力降低，尿液进入膀胱的速度减慢且易发生反流，可诱发逆行性感染，导致肾盂肾炎的发病率升高。

老年人由于膀胱括约肌收缩力降低、膀胱容量减少，常出现尿外溢、尿频、残余尿量增多、夜尿频等。由于饮水量减少，尿中代谢产物聚集，易发生结石；尿液反复冲击结石，刺激膀胱内壁，可诱发膀胱癌。尿道肌肉萎缩、纤维化变硬、括约肌松弛，尿液的排出速度变慢或排尿无力。而尿道口充血肥大、尿道黏膜皱褶增多或出现狭窄，可导致排尿困难；老年女性尿道腺体分泌黏液减少，抗感染能力降低，易出现尿路感染，老年男性前列腺增生，对尿道产生压迫，易导致排尿不畅甚至排尿困难。

六、血液系统的变化

老年人骨髓腔变小，造血组织逐渐减少，部分骨髓细胞被脂肪和结缔组织代替。淋巴组织和脾逐渐萎缩。

随着年龄增长，老年人红细胞降低；老年人外周血中白细胞总数不随增龄而变化，但中性粒细胞核分叶过多，可有 4 个或更多叶的核；老年人外周血的血小板数虽无明显变化，但血小板的黏附性和聚集性增高，凝血因子（如Ⅷ因子）增多，纤溶系统相对活跃，因此老年人血液常处于高凝状态，易发生血栓。

七、内分泌系统的变化

随着年龄增长，人体的内分泌器官会出现衰老性变化，表现在下丘脑 - 垂体 - 性腺（睾丸、卵巢）系统的活动减弱，性激素分泌减少，性功能失调，甲状腺功能降低，肾上腺皮质功能下降，对胰岛素敏感性降低和糖耐量减低等。

八、神经系统的变化

老年人的脑组织逐渐出现萎缩，细胞数量减少，体积减小，重量减轻；脑回缩小，以额叶、颞叶、顶叶最为显著；皮质及神经核变薄或变小，脑沟加宽，侧脑室扩大，脑脊液增多，脂褐素沉积。老年人身体的平衡功能减弱，步态蹒跚且犹豫不决，跌倒较为常见。老年人的听觉、视觉、触觉和位置觉等敏感性降低，向中枢神经传导以及从中枢反馈的信息量均有减少，传导速度变慢，反射迟钝，常出现注意力不集中、性格改变、应急能力差和运动障碍等。

九、运动系统的改变

骨骼的外形和大小在中老年期几乎不变，但重量会减轻。老年人骨骼中的有机物质如骨胶原、骨黏蛋白含量减少或逐渐消失，骨质逐渐萎缩，使骨骼韧性降低、脆性增加。骨骼中的矿物质不断减少，内部构造出现改变，加之骨生成和骨吸收失去平衡，导致骨基质变薄，骨小梁减少变细，骨密度减少，出现骨质疏松。老年人容易骨折，多见于腕、股骨颈、肱骨近端和椎体等部位。

随着年龄增长，骨关节发生退行性变，关节软骨的弹性降低并变脆，关节内起滑润作用的滑液也减少，导致关节的稳定性和活动性逐渐变差；同时，由于关节周围韧带纤维化等退行性改变，以及滑囊变得僵硬等因素，老年人的下肢难以支持全身的重量，故时常感到站立不稳、活动困难，容易发生跌倒。

老年人骨骼肌发生显著的退行性改变，主要表现为骨骼肌细胞内的水分减少，肌纤维萎缩、变细、弹性降低，肌力减退，肌肉总量减少。以腰腿部的变化较为明显，故老年人容易感到腰痛。

（孙建勋）

第二节　老年人精神心理的变化

随着老年人生理功能的衰退、社会角色的改变、慢性病的困扰以及丧偶的悲伤等，使其心理状态发生了一些特殊变化，影响到精神心理状态和生理健康。老年人精神心理变化主要表现以下几个方面。

一、感知觉的变化

感知觉是人脑对当前作用于感觉器官的客观事物的反映。感觉反映的是事物个别属性，知觉是在感觉基础上产生的，反映的是事物整体属性，两者都是人类认识世界的初级形式。

感知觉是个体心理发展过程中最早出现的心理功能，也是衰退最早的心理功能。老年人的心理变化是从感知觉渐变开始的，各感知器官老化、功能衰退，导致视觉、听觉、嗅觉、味觉等感觉功能下降，其中视觉、听觉下降明显，其次是味觉、痛觉等，进而出现反应迟钝、行为迟缓、注意力不集中、易跌倒及烫伤等情况。这些改变还会给老年人的生活和社交带来诸多问题，如由于听力下降容易误听、误解他人的意思，产生猜疑、悲观、冷漠等心理。老年人知觉一般尚能保持，只是易发生定向障碍，影响对时间、地点和人物的辨别。

二、记忆力的变化

记忆是指人感知或经历过事物的印象在脑内识记、保持及恢复的一种心理过程。随着年龄增长，老年人的感觉器官不能正常有效地接受信息，同时因记忆细胞萎缩，影响各种记忆信息储存，记忆力会逐渐减退。老年人记忆的变化为：①初级记忆基本没有变化，次级记忆发生较大变化，表现为再认能力基本正常，而回忆能力衰退明显，如命名性遗忘。②由于老年人理解能力变化不大，但死记硬背能力减退，所以逻辑记忆比机械记忆能力强。③记忆速度明显减慢。④远期记忆尚好，近期记忆较差，表现在对往事回忆准确，但对近期或刚发生的事记不清。

三、智力的变化

智力是指使人能顺利完成某种活动所必需的各种认知能力的有机结合，包括观察力、记忆力、注意力、想象力和思维力等，并以抽象思维能力为核心。按智力功能上的差异，人类智力可分为流体智力和晶体智力两种。流体智力是一种以生理为基础的认知能力，随神经系统的成熟而提高。流体智力依赖于先天禀赋，受教育文化影响较少，如知觉、近事记忆、运算速度、思维敏捷性和反应速度等。晶体智力主要是后天获得的，是通过流体智力学到并得到完善的能力。晶体智力与知识文化和经验积累有关，如词汇、常识、理解力和判断力等。

流体智力发展与年龄有密切的关系,一般人在 20~30 岁达到顶峰,之后随着年龄的增长而降低。健康成年人的晶体智力并不随年龄的增长而降低,还会因为知识和经验的积累而提高,直到 70 岁以后才出现缓慢减退。

因此,老年人的智力变化存在多样性和阶段性。随着年龄增长,老年人接受新知识的能力逐渐减退(流体智力的减退),而运用已有知识和经验解决问题的能力(晶体智力稳中向好)不降反升,甚至一些老年人在晶体智力方面的表现会优于青年人。

四、思维的变化

思维是人脑对客观事物的本质属性与内在联系的概括和间接的反映。思维是借助语言实现的、能揭示事物本质及内部规律的理性认知过程。根据思维发展水平,思维可分为直觉动作思维、具体形象思维和抽象逻辑思维。思维过程包括分析与综合、比较与分类、抽象与概括、系统与具体,其中分析与综合是思维基本过程。思维的基本形式包括概念、判断和推理。

老年人的思维衰退较晚,但是由于感知觉、记忆力方面的衰退,导致在概念形成、解决问题的思维过程、创造性思维和逻辑推理方面都受到影响,尤其是思维的敏捷度、灵活性、流畅性、变通性及创造性比中青年期差,而且个体差异很大。老年人思维能力弱化和障碍主要表现在:①思维迟缓,语速慢,回答问题迟缓。②思维贫乏,概念、词汇贫乏。③逻辑障碍,概念混乱,思维曲折复杂,缺乏逻辑联系。④思维奔逸,思维活动量大,话题转移快,对年轻时期的事联想迅速,有时不着边际等。

五、情绪与情感的变化

情绪和情感是人对客观事物是否符合需求而产生的态度体验。认知是情绪和情感产生的基础,需求是引发情绪和情感的中介。情绪和情感是由独特主观体验、外部表现和生理唤醒三种成分组成的。情绪是原始的、低级的态度体验,与生理需要是否满足相联系,往往带有冲动性和明显的外部表现;而情感是后继的、高级的态度体验,与社会需要是否满足相联系,往往比较内隐,较为深沉。

影响老年人情绪变化的因素很多,如老年人的身体健康状况、经济水平、家庭关系、对生老病死等现象的认知评估、性格特点等。老年人比较容易产生消极情绪,主要原因在于老年人生理上的老化、社会角色的改变、社会联系的减少以及认知功能的下降等。当然,部分老年人也会产生积极情绪体验,如有较强的生活满意度和幸福感的老年人。老年人的情绪体验比较强烈,主要原因在于老年人中枢神经系统有过度活动的倾向和较低的生理唤醒水平。同时,由于老年人应对生理唤醒的能力降低,调节内稳态平衡的能力降低,老年人情绪激动后需要较长时间才能恢复。因此,老年人的情绪状态相对比较持久,情绪体验比较稳定。

六、人格的变化

人格又称个性,是指个人带有倾向性的、本质的、比较稳定的心理特征的总和,包括能力、性格、气质、兴趣、动机、价值观等。老年期个体的人格总体趋于稳定,但由于人体老化使生理功能逐渐衰退,疾病、退休、丧偶等导致的负性情绪困扰,老年人必须对新的社会生活进行再适应。与此同时,人格也会发生相应变化,主要表现为:①因对健康和经济的过分关注与担心而产生的不安与焦虑。②对现状把握不住而产生的怀旧和牢骚。③学习新事物的能力降低、机会减少而保守、固执、刻板、任性。④因交往减少而产生的孤独等。

第三节 老年人慢性病的临床特点

老年人慢性病发病率高,知晓率、治愈率、控制率均较低,并发症多,致残、致死率高,病因、病情复杂。老年人慢性病多是终身性疾病,需要进行长期管理。

一、患病率高,致残率高

由于老年人身体器官生理功能随年龄增长逐渐退化,对疾病和意外伤害的易感、易发性增高,对外部环境的适应能力降低,大多数慢性病(如脑卒中、恶性肿瘤)的患病率随年龄增长逐渐增高。同时,由于老年人对损伤的修复能力差,外伤或患病后常难以完全康复而导致留下残疾,如脑卒中、下肢骨折等。

二、起病隐匿,慢性病程

老年人起病常常隐匿,疾病发生时并无明显不适,不影响日常生活或工作,如高脂血症、动脉粥样硬化等。这些疾病大多由中年发展至老年,具有漫长的慢性过程。

三、临床表现不典型

由于慢性病之间相互影响,造成临床表现不典型。如虚弱的高龄老年人肺部感染时并不表现为发热、咳痰,而是出现食欲缺乏和谵妄。引起疾病的原因常与中青年患者不同,如尿失禁可能是粪便嵌塞所致,肺部感染可能与吸入有关。

四、检验或检查的参数不同

老年人随着年龄增长自身功能衰老退化,正常情况(非疾病)下各项检验或检查结果与成年人可能存在偏差,如血肌酐值不一定能反映老年人的实际肾功能,体重指数难以反映老年人的营养情况,老年患者的血压和血糖管理的达标值均高于中青年患者。

五、药物不良反应高发

一方面,老年人由于多种疾病并存,需要服用多种药物,甚至可能自行服用各种中成药或保健品;另一方面,老年人因肝肾功能减退,妨碍药物代谢和清除,易造成药物在体内蓄积。因此,老年人药物不良反应发生率高,易患药源性疾病。

六、多种疾病并存

老年人常常同时患有多种疾病,这不仅给患者带来更多的痛苦,也使诊疗工作变得复杂。主要原因在于:①人体各系统的生理功能关系密切,一个系统异常可以导致其他几个系统异常,如呼吸系统感染可以加重充血性心力衰竭。②各脏器同时存在进行性改变,如动脉粥样硬化可同时存在于心、脑、肾等重要脏器。③与增龄有关的免疫功能下降造成免疫功能障碍性疾病,可同时或继发于同一个体。④很多疾病为慢性过程,当其中一个器官发生急性改变时,其他器官也随着发生改变。⑤老年人患病后同时服用多种药物,可能导致医源性疾病。

七、病情重,并发症多,病死率高

由于老年人慢性病起病隐匿,易被忽视,临床症状表现出来时病程已经发展到较严重的阶段,并发症多;同时,老年人机体代偿和抵抗能力减弱,往往治疗效果不理想。如患有心肌梗死的老年人常伴有心力衰竭、心律失常，使得病情加重，难以治愈。

八、老年人心理疾病凸显

老年人易产生失落、孤独、焦虑等负性情绪，同时因情感缺乏支持而导致心理疾病。老年人焦虑、抑郁与慢性病有很大关系。

（孙建勋　王　芳）

 思考题

1. 简述老年人的心理特点。
2. 简述老年人慢性病特点。

第四章
老年人慢性阻塞性肺疾病管理

案 例

李爷爷，66岁。患慢性阻塞性肺疾病6年，间断服用药物治疗，秋冬季节仍有发作。2d前户外活动后出汗，洗澡后着凉，出现咳嗽、咳痰，伴气喘。体检：血压130/80mmHg。X线检查示肺气肿征象。

请问

1. 李爷爷目前的病情应如何处理？
2. 如何对李爷爷进行慢性病管理？

第一节 老年人慢性阻塞性肺疾病的基本知识

一、概述

慢性阻塞性肺疾病（chronic obstructive pulmonary disease，COPD）是一种可预防、可治疗的常见慢性呼吸系统疾病，以持续性气流受限及呼吸系统症状为特征，以显著暴露于有害颗粒或有害气体相关的气道或肺泡异常为病理改变。

按照病情变化分期：①稳定期，病情无明显变化，临床症状如咳嗽、咳痰、呼吸困难等轻微或稳定；②急性加重期，病情明显变化，临床症状如咳嗽较前加重，咳痰量较前增加，痰性质为脓性或黏液脓性，呼吸困难较前加重，并伴有全身症状如发热等。

老年人COPD有"四高四低"特点：发病率高、病死率高、并发症高、合并症高，知晓率低、诊断率低、特异性低、肺功能检查率低。

二、危险因素

（一）重要危险因素

1. 吸烟 是COPD最重要的环境危险因素。吸烟者肺功能异常比例高，死于COPD多于非吸烟者。被动吸烟也可引起COPD。

2. 接触职业粉尘及有毒有害化学气体 高浓度或长时间接触粉尘或化学物质可增加气道反应性,促进COPD发生发展。

3. 长期居住在空气污染严重地区及接触生物燃料 空气污染和燃料燃烧等可刺激气道黏膜,损害气道清除功能,增加COPD的患病率。

4. α_1 抗胰蛋白酶缺乏 研究表明,α_1 抗胰蛋白酶重度缺乏可能引起非吸烟者肺气肿。

(二)可能危险因素

1. 肺发育不良 胎儿期和出生后接触有害因素可影响肺生长。

2. 低出生体重 低出生体重与COPD患病率有关,出生体重越低,COPD患病率越高。

3. 婴幼儿时期反复下呼吸道感染 呼吸道感染是COPD发生和急性加重的重要因素之一,成年肺功能的降低与婴幼儿时期感染病史相关。

4. 支气管哮喘和气道高反应性 支气管哮喘既可与COPD同时发生,也是COPD的危险因素。气道高反应性是COPD发展的因素之一。

5. COPD家族史 COPD有遗传易感性。

三、临床特点

(一)症状

慢性咳嗽、咳痰、呼吸困难,临床上应考虑COPD可能性。活动后呼吸困难是典型症状。

1. 早期可以没有明显症状。

2. 咳嗽、咳痰、呼吸困难是常见症状。早期多为咳嗽、咳痰,后期多为呼吸困难。

3. 咳嗽呈慢性过程,常有晨起咳嗽、夜间阵咳。

4. 咳痰的痰液在稳定期和急性加重期有所不同,可以从痰量(多、少)、痰色(白色、黄色、绿色、灰色、黑色、铁锈色、红色等)、是否黏性(稀薄、黏液)、是否容易咳出(容易、不容易)等区分。

5. 呼吸困难在早期静息状态下多无,随COPD进展逐渐加重,多与活动量成正比,最严重时静息呼吸困难。

6. 其他非特异性症状多与并发症如肺源性心脏病、右心衰竭、呼吸衰竭或合并症有关。

(二)体征

1. 早期可以没有明显体征。

2. 随COPD进展逐渐出现肺部体征,胸廓前后径增大,肋间隙增宽,剑突下胸骨下角增宽;呼吸幅度变浅,呼吸频率变快,呼吸节律改变;触觉语颤减弱;过清音;呼吸音减低,呼气时相延长,干啰音、哮鸣音、湿啰音;剑突下心脏抬举感,肺肝界下降,心浊音界缩小,心音减弱。

3. 病情加重时可能出现被迫前倾体位、缩唇呼吸、斜角肌和胸锁乳突肌等辅助呼吸肌参与呼吸运动、胸腹呼吸矛盾运动。

4. 其他体征如发绀、杵状指、球结膜水肿、颈静脉怒张、下肢水肿、肝大多与并发症或合并症有关。

(三)并发症

1. 肺源性心脏病、右心衰竭 慢性缺氧引发肺小动脉收缩,肺动脉压力逐渐增加形成肺动脉高压,心脏后负荷增加,右心扩大,右心功能不全。症状可有纳差、腹胀、水肿等,体征可有双下肢凹陷性水肿、肝大、腹水等。

2. 低氧血症、高碳酸血症、呼吸衰竭 老年人呼吸系统老化,尤其是感受器敏感性下降,调节(氧合、酸碱平衡)能力下降,严重低氧血症或高碳酸血症发生概率明显升高,出现Ⅰ型或Ⅱ型呼吸衰竭。如未及时纠正,可能出现神经系统症状或体征,如行为失常、谵妄、嗜睡、昏迷,可发展为肺性脑病。

3. 自发性气胸 突然呼吸困难、胸闷、胸痛，并伴有明显发绀者，应考虑此种可能。

（四）老年人 COPD 的特点

1. 通气功能下降 与肺组织弹力纤维减少引起回缩力下降、肺泡腔增大、小气道牵张力降低、胸廓顺应性减弱、呼吸肌肌力降低等有关。通气功能下降导致呼吸困难逐步加重。

2. 弥散功能下降 与肺毛细血管床减少、肺血流量减少有关，在通气功能下降基础上进一步影响肺功能。低氧血症和高碳酸血症逐渐加重，呼吸衰竭、肺性脑病发生风险升高。

3. 防御能力下降 与黏液纤毛清除能力降低、咳嗽无力及痰液清除能力降低、清除呼吸道吸入颗粒物能力降低有关，在通气功能、弥散功能均下降基础上合并呼吸道感染，急性加重风险升高。

4. 调节能力下降 与化学感受器敏感性降低、神经感受器敏感性降低、缺氧调节能力降低、酸碱平衡调节能力降低有关，肺小动脉缺氧性收缩导致肺动脉高压、肺源性心脏病、右心衰竭。

5. 炎症反应增强 包括肺部局部和全身系统。全身炎症反应增强如氧化负荷升高、促炎细胞因子升高、炎性细胞活化升高，增加冠心病、心律失常、心力衰竭、骨质疏松、抑郁等合并症风险。

四、辅助检查

（一）肺功能检查

1. 慢性阻塞性肺疾病全球倡议（global initiative for chronic obstructive lung disease，GOLD）推荐，以应用支气管舒张药后第 1 秒用力呼气量（FEV_1）占预计值的比例作为肺功能检查的分级标准，评估气流受限严重程度（表 4-1）。

表 4-1 GOLD 分级

肺功能分级	气流受限严重程度	FEV_1 占预计值的比例 /%
1 级	轻度	≥80
2 级	中度	50~79
3 级	重度	30~49
4 级	极重度	<30

注：基本使用条件为应用支气管舒张药后 FEV_1/FVC<0.7。

2. 中国慢性阻塞性肺疾病筛查问卷 该问卷总分 ≥16 分，需要进一步检查以明确是否患有慢性阻塞性肺疾病。应用支气管扩张药后 FEV_1/FVC<0.7，提示气流受限（表 4-2）。

表 4-2 中国慢性阻塞性肺疾病筛查问卷

问题	选项	评分标准	得分
您的年龄	40~49 岁	0	
	50~59 岁	3	
	60~69 岁	7	
	70 岁以上	10	
您的吸烟量（包年） =每天吸烟__包×吸烟__年	0~14 包年	0	
	15~30 包年	1	
	≥30 包年	2	

问题	选项	评分标准	得分
您的体重指数 BMI= 体重（kg）/ 身高²（m²）如果不会计算，您体重属于哪一种：很瘦（7），一般（4），稍胖（1），很胖（0）	BMI<18.5kg/m²	7	
	18.5kg/m²≤BMI<24kg/m²	4	
	24.0kg/m²≤BMI<28kg/m²	1	
	BMI≥28.0kg/m²	0	
没有感冒时，你是否经常咳嗽	是	3	
	否	0	
您平时是否感觉有气促	没有气促	0	
	平地急行或爬小坡时感觉气促	2	
	平地正常行走感觉气促	3	
您目前是否使用煤炉或柴草烹饪、取暖	是	1	
	否	0	
您父母、兄弟姐妹及子女中是否有人患有支气管哮喘、慢性支气管炎、肺气肿或 COPD	是	2	
	否	0	
总分			

（二）血气分析

若外周氧饱和度（SpO_2）<92%，应检查血气分析。血气分析对确定发生低氧血症、高碳酸血症、酸碱平衡失调及判断呼吸衰竭的类型有重要价值。

（三）胸部 CT 检查

CT 检查有助于肺气肿及类型、肺大疱和气胸等判断。

五、诊断要点

综合症状、体征、危险因素接触史、肺功能检查、血液学及影像学检查确定 COPD 诊断。

典型 COPD 诊断：包括慢性咳嗽咳痰、呼吸困难病史，重要或可能危险因素暴露史，肺功能检查（吸入支气管舒张药后 $FEV_1/FVC<0.7$）提示气流受限，且排除其他疾病。

不典型 COPD 诊断：病史询问非常重要，如发现有慢性呼吸系统症状，有危险因素暴露史，或有 COPD、哮喘等呼吸系统疾病家族史者，应进一步检查明确 COPD。

六、治疗要点

COPD 稳定期治疗可以改善症状。COPD 急性加重期治疗可以尽快控制症状，同时必须预防和降低后续急性加重风险。COPD 治疗措施包括改善行为生活方式和药物治疗两方面，坚持长期平稳有效控制。

（一）改善行为生活方式

改善行为生活方式主要措施包括：①戒烟。②控制环境污染，减少有害气体或有害颗粒的吸入。③有慢性支气管炎且反复感染的患者注射流感疫苗、肺炎链球菌疫苗等。④加强体育锻炼，增强体质，提高机体免疫力。

（二）药物治疗

1. 遵循原则，综合考虑

（1）疾病因素：病情严重程度、急性加重风险、并发症、合并症等。

（2）患者因素：肝功能、肾功能、药物反应、家庭经济情况、吸入操作手口协调能力、吸入装置选择偏好等。

（3）药物因素：不良反应、可及性、吸入装置特点、价格等。

2. 常用药物

（1）支气管舒张药：包括 β_2 受体激动剂、抗胆碱能药物、茶碱类药物。通过松弛气道平滑肌、扩张支气管、改善气流受限，可减轻症状，增加运动耐力，改善肺功能，降低急性加重风险。

（2）抗炎药物：包括糖皮质激素、磷酸二酯酶抑制剂。糖皮质激素与 1~2 种长效支气管舒张药联合使用，可改善肺功能，降低急性加重风险。糖皮质激素存在不良反应：①升高血糖，合并糖尿病时应规范控制血糖；②增加骨质丢失，应预防性补充钙剂、维生素 D；③如需长期使用，应警惕罹患结核病的风险。

（3）祛痰药和抗氧化剂：通过溶解黏液、通畅气道、引流，改善通气功能。

（4）中药：通过溶解黏液、扩张支气管和免疫调节，缓解症状、改善肺功能和免疫功能。

3. COPD 吸入装置

（1）综合考虑，人物协调。

（2）患者因素：健康状态、使用吸入装置的能力、经济能力等。

（3）吸入装置因素：吸气流速、主动喷雾、口咽部沉积量、肺部沉积率、吸气启动、抛射剂、体积、价格等。

第二节　老年人慢性阻塞性肺疾病信息收集与管理

一、信息收集内容

（一）基本信息收集

基本信息包括姓名、性别、出生日期、婚姻状况、民族、文化程度、籍贯、职业、家庭住址、电话号码、陪同人员姓名及与患者的关系等。

（二）健康信息收集

1. 发病情况（病程） 首次发现或诊断 COPD 的时间和场景。症状收集采用 COPD 患者自我评估测试（COPD assessment test, CAT）和改良版英国医学研究委员会呼吸困难问卷进行收集。

2. 既往史、手术史、外伤史、输血史

（1）反复下呼吸道感染史。

（2）职业暴露史。

（3）合并症：①常见的心脑血管疾病，包括缺血性心脏病、心律失常、高血压、卒中、外周血管疾病。②骨骼肌功能障碍、骨质疏松。③焦虑、抑郁。④睡眠呼吸暂停综合征。⑤恶性肿瘤，如肺癌。⑥代谢综合征、糖尿病。

（4）急性加重病史：根据治疗干预强度分为轻度、中度和重度。①轻度：仅需增加短效支气管舒张药的用量便可控制。②中度：无呼吸衰竭，需要使用短效支气管舒张药联合抗菌药物或口服糖皮质激素控制。③重度：根据是否存在呼吸衰竭或危及生命，决定住院或急诊、ICU 治疗。

（5）并发症：老年人需要进一步评估是否并发肺源性心脏病、心力衰竭、呼吸衰竭等。

（6）手术史、外伤史、输血史：询问曾经接受过的手术治疗，如有，应写明具体手术名称和手术时间；询问曾经发生的后果比较严重的外伤经历，如有，应写明具体外伤名称和发生时间；询问曾经接受过的输血情况，如有，应写明具体输血原因和发生时间。

3. 家族史及遗传病史 早发冠心病（女<65 岁，男<55 岁）、COPD、血脂异常、糖尿病、高血压等

家族史。

4. 残疾史、生活环境 询问残疾情况，如视力、言语、肢体、智力、精神等；生活环境有无通风设施，明确日常饮水、厕所类型等。

5. 行为生活方式

（1）吸烟：必须明确初始吸烟年龄、吸烟时长、每天多少支、吸烟种类、有无戒烟意愿、是否曾经戒烟、戒烟采用方式、是否复吸、复吸的原因、家庭或工作场所人员吸烟情况。

（2）其他：包括饮酒、饮食、运动等。

6. 服用药物情况 如已服用 COPD 治疗药物，收集既往及目前服用药物种类、剂量、疗效、依从性及有无不良反应。

7. 心理社会因素 了解患者心理社会因素，有无精神创伤史。

（三）身体评估

身体评估的目的是明确 COPD 的诊断，确定病情严重程度，寻找继发性 COPD 和靶器官损害的线索。身体评估包括：①呼吸频率、心率、血压。②体重指数。③意识、体位。④发绀、杵状指、下肢水肿。⑤呼吸节律、呼吸幅度、胸廓前后径、肋间隙、剑突下胸骨下角、辅助呼吸肌参与呼吸运动、胸腹呼吸矛盾运动；叩诊呼吸音、胸膜摩擦感、肺下界移动度、听诊呼吸音、干啰音、哮鸣音、湿啰音、胸膜摩擦音。⑥剑突下心脏抬举感、心脏浊音界、心音。⑦肝脏触诊、移动性浊音、肝上界。⑧神经系统。

（四）辅助检查

询问是否做了肺功能检查、影像学检查、血液检查，并详细记录各项指标的数值。

二、信息管理

（一）长程动态管理

收集信息录入慢性病管理信息系统，按照全面评估、稳定期与急性加重期方案、个体治疗、规范随访四个方面进行长程动态管理。

（二）全面评估

根据症状、急性加重风险、并发症、肺功能、是否合并哮喘及其他合并症进行全面评估。根据评估结果分组，制订个体方案，观察治疗效果，调整稳定期方案。

（三）四位一体管理

协调个人、家庭、医院、社区四位一体管理，提升预防意识，减少急性加重风险，提高生活质量，维持病情稳定。

第三节 老年人慢性阻塞性肺疾病风险预测

在收集个人信息的基础上，采用一定方法对个人未来一定时间内发生 COPD 的可能性进行预测，同时对个人未来发生 COPD 并发症或死亡的风险进行预测。

一、急性加重风险预测

1. 预测指标 根据过去 1 年急性加重史，预测未来急性加重风险。

2. 高风险定义 患者过去 1 年中度急性加重 ≥2 次或重度急性加重 ≥1 次，为急性加重高风险人群。

二、需住院治疗风险预测

COPD 急性加重需住院治疗指征见表 4-3。

表 4-3　COPD 急性加重住院治疗指征

症状	体格检查	其他评估
呼吸困难导致日常生活活动明显减少； 意识状态改变； 新出现的发绀	使用辅助呼吸肌做功； 反常的胸壁运动； 中心性发绀； 收缩压＜90mmHg、呼吸率＞30 次/min、心率＞110 次/min； 扑翼样震颤； 意识状态改变	SaO_2＜90%； 严重合并症（心力衰竭、心律失常等）； 初始治疗失败； 家庭或社会支持不足

三、需 ICU 治疗风险预测

COPD 急性加重需 ICU 治疗指征见表 4-4。

表 4-4　COPD 急性加重 ICU 治疗指征

序号	指征
1	严重的呼吸困难，对最初的紧急治疗反应不佳
2	意识状态改变（意识模糊、嗜睡、昏迷）
3	尽管补充氧气和无创通气仍持续或恶化的低氧血症、PaO_2＜40mmHg 或严重恶化的呼吸性酸中毒 pH＜7.25
4	需要有创机械通气
5	血流动力学不稳定的 COPD 患者需要应用升压药

第四节　老年人慢性阻塞性肺疾病的健康风险干预

一、一般人群干预

1. **健康教育**　对 COPD 的知晓率低者应格外重视。
2. **认知干预**　提高对疾病知识的认知程度，加强自我管理。
3. **定期体检**　尤其适用于有相关症状的人群。

二、高危人群干预

1. **健康教育**　通过健康教育提高高危人群对 COPD 危险因素的认知并干预。

（1）对不同吸烟者的戒烟干预措施：对于愿意戒烟的吸烟者采取"5A"戒烟干预方案，对于暂时没有戒烟意愿的吸烟者采取"5R"干预措施增强其戒烟动机（表 4-5）。

表4-5　对不同吸烟者的戒烟干预措施

	5A 方案	5R 方案
适用人群	愿意戒烟的吸烟者	暂时没有戒烟意愿的吸烟者
干预目标	明确戒烟干预方案	干预措施增强戒烟动机
步骤1	Ask（询问）：询问并记录所有就医者吸烟情况	Relevances（相关）：使吸烟者认识到戒烟与自身健康、家人健康密切相关
步骤2	Advise（建议）：建议所有吸烟者必须戒烟	Risks（危害）：使吸烟者认识到吸烟严重危害健康
步骤3	Assess（评估）：评估吸烟者戒烟意愿	Rewards（益处）：使吸烟者充分认识到戒烟的健康益处
步骤4	Assist（帮助）：向吸烟者提供戒烟咨询、戒烟资料，介绍戒烟热线（全国戒烟热线电话为4008885531，公共卫生服务热线电话为12320），推荐有戒烟意愿的吸烟者使用戒烟药物	Roadblocks（障碍）：使吸烟者知晓和预估戒烟过程中可能会遇到的问题和障碍，了解现有戒烟干预方法（如咨询和药物）可以帮助他们克服障碍
步骤5	Arrange（安排随访）：吸烟者开始戒烟后，安排的随访至少6个月内不少于6次	Repetitions（反复）：反复对吸烟者进行上述戒烟动机干预

（2）控制职业暴露：根据职业特点，应尽量不要持续性暴露。同时采取多种形式的暴露干预方法，如创造有效的通风环境、应用无污染的炉灶等。

（3）控制环境污染：通过政策引导、公共服务支持、资源定向投入，减少空气污染；通过公众的生活方式的调整，采取自我保护措施等。

2. 定期体检　评估症状和肺功能进展。

三、患者干预

（一）稳定期干预

指导患者缓解现有症状，规范治疗方案，避免急性加重风险，保持稳定状态。持续健康教育，规范患者及其家庭正确认知，改善患者生活质量和预后。

（二）急性加重期干预

干预措施包括避免诱因（如流感疫苗、肺炎链球菌疫苗接种等）、戒烟、合理药物、进行康复治疗等。

（三）认知干预

鼓励并指导患者参与管理自身疾病。提高患者认识及自我管理能力：①学习相关病理生理、临床知识。②戒烟。③坚持长期规范用药。④正确使用吸入装置与药物。⑤掌握缓解呼吸困难的方法。⑥明确必须紧急就医的时机。⑦掌握康复治疗知识。⑧知晓急性加重时的应对方案等。

（四）心理干预

患者常伴有焦虑、抑郁，心理干预可以改善焦虑、抑郁症状，增加治疗依从性：①避免负面情绪。②正视现实生活。③主动寻求帮助。④正确处理人际关系。⑤寻找适合自己的治疗方案；等等。

（五）生活方式干预

1. 保持良好营养　可以改善患者的营养状况、增加总体重、提升运动能力、保持较好的身体状况。

营养不良的发生机制：缺氧、焦虑、感染时应激和高分解状态引起能量消耗；因呼吸困难而用力呼吸，增加呼吸做功，消耗能量。心功能不全导致胃肠道淤血，引起食欲缺乏、腹胀，营养摄入量减少；高碳酸血症或低氧血症导致消化功能紊乱；因手术或机械通气，只能采用鼻饲或静脉营养。

患者长期营养不良可影响肌肉代谢,进而发展为肌少症,需减少能量消耗、增加营养摄入,调整为高蛋白、低碳水化合物、适度脂肪的膳食结构。

2. 助力家居生活 如少弯腰,可使用鞋拔子穿鞋;借助外力,依靠助行器行走等。掌握吸呼比控制,减少同等活动的氧耗,可改善活动后呼吸困难。

3. 戒烟。

4. 实施长期氧疗。

5. 掌握吸入技术 老年患者掌握吸入装置的正确使用方法较困难。

6. 避免加重因素 外因如空气污染、吸入变应原、气温变化等,内因如吸烟、呼吸系统感染、治疗不规范或中断、痰液黏稠不易咳出等。老年患者容易发生误吸,应予以警惕。

(六)药物干预

1. 规范用药可以明显改善症状,降低并发症,改善生活质量,降低死亡率。

2. 坚持用药可避免或减少急性加重风险,保持稳定状态。大多数患者必须长期或者终身用药。

3. 坚持长期使用吸入药物。支气管舒张药可以明显缓解症状,是基础治疗药物。

4. 根据病情使用抗氧化药、黏液溶解药、磷酸二酯酶抑制药。

5. 适时加用抗菌药。急性加重时应评估抗菌药临床使用指征。

6. 部分患者需要补充维生素 D。

7. 推荐疫苗接种。患者规律接种疫苗可预防相关病原体感染,降低急性加重风险、严重并发症发病率、病死率和全因死亡率。

四、患者自我管理

在专业人员指导下,以社区或患者俱乐部为基础组建患者自我管理小组。每组 10~16 人,含正副组长。通过健康教育和成员交流,使患者了解慢性阻塞性肺疾病防治基本知识和自身健康状况,知晓急性加重的诱发因素和表现,一旦出现急性加重先兆做到及时就诊。

第五节 老年慢性阻塞性肺疾病患者随访与效果评估

一、转诊

不同级别的医疗机构在慢性阻塞性肺疾病分级诊疗中承担着不同任务。预防发生、识别和筛查高危人群及疑似病例、稳定期管理长期随访、实施康复、开展健康教育等主要在基层医疗卫生机构进行。明确诊断、制订治疗方案、评估综合情况、启动戒烟干预、规范稳定期管理、治疗急性加重等主要在二级及以上医院进行。救治疑难危重症、内科介入治疗、外科手术等主要在三级医院进行。单纯控制症状的姑息治疗、终末期临床关怀等的终末期管理主要在社区医院或医养结合服务机构进行。

(一)初诊转诊建议

基层医疗卫生机构初诊出现以下情况时,应转诊至二级及以上医院:①初次筛查疑似患者。②初诊需肺功能检查。③需要明确药物治疗方案。④初诊需要评估合并症和并发症。⑤初诊出现急性加重。⑥初诊出现其他需要上级医院处理的情况。

(二)随访转诊建议

1. 急性加重 稳定期患者在随访时出现呼吸困难加重,常伴有喘息、胸闷、咳嗽加剧、痰量增加、痰液颜色或黏度改变以及发热等,经治疗后无明显改善,需要进一步治疗时应转诊至上级医院。

2. 并发症或合并症 随访期间出现新的合并症或并发症,需要进行相关检查治疗时应转诊至上级医院。

3. 复诊检查　随访期间需要监测肺功能等,需要转诊至上级医院定期复查,以明确治疗效果并及时调整治疗方案。

（三）紧急转诊建议

需要住院患者按照严重程度分为 3 类:无呼吸衰竭、急性呼吸衰竭尚未危及生命、急性呼吸衰竭危及生命。紧急转诊应呼叫急救车。急性呼吸衰竭危及生命指征为:①呼吸频率>30 次 /min。②辅助呼吸肌群参与呼吸。③精神意识状态突然恶化。④ FiO_2 >40%,吸氧不能改善低氧血症。⑤ $PaCO_2$ 较基础值升高,或>60mmHg,或出现酸中毒(pH≤7.25)。

二、长期随访管理

（一）随访目的

症状控制平稳,治疗效果规范有效,宜建立长期随访管理。

（二）随访内容

1. 症状、体征。

2. 危险因素,如吸烟。

3. 身体营养状况,如体重指数过高或过低均为不良预后指标,考虑饮食干预。

4. 运动耐量变化。

5. 肺康复情况。

6. 疾病心理状态。

7. 药物治疗情况。

8. 氧疗。

9. 正确吸入技术掌握情况。

10. 肺功能。

11. 急性加重频率。

12. 并发症和合并症。

13. 患者了解疾病及其危害,长期坚持配合的自我管理能力。

（三）随访操作

1. 病史询问　询问症状、合并症、并发症:上次随访时的症状、合并症、并发症有无变化;有无新出现的症状、合并症、并发症;如有,记录发生时间。是否转诊:如有,询问原因、转诊医疗机构,根据具体情况调整转诊回访周期。

2. 体格检查　测量身高、体重,计算体重指数;呼吸次数、血压、心率;肺部体征、心浊音界、心音;其他体征,如发绀、杵状指、球结膜水肿、颈静脉怒张、下肢水肿、肝大等。

3. 生活方式询问及指导　戒烟、饮食、肺康复等情况。

4. 心理评估及指导　目前心理状态评估,分析原因并进行指导。

5. 了解氧疗情况　包括吸氧时长、指氧饱和度。

6. 药物和吸入装置使用情况及指导

（1）目前服用药物:除 COPD 治疗药物外,其他并发症或合并症治疗药物的多重用药分析。

（2）服药依从性:如不规范,应询问原因并分析。

（3）药物不良反应:如有药物不良反应,分析原因并正确干预。

（4）调整药物的名称、剂量、次数。

（5）吸入装置使用的掌握程度。

7. 辅助检查及指导　辅助检查包括肺功能检查、脉搏氧饱和度检测、血常规、血糖、肝肾功能、心电图等。

8. 随访结果小结。

9. 接受管理程度小结。

三、效果评估

（一）管理目标

1. 对一般人群 提高老年人慢性阻塞性肺疾病筛查率。对有相关症状的一般人群进行问卷筛查，促进一级预防，加强健康管理，降低发病率。

2. 对高危人群 提高老年人慢性阻塞性肺疾病管理率。控制危险因素，早期发现，规范二级预防。

3. 对患者 提高老年人慢性阻塞性肺疾病规范化管理率。改善症状，改善肺功能，提高患者治疗依从性。推进肺康复，改善三级预防。改善预后，减少肺源性心脏病、呼吸衰竭的发生。

（二）管理效果评估指标

1. 形成性评估指标

（1）老年人慢性阻塞性肺疾病筛查率。

（2）老年人慢性阻塞性肺疾病患者管理率。

（3）老年人慢性阻塞性肺疾病患者规范化管理率。

2. 终结性评估指标

（1）老年人慢性阻塞性肺疾病患者防治知识知晓率。

（2）老年人慢性阻塞性肺疾病控制率。

（马涵英）

思考题

1. 简述"5A"戒烟干预方案。

2. 论述慢性阻塞性肺疾病干预要点。

第五章
老年人高血压管理

案　例

李奶奶，68岁。患高血压7年，间断服用降压药，血压忽高忽低。2周前因张罗儿子婚事，出现头痛、头晕，伴呼吸困难。体检：血压189/109mmHg。X线检查示左心室增大、肺淤血。眼底有出血，尿液正常。

请问

1. 如何处理李奶奶目前的病情？
2. 如何对李奶奶进行慢性病管理？

高血压是老年人的常见疾病，是导致心脑血管疾病的重要病因和危险因素。高血压可显著增加老年人发生缺血性心脏病、脑卒中、肾衰竭、主动脉与外周动脉疾病等靶器官损害的风险，是老年人致残、致死的主要原因之一。

第一节　老年人高血压的基本知识

一、概述

原发性高血压（essential hypertension）是以动脉血压升高为主要表现，伴或不伴多种心血管危险因素的临床综合征。绝大多数高血压（约95%）病因不明，为原发性高血压；约5%高血压是由某些确定的疾病或病因引起，称为继发性高血压。年龄≥65岁，在未使用降压药物的情况下非同日3次测量血压，收缩压≥140mmHg和/或舒张压≥90mmHg，即可诊断为老年人高血压。曾明确诊断高血压且正在接受降压药物治疗的老年人，虽然血压<140/90mmHg，也应诊断为老年人高血压。

近年来我国高血压防治工作虽然取得了较显著的进展，但患病率逐渐升高，知晓率、治疗率和控制率低的现状仍然十分严峻。

二、危险因素

1. 遗传 高血压有明显的家族聚集性,约 60% 高血压患者有家族史。父母均有高血压,子女的发病概率高达 46%。

2. 饮食 盐摄入多的地区患病率明显高于摄盐少的地区,说明高血压发生与盐摄入多有关,而且钠盐平均摄入量与血压水平和高血压患病率成正相关。另外,饮食中低钾、低钙、高蛋白质、饱和脂肪酸与不饱和脂肪酸的比值较高也属于升压因素。

3. 精神心理因素 长期精神紧张、焦虑、高负荷压力是高血压发病的危险因素。长期、过量的心理反应,尤其是负性的心理反应,会显著增加心血管风险。精神压力增加的主要原因为过度的工作和生活压力,以及病态心理,包括抑郁、焦虑、A 型性格、社会孤立和缺乏社会支持等。

4. 其他因素 超重或肥胖是血压升高的重要因素,一般采用体重指数(BMI)来衡量肥胖的程度。BMI 正常为 18.5~<24kg/m²。BMI ≥ 24kg/m² 为超重者,发生高血压的风险是正常者的 3~4 倍。身体脂肪分布与高血压发生也有关,腹部脂肪聚集越多,血压水平就越高。腰围男性 ≥ 90cm 或女性 ≥ 85cm,发生高血压的风险是腰围正常者的 4 倍以上。

此外,服用避孕药、阻塞性睡眠呼吸暂停综合征也与高血压的发生有关。

三、临床特点

(一)症状

高血压起病隐匿,症状因人而异,与血压水平无一致关系。早期可能无症状或症状不明显,仅仅在劳累、精神紧张、情绪波动后发生血压升高,并在休息后恢复正常。随着病程延长,血压明显持续升高,逐渐出现各种症状。一般常见症状有头痛、头晕、耳鸣、颈项板紧、心悸、乏力等,多数症状可经休息自行缓解。

(二)体征

血压随季节、昼夜、情绪等因素有较大波动。

(三)并发症

长期血压增高可引起心、脑、肾、眼底不同程度的损害。

1. 心脏病 长期高血压可致左心室肥厚,形成高血压心脏病,最终可导致心力衰竭,可引发心绞痛、心肌梗死。

2. 脑血管病 是我国老年人高血压最常见的并发症,血压增高初期可引起脑动脉痉挛、硬化、管壁损伤等,随病变进展可导致脑出血或脑梗死。

3. 肾脏病 肾脏受累时尿液中可有少量蛋白和红细胞,严重者可出现肾功能减退。

4. 眼底改变 累及眼底血管时可出现视力进行性减退。

5. 主动脉夹层 是心血管疾病的灾难性危重急症,48h 内死亡率可达 50%。特征性症状是突发、剧烈而持续的难以忍受的胸部剧痛,还可出现休克、虚脱、两侧肢体血压及脉搏明显不对称、夹层血肿压迫局部组织或动脉分支以及全身供血减少等症状。

(四)老年人高血压的特点

1. 收缩期高血压多见 收缩期高血压是指收缩压升高超过正常范围而舒张压正常。与舒张压相比,收缩压与高血压靶器官损害的关系更为密切。收缩压水平是心血管事件的独立预测因素。

2. 脉压增大 脉压是反映动脉弹性的重要指标,也是心血管事件发生的预测因子。正常人脉压多在 30~40mmHg,老年人大动脉硬化,扩张能力降低,由此导致的脉压增大又可加速动脉壁和内皮功能损害,是心脑血管事件发生的主要原因。

3. 血压波动大 随着年龄增长,动脉壁僵硬度增加,血管顺应性降低,血管壁上的压力感受器敏感性降低,血压调节功能减退,致使老年患者的血压波动范围明显大于成年人。老年高血压患者的血压更易随情绪、季节的变化而出现明显波动。当血压急剧波动时,可显著增加心血管事件及靶器官损害的风险。

4. 易发生体位性血压变化 血压正常人群和老年高血压患者在体位改变时均可出现一定范围的血压波动,这种血压波动超出了正常范围便可出现直立性低血压。

5. 餐后低血压多见 餐后低血压是指餐后血压较餐前下降,在老年人群中较为常见。

6. 老年人高血压晨峰 主要是清晨交感神经的兴奋性增高或肾素 - 血管紧张素系统功能亢进。清晨老年高血压患者心血管疾病病死率明显增加,及早控制有利于减少心血管事件的发生。为提高清晨老年人高血压的检出率,应重视动态血压监测和家庭血压监测。

7. 血压昼夜节律异常多见 老年高血压患者常伴有血压昼夜节律的异常,表现为夜间血压下降幅度小于 10%(非杓型)或大于 20%(超杓型),甚至表现为夜间血压不降反较白天升高(反杓型),使心、脑、肾等靶器官损害的危险性增加。

> **知识拓展**
>
> 什么是直立性低血压及餐后低血压?
>
> 直立性低血压又称体位性低血压,是指从卧位改变为直立位的 3min 内收缩压下降 ≥20mmHg 或舒张压下降 ≥10mmHg,同时伴有头晕或晕厥等脑循环灌注不足的表现。由于老年人自主神经系统调节功能减退,尤其当伴有糖尿病、低血容量,或应用利尿剂、扩血管药物及精神类药物时,更容易发生直立性低血压。因此,在老年人高血压的诊断与疗效监测过程中需要注意测量立位血压,谨慎选择降压药物。
>
> 餐后低血压是指餐后 2h 内每 15min 测量一次血压,与餐前比较,收缩压下降幅度大于 20mmHg,或餐前收缩压 ≥100mmHg,餐后收缩压 <90mmHg,或餐后血压下降轻但出现心脏和大脑缺血症状(如心绞痛、乏力、晕厥、意识障碍等)。

四、辅助检查

1. 实验室检查 检查血常规、尿常规、血糖、血胆固醇、肾功能、血尿酸等,有助于发现高血压对靶器官的损害情况。

2. 心电图检查 可见左心室肥大、劳损。

3. 胸部 X 线检查 可见主动脉弓迂曲延长,左室增大,心力衰竭时肺野可有相应的变化。

4. 超声心动图检查 可了解心室壁厚度、心脏收缩和舒张功能、心腔大小、瓣膜情况等。

5. 眼底检查 有助于了解高血压的严重程度。

6. 24h 动态血压监测 有助于判断高血压的严重程度,了解血压变异性和血压的昼夜变化规律,指导降压治疗和评估降压药物疗效。

五、诊断要点

未服用降血压药物的患者,首诊发现收缩压 ≥140mmHg 和 / 或舒张压 ≥90mmHg,建议在 4 周内复查 2 次,非同日 3 次测量均达到上述诊断界值,即可考虑确诊。

如有条件,应进行动态血压监测或家庭血压监测。患者既往有高血压史,目前正在使用降压药物,血压虽然低于 140/90mmHg,也应诊断为高血压。老年高血压的定义与分级与一般成年人相同(表 5-1)。

表 5-1 老年人血压水平的定义与分级

定义与分级	收缩压 /mmHg		舒张压 /mmHg
正常血压	<120	和	<80
正常高值血压	120~139	和 / 或	80~89
高血压	≥140	和 / 或	≥90
1 级高血压（轻度）	140~159	和 / 或	90~99
2 级高血压（中度）	160~179	和 / 或	100~109
3 级高血压（重度）	≥180	和 / 或	≥110
单纯收缩期高血压	≥140	和	<90

注：当收缩压与舒张压分属不同级别时，以较高的级别为准。单纯收缩期高血压按照收缩压水平分级。

六、治疗要点

老年人高血压治疗措施包括改善行为生活方式和降压药物治疗两种方法，应坚持长期平稳有效控制血压，最大限度地降低心脑血管疾病的发生率和死亡率。

（一）改善行为生活方式

适用于各类老年高血压患者。

1. 减轻体重 将体重指数（BMI）尽可能控制在 $<24kg/m^2$。

2. 限制钠盐摄入 每人每日食盐量以不超过 5g 为宜。

3. 补充钙和钾 每日吃新鲜蔬菜和水果。

4. 科学合理膳食，减少脂肪摄入 减少食用油摄入，少吃或不吃肥肉和动物内脏。

5. 戒烟限酒。

6. 适度增加低中度运动。

7. 减少精神压力，保持心理平衡。

（二）降压药物治疗

凡高血压 2 级或以上患者，高血压合并糖尿病或靶器官损害和并发症的患者，血压持续升高 6 个月以上、经非药物治疗仍不能有效控制者，必须使用降压药物治疗。

1. 常用降压药物 包括利尿剂、β 受体阻滞剂、钙通道阻滞剂、血管紧张素转换酶抑制药（ACEI）和血管紧张素 Ⅱ 受体拮抗剂（ARB）。

2. 用药原则 小剂量开始，优先选择长效制剂，联合用药，长期甚至终身用药，个体化治疗。

3. 常用降压药物 见表 5-2。

表 5-2 常用降压药物类别、不良反应及注意事项

类别	代表药	不良反应	注意事项
利尿剂	氢氯噻嗪、呋塞米	低钾、高尿酸血症	①监测尿量、血压、血钾；②痛风、肾功能不全者禁用；③补充含钾高的食物和药物
β 受体阻滞剂	阿替洛尔、美托洛尔	心动过缓、支气管哮喘、突然停药可有反跳现象	①监测血压、心率；②老年人高血压合并支气管哮喘、心动过缓、房室传导阻滞者不用；③遵医嘱用药，停药应缓慢
钙通道阻滞剂	硝苯地平、非洛地平	心率加快、面部潮红、头痛、下肢水肿	①监测血压、心率；②向患者做好解释；③从小剂量开始

续表

类别	代表药	不良反应	注意事项
血管紧张素转换酶抑制药	卡托普利、贝那普利	刺激性干咳；血管神经性水肿、皮疹、高钾血症	①监测血压和血钾；②向患者做好解释，必要时应用镇咳药；③有严重肾功能不全、高钾血症者禁用
血管紧张素Ⅱ受体拮抗剂	氯沙坦、缬沙坦	与剂量有关的直立性低血压	①监测血压；②改变体位时动作宜缓慢

4. 降压目标

（1）一般高血压患者，应将血压降至 140/90mmHg 以下。

（2）65 岁及以上老年人收缩压应控制在 150mmHg 以下，如能耐受还可进一步降低。

（3）伴有肾病、糖尿病或病情稳定的冠心病，一般可将血压降至 130/80mmHg 以下。

（4）脑卒中后降压目标为 140/90mmHg 以下。

（5）处于急性期的冠心病或脑卒中患者，应按照相关指南进行血压管理。

（6）舒张压低于 60mmHg 的冠心病患者，应在密切监测血压的前提下逐渐实现收缩压达标。

第二节　老年人高血压信息收集与管理

一、信息收集内容

（一）基本信息收集

基本信息包括姓名、性别、出生日期、身份证号、联系电话、住址、常住类型、民族、血型、文化程度、职业、婚姻状况、医疗费用支付方式、药物过敏史、暴露史、经济收入等。

（二）健康信息收集

应全面详细了解患者病史，包括以下内容：

1. 发病情况（病程）　患高血压的时间，血压最高水平，是否接受过降压治疗及其疗效与不良反应。

2. 既往史、手术史、外伤史、输血史　既往史着重询问现在和过去曾经患过的某种疾病，包括建档时还未治愈的慢性病或某些反复发作的疾病，并写明确诊断时间，如冠心病、心力衰竭、心房颤动、脑卒中、慢性肾脏疾病、周围血管病、糖尿病等。同时，应注意评估心脑血管疾病相关危险因素及对危险因素的控制情况。若既往已存在心血管疾病或其他危险因素，未来发生心血管事件的风险可能增加。询问曾经接受过的手术治疗，如有，应写明具体手术名称和手术时间。询问曾经发生的后果比较严重的外伤经历，如有，应写明具体外伤名称和发生时间；询问曾经接受过的输血情况，如有，应写明具体输血原因和发生时间。

3. 家族史及遗传病史　直系亲属（父母、兄弟姐妹、子女）中是否有早发冠心病史（女＜65 岁，男＜55 岁）、老年人高血压、血脂异常、糖尿病等家族史、遗传性或遗传倾向的疾病或症状。

4. 残疾史、生活环境　询问残疾情况，如视力、言语、肢体、智力、精神等；生活环境有无排风设施，明确日常饮水类型、厕所类型等。

5. 继发性高血压情况　有无提示继发性高血压的症状，如肾炎或贫血病史提示肾实质性高血压，肌无力、弛缓性瘫痪等低血钾表现提示原发性醛固酮增多症，阵发性头痛、心悸、多汗提示嗜铬细胞瘤。

6. 行为和生活方式　询问患者膳食脂肪、盐、酒摄入量，吸烟支数、吸烟时长等具体情况，身体活动量以及体重变化等情况。

7. 服用药物情况　了解患者是否服用升高血压的药物，如口服避孕药、甘珀酸（生胃酮）、可卡因、安非他明、类固醇、非甾体抗炎药、促红细胞生成素、环孢素以及中药甘草等。

8. 心理社会因素　了解患者心理社会因素，包括家庭情况、工作环境、文化程度及有无精神创伤史。

（三）身体评估

身体评估有助于高血压诊断、心血管风险线索和靶器官损害情况评估。身体评估包括：正确测量血压和心率，必要时测定立、卧位血压和四肢血压；血压测量方式包括诊室血压测量和家庭自测血压；测量体重指数、腰围及臀围；观察有无库欣综合征面容、神经纤维瘤性皮肤斑、甲状腺功能亢进性突眼征或下肢水肿；听诊颈动脉、胸主动脉、腹部动脉和股动脉有无杂音；触诊甲状腺；全面的心肺检查；检查腹部有无肾脏增大（多囊肾）或肿块；检查四肢动脉搏动和神经系统体征。

（四）辅助检查

询问是否做了以下检查项目，并详细记录各项指标的数值。

1. 血液常规　查看全血细胞计数、血红蛋白和血细胞比容，判断有无感染、贫血等情况。

2. 尿液分析　查看尿蛋白定量或尿微量白蛋白、血尿酸、肌酐、尿沉渣镜检指标，判断有无肾脏损害。

3. 血液生化　查看血钾、空腹血糖、血总胆固醇、血甘油三酯、高密度脂蛋白胆固醇、低密度脂蛋白胆固醇，判断有无高血脂、高血糖等危险因素。

4. 其他辅助检查　查看胸部 X 线检查判断有无心脏扩大，通过心电图描记判断有无心律失常，通过 24h 动态血压监测判断血压控制情况，通过超声心动图判断心脏功能，通过颈动脉超声判断颈动脉有无狭窄，通过颅脑 CT 检查判断有无脑血管病变，通过眼底检查判断有无视网膜动脉病变。

二、信息管理

将收集的老年人高血压个人信息录入慢性病管理信息系统，注意及时补充、更新，妥善保管、维护和管理。持续积累、动态更新老年人高血压健康档案，有助于全面系统掌握健康状况，及时发现重要疾病或健康问题，达到预防为主、健康促进的目的。

第三节　老年人高血压风险预测

一、老年人高血压的筛查

老年人高血压筛查的目的是根据老年人血压和关键危险因素指标进行初筛分类（一般人群、高危人群和患者），然后实施分类干预和管理（图 5-1）。

（一）关键危险因素

高血压的关键危险因素包括不可改变的因素（包括年龄、高血压家族史）和可改变的因素（如高盐膳食、过量饮酒、肥胖、长期过度精神紧张）等。

（二）高血压高危人群判断标准

高血压的易患人群又称高危人群。存在下列情况之一者，属于高危人群：①血压高值（收缩压 120~139mmHg 和 / 或舒张压 80~89mmHg）。②超重或肥胖（BMI ≥ 24kg/m²）。③高血压家族史（一、二级亲属）。④长期膳食高盐。⑤长期过量饮酒（每日饮酒 ≥ 30g，且每周饮酒 4 次以上）。⑥年龄 ≥ 55 岁。

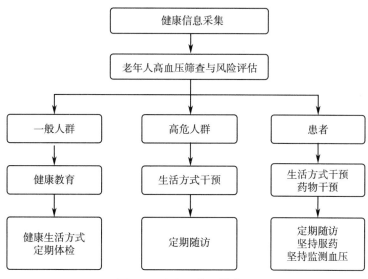

图 5-1 高血压管理模式图

（三）合理设定血压测量频率

建议血压正常者至少每年测量 1 次血压；高危人群应根据危险程度设定血压监测频率，并接受医务人员的健康指导；血压水平满足诊断标准的患者，应确认是否有其他因素的影响，考虑是否需要转诊到上级医院明确高血压诊断。

二、老年人高血压风险预测

老年人高血压风险预测的目的是发现可能引起高血压的因素及心血管危险因素，评估心血管疾病发病风险、靶器官损害等。风险预测是确定老年人高血压治疗策略的基础。

1. 高血压患者的心血管危险因素

（1）高血压水平（1~3 级）。

（2）男性>55 岁，女性>65 岁。

（3）吸烟。

（4）糖耐量受损（餐后 2 小时血糖 7.8~11.0mmol/L）或空腹血糖异常（6.1~6.9mmol/L）。

（5）血脂异常：总胆固醇≥5.7mmol/L，或低密度脂蛋白>3.3mmol/L，或高密度脂蛋白<1.0mmol/L。

（6）早发心血管疾病家族史（一级亲属发病年龄<50 岁）。

（7）向心性肥胖（腰围：男性≥90cm，女性≥85cm）或肥胖（BMI≥28kg/m²）。

2. 伴临床疾病

（1）脑血管疾病：缺血性脑卒中、脑出血、短暂性脑缺血发作。

（2）心脏疾病：心肌梗死史、心绞痛、冠状动脉血运重建史、充血性心力衰竭。

（3）肾脏疾病：糖尿病肾病、肾功能受损、血清肌酐（男性>133μmol/L，女性>124μmol/L），蛋白尿（>300mg/24h）。

（4）外周血管疾病。

（5）视网膜病变：出血或渗出、视神经盘水肿。

（6）糖尿病：空腹血糖≥7.0mmol/L；餐后血糖≥11.1mmol/L；糖化血红蛋白（HbA1c）≥6.5%。

3. 高血压危险度分层 根据老年人高血压水平、伴随的危险因素、靶器官损害及并发症情况，进行危险度分层（表 5-3）。脑卒中、心肌梗死等严重心脑血管事件是否发生、何时发生难以预测，但发生心脑血管事件的风险水平可以评估。高血压及血压水平是影响心脑血管事件发生和预后的独立危险因素,但并非唯一决定因素。明确高血压患者的心血管危险度分层,有利于确定启动降压治疗的时机,优化降压治疗方案,确立合适的血压控制目标及实施危险因素的综合管理。

表 5-3　高血压患者心血管危险度分层

其他危险因素和病史	1 级高血压	2 级高血压	3 级高血压
无其他危险因素	低危	中危	高危
1~2 个危险因素	中危	中危	极高危
3 个以上危险因素或靶器官损害	高危	高危	极高危
有并发症或合并糖尿病	极高危	极高危	极高危

第四节　老年人高血压的健康风险干预

健康风险干预是老年人高血压管理的重要环节,主要针对三类人群实施分类干预。

一、一般人群干预

干预目标:倡导健康生活方式,保持合理膳食,适量运动,戒烟限酒,心理平衡,预防高血压。定期体检,每年测量血压 1~2 次,每年进行一次实验室检查。

二、高危人群干预

通过社区宣传相关危险因素,提高高血压高危人群识别自身危险因素的能力。提高对高血压及危险因素的认知,改变不良行为和生活习惯;提高对定期监测血压重要性的认识,建议每 6 个月至少测量血压 1 次;积极干预相关危险因素:正常高值血压、超重或肥胖、长期高盐饮食、过量饮酒;进行健康教育和个体化生活行为指导,如开具个性化营养、运动、戒烟、戒酒、心理干预处方。

三、患者干预

(一)管理流程

根据高血压患者的管理目标,进行综合干预,包括开展全方位生活方式干预(营养干预、运动干预、心理干预等)和药物治疗,提高治疗率和控制率,预防心脑血管事件发生。

(二)营养干预

1. 营养状况评估　对高血压患者进行体重、饮食以及合并症评估。

2. 营养干预　高血压合并缺血性脑卒中患者,更严格地控制食盐摄入,建议每日食盐的摄入量<3.0g。高血压合并肾脏疾病患者,更严格控制食盐摄入,要求每日食盐的摄入量<3.0g,不吃咸肉、咸菜、腌制品等含盐高的食物;限制蛋白质摄入,每日膳食中蛋白质供给量为 0.6~0.8g/kg 体重,至少 50%~70% 蛋白质为优质蛋白;限制脂肪、钾、磷摄入。高血压合并糖尿病患者,选择低血糖生成指数的全谷类食物,不吃含精制糖的食物。高血压合并痛风患者,限制高嘌呤食物,避免食用肝脏、肾脏等动物内脏、贝类、牡蛎、虾蟹等海产品,以及浓肉汤和肉汁等;对急性痛风发作、药物疗效不佳或慢性痛风性关节炎患者,应戒酒,并禁用含酒精饮料。

(三)运动干预

1. 干预原则　高血压患者常伴有多种健康危险因素或慢性病,有一定的运动风险。高血压患者运动干预方案的制订需重点强调安全性、有效性和运动监控。

2. 运动评估　运动干预前要充分考虑各个危险因素和伴发疾病的情况。对血压升高、血脂异常、高血糖、超重或肥胖、心肺耐力较低的个体，需要进行临床运动测试，根据测试结果调整运动的强度和持续时间。对未控制的 3 级高血压、运动中血压过高（≥220/110mmHg）、存在其他血压不稳定的临床情况的患者，暂不建议运动，待患者病情平稳后再考虑。对血压 2 级以上，伴有靶器官损害（如左心室肥厚、视网膜病变等）、糖尿病，或已有心、脑、肾并发症的患者，建议进行运动测试后根据运动处方合理制订运动计划。其他血压控制平稳、无并发症和严重合并症、一般状态好、无其他运动禁忌的患者，可根据自身情况长期坚持运动干预。

3. 运动干预　高血压患者的运动干预需重点强调运动安全和运动监控。注意事项包括：①不可进行较大强度（≥60% 心率储备）的有氧运动，中等强度的有氧运动（40%~60% 心率储备）可取得最佳风险收益。②服用降压药物如 β 受体阻滞剂、钙通道阻滞剂以及血管扩张剂，可出现运动后血压突然下降，需延长整理活动时间，并密切观察患者状况。③运动 3 周后可增加运动时间和强度，或评估是否继续运动，或是调整下一阶段的训练。④运动初期以及运动一段时间后进行随访，复诊血压情况。

4. 急性事件的预防和处理

（1）高血压患者急性心肌梗死：一旦出现发作性胸痛，立即停止活动，就地休息，舌下含服硝酸甘油 1 片；如 3~5min 内症状无缓解或加重，舌下再含服硝酸甘油 1 片，继续等待 5min，必要时再含服硝酸甘油 1 片。如症状无缓解或未携带硝酸甘油，应马上拨打急救电话，紧急转运至急诊中心，不可自行驾车。

（2）高血压合并糖尿病患者：应注意避免运动时间过晚，以免加重夜晚低血糖发生的风险。运动时可携带一些糖果、饼干等。注意避免空腹锻炼，建议在餐后 1h 开始运动。

（3）高血压合并冠心病或经皮冠状动脉介入治疗术后患者：运动诱发心肌缺血的风险增加，应评估此类患者支架置入部位再发生狭窄的可能性。

（四）心理干预

1. 干预原则　全面的心理和行为干预，常规给予高血压患者心理平衡处方，必要时结合抗焦虑、抗抑郁药物治疗。躯体疾病与精神疾病"同诊共治"。兼顾疗效与安全性。

2. 心理干预

（1）心理平衡处方：正视现实生活，避免负性情绪，保持乐观和积极向上的态度；寻找适合自己的心理调适方法，如旅行、运动等。

（2）心理与行为干预：进行放松深呼吸训练、认知行为治疗。

（五）药物治疗

了解患者的用药情况，强调按时服药的重要性，指导并督促患者正确用药，及时在健康档案中记载患者用药情况，以便系统观察疗效及不良反应，及时调整药物。教育患者注意服药七忌：忌擅自乱用药物、忌降压过快过急、忌单一用药、忌不测血压服药、忌间断服降压药、忌无症状不服药、忌临睡前服降压药。

四、患者自我管理

提倡高血压患者自我管理，成立患者自我管理小组。在专业人员的指导下，可以社区为单位组织，也可鼓励患者组建自我管理小组。小组内主要学习健康知识和防治知识，交流经验，提高血压自我管理效果，认识高血压的危害，学会自测血压，学习如何调整饮食、戒烟限酒、适当运动、保持心情愉快等保健知识，增强防治高血压的主动性及降压治疗的依从性，提高与医生沟通的能力和紧急情况下寻求医疗帮助的能力。

家庭血压测量是血压自我管理的核心内容。血压未达标者，每天早晚各测量血压 1 次，每次测量 2~3 遍，连续 7d，以后 6d 血压平均值为医生治疗的参考；血压达标者，每周测量 1d。指导患者掌握测量技术，规范操作，如实记录测量结果，随访时提供给医务人员参考。

第五节 老年高血压患者随访与效果评估

一、转诊

基层医疗卫生机构发现以下情况应及时向上级医院转诊：起病急、症状重、怀疑继发性高血压以及多种药物无法控制的难治性高血压患者。转诊后 2~4 周，家庭医生或基层健康管理人员应主动随访，了解患者在上级医院的诊断结果或治疗效果，达标者恢复常规随访，预约下次随访时间；如未能确诊或达标，或明确为继发性原因所致的血压升高，建议在上级医院进一步治疗。

综合医院（或专科医院）经治疗稳定的老年高血压患者，应及时将有关治疗信息推送至对应的基层医疗卫生机构，以便及时跟踪随访。

（一）初诊时有下列情况之一，建议转诊至上级医院

1. 血压显著升高 ≥180/110mmHg，经短期处理仍无法控制。

2. 怀疑新出现心、脑、肾并发症或其他严重临床情况。

3. 伴蛋白尿或血尿。

4. 非利尿剂或小剂量利尿剂引起的低血钾（血钾<3.5mmol/L）。

5. 阵发性血压升高，伴头痛、心慌、多汗。

6. 双上肢收缩压差异>20mmHg。

7. 因诊断需要到上级医院进一步检查。

（二）随访转诊建议

1. 至少 3 种降压药物足量使用，血压仍未达标，考虑可能为继发性高血压或难治性高血压，因此建议转诊。

2. 血压明显波动并难以控制。

3. 怀疑与降压药物相关且难以处理的不良反应。

4. 随访过程中发现严重临床疾病或心、脑、肾损害，难以处理。

（三）急救车转诊建议

下列严重情况建议急救车转诊：

1. 意识丧失或模糊。

2. 血压 ≥180/110mmHg 伴剧烈头痛、呕吐，或突发言语障碍或肢体瘫痪。

3. 血压显著升高伴持续性胸背部剧烈疼痛。

4. 血压升高伴下肢水肿、呼吸困难或不能平卧。

5. 胸闷、胸痛持续至少 10min，伴大汗，心电图示至少 2 个导联 ST 段抬高，应以最快速度转诊，确诊为急性 ST 段抬高心肌梗死后，考虑溶栓或行急诊冠状动脉介入治疗。

6. 其他影响生命体征的严重情况，如意识淡漠伴血压过低或测不出、心率过慢或过快、突发全身严重过敏反应等，符合急救车紧急转诊的患者均为病情危急的情况，需紧急处理后等待转诊，以免耽误最佳救治时间。

二、长期随访管理

（一）随访目的

使患者认识到老年人高血压的危害，自觉配合治疗，使血压得到长期平稳有效控制，并降低不良反应的发生及影响。

（二）随访内容

1. 评估治疗效果 测量血压、心率，记录新发并发症、危险因素控制情况。

2. 监测药物不良反应 了解有无药物不良反应相关症状，监测血钾、肌酐等，必要时更换药物。

3. 生活方式干预 进行限盐、戒烟、戒酒、减轻体重、运动等生活方式干预指导。

4. 调整药物治疗 了解服药情况，根据血压控制情况及药物耐受性调整药物剂量或种类。

5. 健康宣教 让患者了解老年人高血压的危害及长期坚持降压治疗的必要性，更好地配合治疗。

（三）随访频率

根据患者血压是否达标确定随访频率。对血压达标者，至少每 3 个月随访 1 次（推荐按照正常门诊习惯，每月随访 1 次）；对血压未达标者，需调整药物剂量或更换、增加药物，视情况每 2~4 周随访 1 次。

1. 对血压控制满意、无药物不良反应、无新发并发症或原有并发症无加重的患者，预约下一次随访时间。

2. 对第一次出现血压控制不满意或出现药物不良反应的患者，结合服药依从性，必要时增加现用药物剂量、更换或增加不同种类的降压药物，2 周内随访。

3. 对连续两次出现血压控制不满意或药物不良反应难以控制，以及出现新的并发症或原有并发症加重的患者，建议转诊到上级医院，2 周内主动随访转诊情况。

（四）随访操作

1. 询问 询问上次随访到现在新出现的症状、有无新发合并症及发生时间并记录。对患者进行简单的健康宣教。

2. 体格检查 测量血压、心率，心脏听诊，查看有无下肢水肿，测量身高、体重、腰围（超重及肥胖者每 3 个月测 1 次，正常者每年测 1 次）并记录。

3. 询问吸烟、饮酒、运动情况并记录。

4. 开辅助检查单（如需要）并记录 建议每年检查 1 次：血常规、尿常规、血钾、血钠、血氯、肌酐、血糖、血脂、心电图。可根据患者实际情况增加监测频率。

5. 询问并记录服药依从性。

6. 进行生活方式指导。

7. 调整药物治疗并记录目前服用的降压、抗血小板及降脂药物。

三、效果评估

（一）管理目标

提高老年人高血压的知晓率、治疗率和控制率，降低心血管疾病等相关并发症的发生风险。

（二）管理效果评估指标

1. 老年高血压患者得到规范化管理的百分比提高。

2. 有效的血压控制率提高。

3. 社区老年高血压患者防治知识知晓率提高。

4. 社区老年高血压患者健康行为形成率提高。

5. 老年人的生活质量得到改善。

6. 老年人的健康水平得到提高。

7. 老年人高血压相关并发症发生率降低。

（王　芳　孙建勋）

思考题

1. 老年人高血压的危险因素有哪些？
2. 简述老年高血压患者自我管理的目标和主要内容。
3. 论述老年人高血压的干预要点。

第六章
老年人冠心病管理

📖 **学习目标**

1. 掌握冠心病危险因素、干预要点、健康教育。
2. 熟悉冠心病的概念、典型冠心病临床表现。
3. 了解冠心病的辅助检查、诊断要点、治疗要点。
4. 能进行老年人冠心病信息收集、健康教育和干预，指导患者自我管理。
5. 具有关心老年人、尊老爱老敬老的职业素养。

案　例

李爷爷，66岁。患冠心病6年，间断服用冠心病治疗药物，间断活动后胸闷。1d前因朋友聚会饮白酒半斤，胸闷再次发作，持续胸痛不缓解伴大汗淋漓。体检：血压130/80mmHg。心电图示胸前导联 V1~V3 ST 段抬高。

请问

1. 李爷爷目前的病情应如何处理？
2. 李爷爷病情平稳后，如何进行慢性病管理？

第一节　老年人冠心病的基本知识

一、概述

冠状动脉粥样硬化性心脏病（coronary atherosclerotic heart disease，CHD）简称冠心病，是指在冠状动脉粥样硬化病理改变基础上伴或不伴冠状动脉功能异常如痉挛，导致心肌缺血、缺氧或坏死。冠心病可分为急性冠脉综合征（ACS）和慢性冠脉综合征（CCS）两类。急性冠脉综合征包括不稳定型心绞痛、非 ST 段抬高心肌梗死、ST 段抬高心肌梗死。慢性冠脉综合征包括稳定型心绞痛、缺血性心肌病、急性冠脉综合征1年内无症状或症状稳定、初次诊断或血运重建后1年以上、血管痉挛或微血管病变、筛查时发现的无症状冠心病。

📰 **知识拓展**

稳定型心绞痛 CCS 分级

加拿大心血管学会（Canadian Cardiovascular Society，CCS）稳定型心绞痛分级建议：

Ⅰ级：一般体力活动不引起心绞痛，如行走和上楼。费力、快速或长时间用力才引起心绞痛。

Ⅱ级：日常体力活动稍受限制，快步行走或上楼、登高、饭后行走或上楼、寒冷或风中行走、情绪激动发作心绞痛或仅在睡醒后数小时内发作。以一般速度在一般条件下平地步行200~400m以上距离或上一层以上楼时才活动受限。

Ⅲ级：日常体力活动明显受限，以一般速度在一般条件下平地行走200~400m或上一层楼即感活动受限。

Ⅳ级：进行任何体力活动均有症状，休息时也出现心绞痛。

二、危险因素

老年人冠心病危险因素包括血脂异常、高血压、糖尿病、吸烟、早发冠心病家族史（一级亲属男性<55岁、女性<65岁发生冠心病）、肥胖、慢性肾脏疾病、高同型半胱氨酸血症、慢性炎症等。对于老年人群，总体危险评估取决于多种患病因素总和及严重程度、伴有的亚临床症状心血管疾病和器官损害。

（一）血脂异常

血浆胆固醇降低1%，冠心病发生危险性可降低2%。中国冠心病二级预防研究表明，有过急性心肌梗死史的患者调脂后能降低冠心病死亡率与非致死性心肌梗死发生率、各种原因总死亡率和肿瘤死亡率，使经皮冠状动脉介入治疗（PCI）或冠状动脉旁路移植术（CABG）需求减少，不良事件未见增加。老年患者、合并糖尿病或高血压患者调脂治疗后获益更显著。

（二）高血压

弗莱明翰心脏研究（Framingham Heart Study，FHS）表明，收缩压每升高10mmHg，心血管事件发生率增加16%；而脉压每升高10mmHg，心血管事件发生率增加23%。脉压增大被认为是老年人心血管并发症的重要预测因素。老年人降压需警惕低血压。

（三）糖尿病

糖尿病（2型）被看作是"冠心病的等危症"。对老年人，胰岛素抵抗比胰岛素缺乏更为重要。冠心病是成年人糖尿病的重要死亡原因之一。糖尿病常与其他冠心病的危险因素同时存在。老年冠心病患者控制血糖同样获益，但需警惕低血糖。研究发现，血糖与冠心病呈"U"形曲线关系，过高血糖有害，过低血糖亦有害。

（四）吸烟

老年人吸烟人数较成年人明显减少。吸烟降低高密度脂蛋白胆固醇，影响冠状动脉血流量和血管内皮细胞功能。弗莱明翰心脏研究表明，每日吸10支烟可使心血管病死亡率增加31%。戒烟能改善心血管危险因素。

（五）肥胖

肥胖是心血管疾病的独立危险因素。肥胖能加重已知危险因素作用，如高血压、胰岛素抵抗、高密度脂蛋白胆固醇降低等。建议老年男性保持腰围和臀围比在0.9以下，老年女性保持在0.8以下。

（六）身体活动减少

身体活动减少和年龄直接相关，定期进行体育活动能减少冠心病事件危险。建议结合个体情况制订个性化身体活动心脏康复方案。

三、临床特点

（一）症状

1. 心绞痛 症状可从无症状到猝死。比较典型的症状是活动或情绪等诱因下出现胸骨后中下段疼痛，持续数分钟，可以向左肩背部放射，休息或服用硝酸酯类等药物后可以缓解。还可以表现为疲惫、乏力、恶心、咽部不适等。老年冠心病症状多不典型，不典型表现为：疼痛症状不典型，如不伴胸痛的胸闷、气短常见，可以是新出现的，或原有心力衰竭加重；疼痛部位不典型，如牙、咽喉、下颌、肩（尤其是左肩）、背、上腹及上肢等部位疼痛。

2. 心肌梗死 比较典型的症状有或无明显诱因下出现剧烈胸骨后疼痛，持续数十分钟至数小时不能缓解，休息或服用硝酸酯类等药物后不能明显缓解，可伴有大汗淋漓、恶心呕吐、意识障碍等。

📖 **知识拓展**

冠心病的表现

出现以下情况时，应警惕冠心病的可能性：

1. 劳累或紧张时突然出现胸骨后或左胸部疼痛，伴有出汗，或疼痛放射到肩、手臂或颈部。
2. 身体活动时有心慌、气短、疲劳和呼吸困难感。
3. 饱餐后、寒冷或看惊险影片有心悸、胸痛。
4. 在公共场所或上楼梯时觉得胸闷。
5. 在睡觉低枕时感到胸闷、憋气。
6. 长期发作的左肩痛，一般治疗不愈。
7. 反复出现心律不齐、过速或过缓。

（二）体征

通常可无特异性体征。胸痛发作时可有痛苦面容、血压升高、心率增快、皮肤冷或出汗，一过性第三、四心音和二尖瓣关闭不全。

（三）并发症

1. 心力衰竭 可有呼吸困难、咳粉红色泡沫痰等左心衰竭及肺水肿症状，下肢水肿、肝脾大等右心衰竭症状。

2. 心律失常 类型可有室性早搏、室性心动过速、心室颤动、房室传导阻滞等，可有心悸、头晕、黑矇、晕厥等症状。

3. 心源性休克 可有皮肤黏膜苍白湿冷、烦躁不安、意识障碍、大汗、少尿等症状。

4. 乳头肌功能失调 可出现急性肺水肿和心源性休克的症状。

5. 心脏破裂和心脏压塞 心室游离壁破裂和室间隔破裂造成穿孔等导致心包腔积血，引起急性心脏压塞，可出现急性肺水肿和心源性休克、循环衰竭的症状。

6. 猝死。

（四）老年人冠心病的特点

1. 由于痛觉减退，老年人心绞痛程度常比中青年人轻 超过75岁老年急性心肌梗死患者主诉并不一定是疼痛，常为明显的呼吸困难、晕厥、急性意识障碍和含糊不清的症状。老年急性冠脉综合征患者入院常较晚，可能与胸痛症状不明显、认知受损、伴随疾病有关。老年患者因心肌梗死入院死亡率较高，心力衰竭发生率和其他并发症出现率也较高。

2. 老年ST段抬高心肌梗死患者症状往往不典型或无症状 临床上常以以下形式出现。①无痛性心肌梗死：这是老年人心肌梗死的重要特征。②心功能不全型：老年人突发不明原因呼吸困难、胸闷、气喘、心悸等应考虑肺水肿或肺淤血可能，注意排除急性心肌梗死。③胃肠型：表现为恶心、呕吐、上腹痛，老年人突然出现胃肠道症状时应想到心肌梗死可能。④脑循环障碍型：当急性心肌梗死时，患者突然出现神志不清，意识丧失在老年人并不少见，故老年人出现精神意识障碍时应排除急性心肌梗死。⑤异位疼痛型：除一部分患者表现为胸痛外，还有部分患者以咽喉痛、牙痛、颈痛、背痛等为首发症状。

3. 同一种心血管药物的药代动力学和药效动力学在老年人和中青年人中可能明显不同；因此，

在老年患者中应用时必须严格掌握适应证和禁忌证。

4. 老年人冠心病的诊断和治疗应当以患者为中心 基于循证医学依据，坚持个体化原则，以延长寿命、减少心血管事件的发生率为最终目的。

四、辅助检查

1. 心电图 协助诊断有无心肌缺血和损伤，老年人冠心病心电图表现可能不典型。

2. 心肌标志物 由于老年心肌梗死患者症状及心电图不典型，因此心肌标志物检查尤为重要。

3. 动态心电图 24h 动态心电图（Holter）检查有助于检出无症状心肌缺血的情况。

4. 冠状动脉检查 冠状动脉造影、冠状动脉 CT 造影检查（CTA）、血管内超声（IVUS）、光学相干断层扫描（OCT）可以评估冠状动脉直径狭窄或面积狭窄、斑块稳定、钙化、分叉、闭塞等。

5. 超声心电图和心肌核素显像 前者可检出缺血或梗死区，评估心室收缩功能。后者可显示心肌缺血或坏死部位和范围。

6. 其他检测指标 血糖、血脂、肾功能、肝功能、血小板数量和功能检测、脑钠肽、超敏 C 反应蛋白、尿常规、大便常规等。

五、诊断要点

综合临床症状、心肌缺血或冠状动脉狭窄等检查结果、心肌损伤标志物的异常升高判断。冠状动脉造影是诊断冠心病的金标准。

1. 心绞痛诊断要点 典型症状；不典型症状结合心电图等有 ST-T 心肌缺血；心肌酶正常范围。

2. 心肌梗死诊断要点 典型或不典型症状、心电图 ST 段抬高或非 ST 段抬高的 ST-T 心肌缺血改变、心肌酶超出正常范围。

六、治疗要点

明确诊断冠心病的患者，一般要坚持长期药物治疗，控制缺血症状，降低心肌梗死和死亡的发生，包括服用一种或两种抗血小板药物、β 受体阻断剂、他汀类药物和血管紧张素转换酶抑制药 / 血管紧张素 Ⅱ 受体拮抗药，严格控制危险因素，进行有计划及适当的运动锻炼。根据患者具体情况进行个体化治疗。冠心病二级预防的 ABCDE 方案：A，血管紧张素转换酶抑制剂（ACEI）的使用、抗血小板治疗（anti-platelet therapy）及抗心绞痛治疗（anti-angina therapy）；B，β 受体阻滞剂（β Blocker）的使用与控制血压（blood pressure control）；C，戒烟（cigarette quitting）与控制血脂（cholesterol lowering）；D，合理饮食（diet）与控制糖尿病（diabetes control）；E，运动（exercise）与健康教育（education）。冠心病治疗要坚持长期平稳有效控制，最大限度地降低冠心病并发症发生率和死亡率。冠心病手术治疗包括介入治疗（球囊扩张成形术、支架植入术）、冠状动脉旁路移植术、内外科杂交手术。

第二节　老年人冠心病信息收集与管理

一、信息收集内容

（一）基本信息收集

基本信息包括姓名、性别、出生日期、婚姻状况、民族、文化程度、籍贯、职业、身份证号、家庭住址、电话号码，陪同就诊者姓名及其与患者关系。

（二）健康信息收集

1. 发病情况（病程）

（1）发现冠心病的过程：首次发现冠心病或诊断冠心病时间；有症状发现、体检发现还是出现并发症发现。

（2）疾病发展及演变过程：症状具体表现及持续时间、症状间相互关系、症状演变、着重询问是否存在动脉粥样硬化性心血管病（ASCVD）及其相关危险因素。

（3）疾病进程一般情况：饮食、睡眠、二便情况。

（4）风险增强因素：靶器官损害；血清生物标志物；其他因素等。

2. 既往史、手术史、外伤史、输血史 糖尿病、高血压、血脂异常、缺血性脑卒中、周围血管病、慢性肾脏疾病；其他手术史、外伤史、输血史肝炎及结核病史。

3. 家族史及遗传病史 早发心血管疾病家族史，发病年龄（男性<55岁，女性<65岁）等。

4. 残疾史、生活环境 询问残疾情况，如视力、言语、肢体、智力、精神等；生活环境有无排风设施，明确日常饮水类型、厕所类型等。

5. 行为和生活方式 饮食习惯尤其是富含总胆固醇或低密度脂蛋白胆固醇摄入、身体活动量、吸烟、饮酒等；生活方式干预及其效果。

6. 服用药物情况 既往及目前所有药物使用情况，包括药物名称、剂量、使用次数、依从性、漏服或误服情况、疗效、有无不良反应、药物使用时长。

7. 心理社会因素 了解家庭情况、工作环境、文化程度、经济状况。

8. 生理功能状态 老年人生活自理能力、与周围环境接触情况等。

9. 认知功能 定向力、注意力、记忆力、意识状态、智力、自知力等。

（三）身体评估

1. 身高、体重、体重指数。

2. 腰围、臀围、腰臀比。

3. 血压、心率。

4. 心脏查体。

5. 肺部、腹部、神经系统检查等。

（四）辅助检查

询问是否做了以下检查项目，并详细记录各项指标的数值。

1. 心电图 老年人冠心病心电图不典型，表现为传导障碍。5%~10%急性心肌梗死存在右束支或左束支传导阻滞。

2. 心肌标志物 目前临床最常用的心肌标志物包括肌酸激酶（CK）及其同工酶MB（CK-MB）、肌红蛋白、肌钙蛋白T或I（cTnT或cTnI）、乳酸脱氢酶（LDH）等。由于老年心肌梗死患者的症状及心电图不典型，因此对心肌标志物的检查尤为重要。

3. 冠状动脉造影 冠状动脉造影是冠状动脉粥样硬化存在和程度标准检查，能显示冠状动脉病变部位、严重程度及侧支循环建立情况。

4. 动态心电图 24h动态心电图如有特征性ST-T变化，对诊断有参考价值，尤其是对于无症状性心肌缺血。

5. 超声心电图 可检出缺血或梗死区室壁节段性运动减弱、消失、矛盾运动甚至膨出，评估心室收缩功能。

6. 心肌核素显像 正电子发射计算机断层显像（PET）诊断冠心病具有较高灵敏性与特异性，能够明确显示心肌缺血或坏死部位和范围。

7. 心电图运动试验 对老年人静息心电图中ST-T异常降低，心电图运动试验具有异常特异性。部分老年患者运动功能下降，心率不能达到85%预期值，因而限制了该检查应用。

8. 其他检测指标

（1）血糖指标：空腹血糖、餐后 2h 血糖、糖化血红蛋白。

（2）血脂指标：总胆固醇（TC）、低密度脂蛋白胆固醇（LDL-C）、甘油三酯（TG）、高密度脂蛋白胆固醇（HDL-C）、载脂蛋白 B（ApoB）、脂蛋白（a）[Lp（a）]。

（3）肾功能指标：尿素氮、肌酐、估算的肾小球滤过率。

（4）肝功能指标：谷草转氨酶、谷丙转氨酶。

（5）血小板指标：血常规、血小板聚集率。

（6）脑钠肽、超敏 C 反应蛋白、尿常规、便常规。

（7）颈动脉超声：测量内膜中层厚度或有无颈动脉粥样斑块。

二、信息管理

（一）长程动态管理

老年人冠心病收集信息录入慢性病管理信息系统，按照一级预防或二级预防方案、个体治疗、规范随访、长程动态管理。

（二）四位一体管理

协调个人、家庭、医院、社区四位一体管理，加强早期筛查，注重一级预防，已有 ASCVD 事件提高生活质量，减少并发症。

第三节　老年人冠心病风险预测

一、老年人冠心病的筛查

老年人冠心病筛查的目的是根据老年人关键危险因素指标，对其进行初筛分类（一般人群、高危人群和患者），然后实施分类干预和管理。

（一）关键危险因素

1. 不可改变的因素　包括年龄、性别、家族史。

2. 可改变的因素　包括高血压、血脂异常、糖尿病、吸烟、肥胖、身体活动不足。

（二）冠心病高危人群判断标准

1. 高热量饮食、较多动物脂肪和胆固醇摄入者易患冠心病。

2. 吸烟者比不吸烟者患冠心病可能性至少高 2 倍，发病率与吸烟量成正比。

3. 高血压患者。

4. 糖尿病患者。

5. 血脂异常者。

6. 肥胖者。

7. 久坐不动、缺少身体活动者冠心病发病率高于经常身体活动者 2 倍。

8. 抑郁焦虑者。

9. 早发冠心病（女 < 65 岁，男 < 55 岁），糖尿病、高血压、高脂血症家族史者，冠心病发病率较高。

（三）合理设定心电图测量频率

60 岁及以上者尤其有胸痛症状者每半年检查一次心电图。

二、老年人冠心病风险预测

（一）临床特征风险预测

根据年龄（按照 60~69 岁、70~79 岁、≥80 岁分类）、性别（男、女）、胸痛性质（典型心绞痛、非典型心绞痛、非心绞痛性质的胸痛），判断验前概率（pre-test probability，PTP）（表 6-1）。

表 6-1　老年人有稳定性胸痛症状患者的验前概率　　　　单位：%

年龄 / 岁	典型心绞痛		非典型心绞痛		非心绞痛性质的胸痛	
	男性	女性	男性	女性	男性	女性
60~69	84	58	59	28	44	17
70~79	89	68	69	37	54	24
≥80	93	76	78	47	65	32

结合 PTP 和左心室射血分数（LVEF）进行临床特征风险预测。

1. 低概率　PTP<15% 且 LVEF≥50%，基本可排除心绞痛。

2. 中低概率　15%≤PTP≤65% 且 LVEF≥50%，建议行运动负荷心电图作为初步检查。若诊疗条件允许进行无创性影像学检查，则优先选择后者。

3. 中高概率　65%<PTP≤85% 且 LVEF≥50%，建议行无创性影像学检查以确诊稳定性冠心病。

4. 高概率　PTP>85% 且 LVEF≥50%，可确诊稳定性冠心病，对症状明显者或冠状动脉病变解剖呈高风险者应启动药物治疗或有创性检查和治疗。

5. 高概率　胸痛典型且 LVEF<50%，建议直接行冠状动脉造影，必要时行血运重建。

（二）辅助检查风险预测

高风险指年死亡率>3%，中等风险指 1%≤年死亡率≤3%，低风险指年死亡率<1%。

1. 负荷心电图检查

活动平板评分 = 运动时间（min）-5×ST 段下降（mm）-4× 心绞痛指数

心绞痛指数：运动中未出现心绞痛为 0 分，运动中出现心绞痛为 1 分，因心绞痛终止运动试验为 2 分。

（1）高风险：活动平板评分≤-11 分。

（2）中风险：活动平板评分 -10~4 分。

（3）低风险：评分≥5 分属低风险。

2. 单光子发射计算机断层显像（SPECT）、心脏磁共振（CMR）、负荷超声心动图检查

（1）高风险：缺血面积>10%；CMR 检查发现充盈缺损≥2/16 或多巴酚丁胺诱发的功能障碍节段≥3；负荷超声心动图异常>3 个左心室节段。

（2）中风险：1%≤缺血面积≤10%。

（3）低风险：无心肌缺血。

3. CT 冠状动脉血管成像检查

（1）高风险：重要供血部位冠状动脉高度狭窄（3 支血管近段狭窄，尤其是前降支近段狭窄、左主干病变）。

（2）中风险：冠状动脉近中段高度狭窄，非高风险类型。

（3）低风险：冠状动脉正常或仅见少许斑块。

第四节 老年人冠心病的健康风险干预

一、一般人群干预

1. 进行健康教育,提高冠心病知识认知。
2. 倡导"合理膳食、适量活动、戒烟限酒、心理平衡"的健康理念,养成健康生活方式。
3. 定期体检,每年测量 1 次血压,做 1 次心电图。

二、高危人群干预

1. 加强健康教育,提高冠心病危险因素认知。
2. 有针对性地开展健康生活方式干预,制订生活方式改进目标。
3. 定期体检,每半年测量 1 次血压,做 1 次心电图。
4. 患者知晓出现异常时应立即就诊。
5. 定期随访。

三、患者干预

(一)认知干预

1. 认知干预措施 认知干预的主要目的是提高患者对冠心病知识的认知程度和对治疗的依从性。通过现场个人咨询、团体健康教育讲座或情景模拟等,向患者讲解疾病及情绪管理、风险因素调整和行为生活方式教育,从而纠正患者错误认知,缓解焦虑情绪。医护人员应注意健康教育方式简便易行、内容通俗易懂,增强患者参与感。

2. 认知干预内容

(1)冠心病知识:冠心病是可以治疗的疾病,可以根据病情变化和危险因素的改善调整冠心病药物剂量,但不建议随意停药。心肌梗死和心绞痛发生机制、危险因素、出院坚持治疗的好处、心脏康复预后获益、科学身体活动和健康饮食、恢复正常工作和生活、再次发生胸痛的自救方法。出院后应持续开展冠心病健康教育,结合冠心病二级预防指南进行戒烟、药物、身体活动、饮食、睡眠、心理全面指导,既要强调控制冠心病危险因素,又要强调冠心病身体活动康复,并对患者及其家属普及急救知识。

(2)危险因素及其控制目标:冠心病危险因素众多,控制危险因素可以预防或延缓冠心病的发生。危险因素包括:不可改变的 3 个危险因素,即年龄、性别、遗传;可在医生指导下改变的 3 个危险因素,即高血压病、血脂异常、糖尿病;可以自身改变的 6 个危险因素,即精神长期过度紧张、吸烟、过量饮酒、身体活动不足、超重和肥胖、不合理饮食。主要心血管危险因素及其控制目标见表 6-2。

表 6-2 主要心血管危险因素及其控制目标

心血管危险因素	控制目标
血脂异常	LDL-C<2.6mmol/L(高危);<1.8mmol/L(极高危,包括急性冠脉综合征或冠心病合并糖尿病)
高血压	降压目标:老年高血压患者<150/90mmHg,无论高血压风险水平,如可耐受,将血压控制在<130/80mmHg
糖尿病	控制目标:糖化血红蛋白≤7.0%
心率控制	冠心病患者静息心率应控制在 55~60 次/min
体重和腰围	体重指数维持在 18.5~23.9kg/m²;腰围控制在男≤90cm、女≤85cm

续表

心血管危险因素	控制目标
吸烟	医生接诊患者时应全程帮助患者戒烟，重点减少患者尼古丁依赖。戒烟治疗原则：重视戒烟教育；给予心理支持治疗和行为指导；选择戒烟药物治疗；持续门诊随访
缺乏身体活动	指导患者在家庭进行有氧身体活动，每周进行中等强度身体活动>150min

（二）行为生活方式干预

健康的生活方式不仅有利于冠心病控制，还可降低并发症风险。

1. 合理饮食 不要偏食，不宜过量；控制高胆固醇、高脂肪食物；同时控制总热量。

2. 规律生活 避免过度紧张；保持足够睡眠，培养多种情趣；保持情绪稳定，切忌急躁、激动或闷闷不乐。

3. 戒烟 吸烟者必须戒烟，建议要明确、强烈、个体化。避免被动吸烟，必要时可借助药物戒断。

4. 限酒 一般不推荐饮酒。对于有饮酒史者，如对酒精无禁忌，建议每天饮用酒精不超过15g。

5. 运动康复 评估运动危险分层（低危、中危、高危）。按照运动分期有序运动康复（表6-3）。

表6-3　心脏运动康复分期

分期	时机	目的	内容	原则
Ⅰ期	急性心肌梗死急性期患者住院时	促进患者早期离床，避免卧床带来不利影响	病情评估、日常活动指导、出院运动评估指导	安全优先为原则，床边开展日常生活活动能力恢复的运动训练
Ⅱ期	门诊患者发病1年内	持续康复巩固已有效果	接诊、建档、危险分层、运动耐量评估、运动处方、康复程序、随访计划、健康教育和最终目标	有氧运动为主，抗阻运动补充，柔韧平衡性运动可用于热身和恢复阶段，运动强度依据运动能力评估制订，可结合自觉疲劳程度量表（RPE），运动频率5~7次/周，每次运动时间30~60min
Ⅲ期	心血管急性事件12个月后冠心病终身预防和管理服务	帮助患者恢复家庭生活和社会交往等日常活动，部分患者可重返工作岗位	帮助患者维持已形成的运动习惯	日常活动指导，掌握常见日常活动、职业活动和体育活动的运动强度，社区和家庭进行相应强度的运动训练。特殊生活指导如驾驶汽车、乘坐飞机等

（三）药物治疗干预

1. 积极防治老年慢性疾病 如高血压病、高血脂、糖尿病等，这些疾病与冠心病关系密切。

2. 用药原则

（1）规范：遵循ABCDE方案。

（2）达标：按期复查每项控制目标值。

（3）预防：知晓每种药物的不良反应，预防为先，减少严重不良反应的发生。

（4）个体：药物治疗方案宜个体化。

（5）长期：冠心病患者一般需要长期甚至终身服药，不能在冠心病稳定后随意停药。

3. 老年冠心病患者的血压管理

（1）起始治疗时机：年龄≥65岁，当血压≥140/90mmHg，在生活方式调整的同时给予降压治疗；年龄≥80岁，当血压≥150/90mmHg，在生活方式调整的同时给予降压治疗。

（2）降压目标：合理的血压目标值是<140/90mmHg，如果能耐受应<130/80mmHg；年龄≥80岁

的患者,血压目标值为<150/90mmHg且舒张压不宜降至<60mmHg。

(3)药物选择:① ACEI/ARB、二氢吡啶类钙通道阻滞药、β受体阻滞剂、利尿剂均可作为首选药物;②单纯收缩期高血压可以首选利尿剂和二氢吡啶类钙通道阻滞药。

(4)降压策略:①初始治疗从单药小剂量开始,根据需要逐渐增加剂量,治疗过程中密切监测血压,避免低血压、低灌注等不良事件的发生;②具体治疗方案根据冠心病不同类型和合并症制订。

(四)心理干预

1. 心理评估 精神心理状态评估判断严重程度,如焦虑和抑郁自评量表评估中度以上焦虑或抑郁者可寻求精神心理科诊治。

2. 心理干预内容 了解患者心理问题产生的原因,并给予针对性治疗,如对疾病的担忧、患者的生活环境、经济状况、社会支持等。

3. 心理干预方式 包括非药物治疗和药物治疗。非药物治疗包括健康教育、认知行为治疗、运动训练、正念减压疗法、生物反馈疗法等。失眠患者可考虑短期使用镇静安神药物。

(五)紧急救助干预

1. 冠心病患者及其家属应掌握出现严重心肌缺血或心力衰竭时的应对措施。

2. 冠心病急性发病应立即就诊。

3. 紧急情况下拨打急救电话,掌握急救设备如自动体外除颤器(AED)的使用方法,家庭成员进行心肺复苏训练。

四、患者自我管理

(一)避免诱发因素叠加

避免以下因素叠加:①避免情绪激动、饱餐。②寒冷季节、清晨时分。③剧烈运动、过度负荷。④暴饮暴食、酗酒、吸烟。⑤焦虑、抑郁。

(二)配合控制危险因素

加强自律,在医生指导下积极改善生活方式。了解药物使用注意事项,仔细观察服药期间出现的异常情况,做不良反应的第一报告人,早期发现并及时调整药物,避免严重药物不良反应的发生。

(三)主动定期进行心电图检查

1. 没有症状时心电图正常不能排除冠心病。保留既往所有心电图,有助于医生动态比较心电图的变化。时间较早的心电图可拍照或复印,避免痕迹模糊消失。

2. 动态心电图检查时如常生活和工作,可重现发作诱因。认真记录检查过程中自己的不适症状及出现时间。

第五节 老年冠心病患者随访与效果评估

一、转诊

(一)初诊转诊建议

1. 休息时或运动后心电图可疑,需进一步检查明确诊断。

2. 有典型心绞痛症状,诊断明确,需进一步治疗。

3. 休息时心肌明显缺血,查体心脏扩大,需进一步明确合并症。

4. 无症状,因其他疾病如心律失常就诊,存在冠心病危险因素,需明确诊断。

(二)随访转诊建议

1. 需进行特殊检查评估,如冠状动脉造影、心脏磁共振、心脏负荷试验等基层医疗卫生机构无法完成时。

2. 冠心病危险因素控制不理想,希望转诊至上级医院更好地控制危险因素。

3. 经过规范化治疗症状控制不理想,仍有频繁心绞痛症状发作。

（三）紧急转诊建议

当紧急转诊时,患者应立即卧床休息,吸氧,监测血压、心率等生命体征和心肺体征,无禁忌证者立即服用抗血小板药物,建立静脉通道。

1. 稳定型心绞痛病情变化,发生急性心肌梗死　一旦确诊急性心肌梗死,基层医疗卫生机构宜先按急性心肌梗死处理。

2. 稳定性冠心病转变为不稳定型心绞痛

（1）近48h内缺血性胸痛加重。

（2）出现严重心律失常。

（3）低血压,收缩压≤90mmHg。

（4）左心室功能不全（LVEF<40%）,存在与缺血有关肺水肿,出现第三心音、新发奔马律。

（5）休息时胸痛发作伴 ST 段变化>0.1mV,新出现 Q 波或束支传导阻滞。

二、长期随访管理

（一）随访目的

强化冠心病认知,干预危险因素,保持病情稳定,发现不良反应,规范有效控制,减少心脏事件。

（二）随访内容

1. 评估干预效果

（1）危险因素控制,如血脂、血糖、血压、体重、饮食、身体活动、吸烟等。

（2）患者并发症、合并症改善,如血脂异常、高血压、糖尿病、颈动脉粥样硬化、心力衰竭、心房颤动、缺血性脑卒中、肾脏疾病、外周血管疾病等。

（3）症状和体征改善。

（4）心肌缺血、心功能改善。

2. 行为生活方式指导　包括调整饮食,适当进行运动,减轻体重,戒烟,限酒等。

3. 规范药物治疗

（1）了解服药情况,药物剂量或种类。

（2）监测药物不良反应,了解有无不良反应相关症状。

（3）关注老年人出血倾向。

（4）调整治疗药物。

4. 重视心理指导　建议进行认知功能、情感状态初筛检查。

5. 积极健康教育

（1）知晓冠心病防治知识。

（2）知晓冠心病心脏康复。

（3）明确冠心病二级预防的 ABCDE 方案。

（三）随访频率

1. 病情稳定者　至少每3个月随访1次（推荐按照正常门诊习惯,每月随访1次）。

2. 不稳定者　需调整药物剂量或更换、增加药物,视情况每2~4周随访1次。

（四）随访操作

1. 病史询问

（1）患者坐位安静休息。

（2）询问症状:上次随访时的症状有无变化,有无合并症、并发症;如有,记录发生时间。症状主要包括胸闷、胸痛、心悸、上腹痛、肩背部放射性疼痛、呼吸困难等。

（3）有无出血征象：如大便发黑、小便发红、牙龈出血、鼻衄、皮肤瘀点等。

（4）转诊：是否转诊。如有，询问原因、转诊医疗机构，根据具体情况调整转诊回访周期。

2. 体格检查

（1）测量身高、体重，计算体重指数。测量腰围、臀围，计算腰臀比。超重及肥胖者每3个月测1次，正常者每年测1次。

（2）测量血压、心率。

（3）心脏查体。

（4）原有体征变化。

3. 生活方式询问及指导

（1）饮食：询问饮食习惯、各种膳食成分的种类及量（主食、食用油、蔬菜、水果、膳食纤维、肉类等）。①客观营养评估、准确营养诊断、科学制订营养处方、全面实施营养监测；②总体建议控制每日能量摄入，盐及其他营养成分比例科学，减少胆固醇摄入，增加蔬菜水果摄入；③营养治疗1~3个月，如果单纯饮食治疗始终不能达标，则考虑加用调脂药物。

（2）身体活动：身体活动危险分层评估、身体活动方式、每周次数、每次时长、每周总的时长、身体活动中的问题或损伤。

（3）戒烟：是否戒烟，如仍吸烟，询问每日支数是否变化等。

（4）限酒：是否限酒，如仍饮酒，询问每日克数是否变化，了解限酒意愿。

4. 心理评估及指导

（1）目前心理状态评估，粗筛阳性者进一步量表评估。

（2）分析原因并指导。

5. 药物分析及指导

（1）目前服用药物：除冠心病药物外，其他并发症或合并症治疗药物的多重用药分析。

（2）服药依从性：如不规范询问原因并分析。

（3）药物不良反应：如有，分析原因并正确干预。

（4）调整药物的名称、剂量、次数。

6. 辅助检查及指导

（1）心电图、动态心电图等了解日常生活状态下有无心肌缺血，超声心动图了解心脏结构与功能。

（2）血常规、花生四烯酸（AA）、二磷酸腺苷（ADP）检查，明确血小板数量与功能。

（3）血糖、血脂（TC、TG、LDL-C、HDL-C）检查，并计算非HDL-C、肝功能（ALT、AST）、肌酸激酶、肌酐、估算肾小球滤过率。

（4）尿常规、便常规及潜血、血钾、血钠检查等。

（5）必须时检查心肌标志物。

（6）必要时行超声心动图、血管检查等。

7. 随访结果小结。

8. 接受管理程度小结。

三、老年人冠心病管理效果评估

（一）管理目标

对一般人群、高危人群、患者主动规范管理，如主动与患者联系、预约门诊就诊、电话追踪与家庭访视等方式保证管理连续性并提升管理效果。

提高老年人冠心病筛查率、健康管理率、规范化管理率。促进一级预防，加强健康管理，降低冠心病发病率。早期发现不典型或无症状冠心病患者,规范二级预防。推进心脏康复,改善三级预防。

改善症状,控制危险因素,改善和维持心功能,提高患者治疗依从性。

改善预后,减少 ACS 及心脏性猝死的发生。

（二）管理效果评估指标

1. 形成性评估指标

（1）冠心病筛查率。

（2）冠心病健康管理率。

（3）冠心病规范化管理率。

2. 终结性评估指标

（1）冠心病防治知识知晓率。

（2）冠心病健康行为形成率。

（3）冠心病控制率。

（马涵英）

 思考题

1. 简述冠心病的危险因素。

2. 请论述冠心病干预要点。

第七章
老年人慢性便秘管理

案　例

王奶奶，63岁。主诉有多年慢性便秘病史，服用中药或西药后大便可通畅，停药后大便又出现干结不通，多次灌肠也未取得预期效果，近期因便秘加重前来就诊。体检：腹部有包块，大便干硬。

请问

1. 针对王奶奶目前的病情，应如何处理？
2. 如何对王奶奶进行慢性病管理？

慢性便秘是一种常见的老年综合征，不仅增加老年人肠道肿瘤、认知功能障碍的发生风险，还会导致一系列并发症如粪便嵌塞、肠梗阻、肛裂等，诱发心脑血管疾病而导致死亡。便秘患者因反复多次就医、住院和外科手术，不仅严重影响健康相关的生活质量，也给社会带来了沉重的经济负担。

第一节　老年人慢性便秘的基本知识

一、概述

便秘（constipation）是指排便次数减少，同时排便困难，粪便干结。便秘不仅是一种疾病，还是临床上常见的消化道症状，表现为粪便排出困难，便质干燥、坚硬、伴排便不尽感，肛门阻塞感，甚至需用手法帮助排便；在不使用药物的情况下，7d内自发性排空粪便不超过2次或长期无便意。慢性便秘的病程至少为6个月。慢性便秘可由多种疾病引起，包括功能性疾病、器质性疾病和药物相关性疾病。便秘在阿尔茨海默病、肝性脑病，以及结直肠癌等疾病的发生、发展中可能起到重要的作用。患有基础性疾病如脑血管意外、急性心肌梗死的患者，便秘可导致病情加重，甚至死亡。部分便秘与肛肠疾病如肛裂、痔疮等密切相关。慢性便秘患者生命质量下降，造成明显的经济和社会负担。

二、危险因素

引起便秘的危险因素包括年龄、女性、缺乏身体活动、低教育程度、低收入、多药共用、抑郁、躯体疾病等。研究表明，摄入较少热量和食物的老年人更容易发生便秘。滥用泻药可加重便秘。有些药物和膳食因素也可引起便秘。

三、临床特点

（一）症状

排便次数减少和排便困难。许多患者的排便次数每周少于 2 次，严重者长达 2~4 周才排便一次。排便次数减少不是便秘唯一或必备的表现，有的患者表现为排便困难，排便时间可长达 30min 以上，或每日排便多次但排出困难，粪便硬结如羊粪状，量很少。

（二）体征

有腹胀、食纳减少，以及服用泻药不当引起排便前腹痛等。体检左下腹有存粪的肠襻，肛诊有粪块。

（三）并发症

老年人用力排便时可导致冠状动脉和脑血流的改变，由于脑血流量降低，排便时可发生晕厥，冠状动脉供血不足者可能发生心绞痛、心肌梗死，高血压者可引起脑血管意外，还可引起动脉瘤或室壁瘤的破裂、心脏附壁血栓脱落、心律失常甚至发生猝死。由于结肠肌层张力低下，可发生巨结肠症，用力排便时腹腔内压升高可引起或加重痔疮，强行排便时损伤肛管，可引起肛裂等其他肛周疾病。粪便嵌塞后会产生肠梗阻、粪性溃疡、尿潴留及大便失禁，还有结肠自发性穿孔和乙状结肠扭转的报道。

（四）老年人慢性便秘的特点

1. 慢性功能性便秘是老年人最常见的便秘类型，占老年便秘患者的绝大多数。功能性便秘与饮食因素、生活习惯、运动、排便习惯、精神情绪等密切相关。

2. 肠道疾病、内分泌代谢性疾病、神经系统及肌肉疾病等可导致老年人慢性便秘。

3. 老年人常多病共存、多药共用，药物可以引起或加重便秘。在遭受慢性疼痛或癌症相关疼痛的患者中，阿片类药物诱发的便秘很常见。许多老年人患有多种心脑血管疾病，需要长期服药治疗，一些抗高血压药物如钙通道阻滞药、利尿药等都可引起便秘；长期或经常服用地西泮、抗抑郁等药物会抑制肠道蠕动，引起便秘。此外，老年人常用的可引起或加重便秘的药物还有抗胆碱能药物、抗组胺药、抗帕金森病药物、抗精神病药物、解痉药、神经节阻断药、非甾体抗炎药、含碳酸钙或氢氧化铝的抗酸药、铋剂、铁剂、止泻药及某些抗菌药物等。

四、辅助检查

1. 实验室检查　推荐对便秘患者进行常规的实验室检查，包括血常规、大便常规和隐血试验，作为老年便秘患者的常规检查和定期随访的指标之一。代谢功能检查和甲状腺功能试验可以帮助明确是否有内分泌和代谢性疾病引起的便秘。

2. 特殊检查　对严重慢性便秘或有报警症状的老年患者，还需要进行结肠镜检查，以明确便秘是否为肠道器质性疾病所致。对疑为功能性便秘患者，可进行肠道动力和肛门直肠功能检测，包括结肠传输试验、肛管直肠压力测定、球囊逼出试验等，还可行肛门肌电图检查等。若为高龄患者或者有重要脏器疾病、活动不便的老年患者，还应充分考虑和评估患者对筛选检查的接受程度和可行性，避免过度检查。

（1）结肠镜检查：可直视结肠，排除黏膜病变，也适用于结直肠癌筛查。

（2）结肠传输试验：方法简易、安全。对考虑手术治疗的慢传输型便秘（STC）患者，建议术前重复此检查，并延长检查时间至第 5 天。

（3）肛管直肠压力测定：常用灌注式测压，分别检测肛门括约肌静息压、肛门外括约肌收缩压和用力排便时松弛压、直肠内注气后有无肛门直肠抑制反射，还可以测定直肠感知功能和直肠壁顺应性等。

（4）球囊逼出试验：方法简单、易行，可作为有无排出障碍的筛选试验，但结果正常并不能完全排除盆底肌不协调收缩的可能。对球囊逼出试验阳性患者，还需要做进一步的检查。

（5）排粪造影检查：主要用于与便秘相关的肛门直肠疾病的诊断，如直肠黏膜脱垂、内套叠、直肠前突、肠疝（小肠或乙状结肠疝）、盆底下降综合征等。对难治性排便障碍型便秘，排粪造影检查是决定手术治疗方式的重要依据。

（6）其他检查：肛门测压结合腔内超声检查能显示肛门括约肌有无局部张力缺陷和解剖异常，为手术定位提供线索。肛门肌电图检查能帮助明确病变是否为肌源性。

知识拓展

便秘严重程度分级

根据便秘症状的轻重及对生活的影响程度分为轻度、中度、重度三种。

1. **轻度**　症状较轻，不影响日常生活，可通过整体调整、短时间用药等恢复正常排便。
2. **中度**　介于轻度和重度之间。
3. **重度**　症状重且持续，严重影响工作、生活，需要药物治疗，不能停药或药物治疗无效。

五、诊断要点

慢性便秘的诊断主要是基于症状，主要采用罗马Ⅳ诊断标准中关于功能性便秘所描述的症状和病程。罗马Ⅳ功能性便秘的诊断标准如下：

1. 必须包括以下 2 项或 2 项以上：① 1/4（25%）以上的排便感到费力；② 1/4（25%）以上的排便为干粪球或硬粪；③ 1/4（25%）以上的排便有不尽感；④ 1/4（25%）以上的排便有肛门直肠梗阻和 / 或堵塞感；⑤ 1/4（25%）以上的排便需要手法辅助（如用手指协助排便、盆底支持），每周自发排便少于 3 次。

2. 不用泻剂时很少出现稀便。

3. 不符合肠易激综合征的诊断标准。

诊断前症状出现至少 6 个月，近 3 个月症状符合以上诊断标准。

此外，部分慢性便秘患者常常还表现出便意减少或缺乏便意、想排便而排不出（空排）、排便费时、每天排便量少的症状。有时会伴腹痛、腹胀、肛门直肠疼痛等症状。

六、治疗要点

老年人慢性便秘的治疗目标是缓解症状，恢复肠道动力，建立正常排便功能。

（一）改善行为生活方式

增加食物中膳食纤维的摄入、养成良好的排便习惯、增加水分的摄入和适量锻炼等。

（二）药物治疗

1. 促动力药　西沙必利对老年便秘疗效较好，可缩短胃肠道通过时间，增加排便次数。

2. 泻药

（1）润滑性泻药：大多是无机矿物油，容易通过肠腔而软化粪便，可以口服或灌肠。其适用于老年人心肌梗死后或肛周疾病手术后，避免用力排便，对药物性便秘无效。

（2）容积性泻药：含有较高成分纤维素或纤维素衍生物，具有亲水性和吸水膨胀性的特点，使粪便的水分及体积增加，促进肠蠕动而转运粪便。其适用于低渣饮食的老年人，不但能够通便，还能控制血脂、血糖，预防结肠癌的发生。

（3）刺激性泻药：含有蒽醌，可刺激结肠蠕动，6~12h 即有排便作用，但会产生腹痛、水电解质紊乱等不良反应。

（4）高渗性泻剂：是含不被吸收糖类的电解质混合液，如山梨醇、乳果糖溶液。乳果糖口服后能完整地通过胃肠道到达结肠，并分解为单糖，随后分解为有机酸，增加肠腔的渗透压和酸度，从而易于排便。

（5）盐类轻泻药：如硫酸镁、磷酸钠，由于渗透压的作用，会很快增加粪便中水分的含量，0.5h后即可产生突发性水泻。此类泻剂可引起电解质紊乱，不宜长期使用，对有粪便嵌塞者可灌肠排出粪便。肾功能不全者不宜使用含镁制剂。

（6）通便胶囊：具有健脾益肾、润肠通便的功能。本品用量小，通便作用可靠，具有通而不泻、补不滞塞的特色。

3. 益生菌及益生元 可以改善肠道内的微生态，促进肠道蠕动，有助于缓解便秘症状，可作为老年人慢性便秘的辅助治疗。

（三）综合序贯疗法

对于习惯性便秘，在训练定时排便前宜先用生理盐水灌肠清洁肠道，2次/d，共3d。清洁肠道后可给液体石蜡，5~15ml/（kg·d），或乳果糖15~30ml/d，使便次至少达到1次/d。同时，鼓励患者早餐后解便，如仍不排便，还可鼓励晚餐后再次解便，使患者逐渐恢复正常排便习惯。一旦餐后排便有规律地发生且达到2~3个月以上，可逐渐停用液体石蜡或乳果糖。

（四）生物反馈治疗

生物反馈治疗是一种以意念去控制机体功能的训练，最早用来治疗大便失禁，现在也用于治疗盆底肌肉痉挛性便秘，包括气囊生物反馈法和机电生物反馈法两种，通便成功率可达75%~90%。生物反馈治疗是将特制的测压器插入肛门内，通过仪器的显示器可获得包括肛门括约肌压力、直肠顺应性、肛门直肠处的感觉敏感性等信息，使患者自己感到何时可有排便反应，然后再次尝试这种反应，启发排便感觉，从而达到排便的目的。

（五）精神心理治疗

合并精神心理障碍、睡眠障碍的患者，应加强疏导，提高对便秘的认知水平，使患者充分认识到便秘是可防可治的，以保持良好的心理状态、睡眠及饮食习惯。当患者合并明显的心理障碍时，需要加用抗抑郁、焦虑的药物进行治疗。

（六）认知功能训练及营养支持治疗

对存在认知功能障碍的慢性便秘患者，应进行相关的认知功能训练，包括时间及空间定向力训练、记忆力训练、注意力训练、语言沟通能力训练等，不仅可以改善认知功能，还间接增加了活动量，提高了日常生活活动能力，有利于便秘治疗。

对有营养不良的患者，应加强营养支持，改善患者的营养状态，提高患者肠道运动功能，从而改善便秘状况。

第二节 老年人慢性便秘信息收集与管理

一、信息收集内容

（一）基本信息收集

基本信息包括姓名、性别、出生日期、身份证号、联系电话、住址、常住类型、民族、血型、文化程度、职业、婚姻状况、医疗费用支付方式、药物过敏史、经济收入等。

（二）健康信息收集

应全面详细了解患者病史，包括以下内容：

1. 大便情况 询问患者是否有慢性腹泻、便秘、大便不正常，有无定时排便的习惯。

2. 疾病史 询问患者是否有炎症性肠病、肿瘤、糖尿病、尿毒症、脑血管意外、帕金森病等。

3. 生活环境 询问患者生活环境有无排风设施，明确日常饮水类型、厕所类型等。

4. 行为生活方式 询问患者膳食脂肪、膳食纤维、主副食比例、蔬菜水果摄入情况、酒精摄入量、吸烟量等具体情况，身体活动及锻炼情况，体重变化情况等。

5. 服用药物情况 了解患者是否因服用药物而引起便秘。

6. 心理社会因素 了解患者心理社会因素，包括家庭情况、工作环境、文化程度及有无抑郁、焦虑等。

（三）身体评估

身体评估能发现便秘存在的一些证据，如腹部有无扩张的肠型，是否可触及存粪的肠襻。进行肛门和直肠检查，可发现有无直肠脱垂、肛裂疼痛、肛管狭窄，有无嵌塞的粪便，还可估计静息时和用力排便时肛管张力的变化。

（四）辅助检查

询问是否做了必要的实验室、影像学和结肠镜检查，以明确便秘是否为器质性疾病所致、是否伴有结直肠形态学改变。详细记录各项指标的数值。

二、信息管理

将收集的老年人慢性便秘信息录入慢性病管理信息系统，并注意及时补充、更新，妥善保管、维护和管理。持续积累、动态更新的老年人慢性便秘健康档案有助于全面系统掌握老年人的健康状况，及时发现重要疾病或健康问题，筛选高危人群，实施有针对性的分类干预管理，达到预防为主、健康促进的目的。

第三节 老年人慢性便秘的人群分类与健康风险干预

一、慢性便秘人群分类

（一）危险因素

1. 不可改变的危险因素 包括年龄、性别。高龄老年人消化吸收功能下降，肠蠕动减弱，易引起便秘。女性患病率明显高于男性。

2. 可控制的危险因素

（1）液体摄入量：液体摄入量不足是便秘的常见危险因素，因为液体摄入量少与结肠传输减慢和粪便排出量减少有关。

（2）饮食因素：进食障碍、精神紧张、食物过于精细、缺乏维生素等可导致便秘。

（3）不良的生活习惯：睡眠不足、持续高度精神紧张等可引起便秘。

（4）内分泌因素：如高血糖导致体内缺水，大肠内水分减少，可引起排便困难。

（5）身体活动：锻炼少、卧床过多的人群容易发生便秘。

（6）心理障碍：焦虑可以增加盆底肌肉的紧张度，从而引起排便困难。

（7）结肠直肠疾病：肛周疾病如痔疮、肛瘘、结肠癌等可引起便秘。

（8）药物因素：阿片类药物、降压药、含阳离子药物、抗抑郁药等可引起便秘。

（二）慢性便秘筛查

根据慢性便秘诊断标准和危险因素，分为一般人群、慢性便秘高危人群和患者。

二、慢性便秘的干预

（一）一般人群干预

便秘是常见胃肠道症状，也是每个人一生中都可能遇见的问题。加强健康教育、促进良好的行为生活方式养成，消除慢性便秘的危险因素，对有效避免慢性便秘发生至关重要。

（二）高危人群干预

1. 生活方式干预　功能性便秘主要与饮食、生活习惯、精神心理及滥用药物等危险因素有关。慢性便秘高危人群干预主要是针对便秘危险因素采取以下措施。

（1）调整饮食结构：是预防和治疗便秘的基础。多进食富含膳食纤维的食物如粗粮、芹菜、韭菜、水果等，可以刺激肠壁，加强肠蠕动。尽量避免辛辣刺激性食物；保证每天摄入水量 1 500~2 000ml，坚持清晨一杯温水或空腹饮用蜂蜜水。适当增加脂肪类食物，如花生油、芝麻油等。

（2）规律排便：养成定时排便习惯。排便的时间应掌握好，尽量有充分的时间上厕所，清晨或饭后定时排便，重建良好的排便习惯。

（3）适量运动：老年人根据个人具体情况，在体力允许的情况下适当活动，可以促进肠蠕动，有利于排便。每天锻炼 30~60min。对卧床老年人，应帮助其进行肢体活动。

2. 心理干预　在常规诊疗中进行慢性便秘相关的心理知识教育及相应的心理干预和支持，帮助老年人保持规律排便的习惯和良好的情绪，帮助老年人获得最佳的身心状态。根据老年人的个体情况进行抑郁、焦虑等评估筛查，关注老年人自我管理评估、幸福指数等。对有严重的心理障碍和精神障碍的老年人，应由专业的心理咨询师或精神科医生进行心理治疗。

（三）患者干预

对功能性便秘患者，在对症治疗的同时需要长期随访评估，防止转为慢性便秘。可隔 2~4 周进行经验评估，如治疗无效，应积极查明病因。对器质性疾病导致的便秘，需防止因便秘加重病情。

三、患者自我管理

患者是健康的第一责任人，是自我管理主体。在健康团队的指导下，可以组建患者自我管理小组，教会患者识别便秘，区分便秘程度，告知患者便秘治疗的基本原则、药物的选择方法、药物的不良反应，避免滥用药物，提升患者自我管理的能力。

第四节　老年慢性便秘患者随访与效果评估

一、转诊

（一）及时转诊

1. 便秘程度属于重度。
2. 有报警征象。
3. 器质性疾病导致的便秘且病情严重者，或患者出现并发症如肠梗阻、肠穿孔、腹膜炎等。
4. 需要手术者。

（二）普通转诊

1. 对疾病过度担心且宣教无效者。
2. 经验治疗 2~4 周无效或难治性便秘者。
3. 需要进一步检查排除器质性疾病的便秘者。

二、长期随访管理

（一）随访目的

使患者认识到老年人慢性便秘的危害，自觉配合治疗，使便秘得到控制，并降低并发症的发生。

（二）随访内容

1. 评估上次就诊到此次随访期间病因、诱因及相关症状有无改善。

2. 相关并发症。

3. 是否出现新的症状。

4. 是否需要转诊至上级医院。

5. 遵医嘱（包括非药物、药物治疗），评估依从性及心理状态。

（三）随访频率

1~3 个月随访一次。有病情变化时应随时就诊。

（四）随访操作

1. 询问上次随访到现在新出现的症状、有无新发合并症及发生时间并记录。全面评估患者整体状况，有针对性地进行健康教育。

2. 测量检查及辅助检查。

3. 进行行为生活方式指导。

三、效果评估

（一）管理目标

管理目标是提高老年人慢性便秘的知晓率、治疗率和控制率，降低心脑血管疾病等相关并发症的发生风险。

（二）效果评估指标

1. 老年慢性便秘患者得到规范化管理的百分比提高。

2. 老年人慢性便秘的控制率提高。

3. 社区老年慢性便秘患者防治知识知晓率提高。

4. 社区老年慢性便秘患者健康行为形成率提高。

5. 生活质量改善。

6. 健康水平提高。

7. 老年慢性便秘患者相关并发症发生率降低。

（杨术兰）

 思考题

1. 老年人慢性便秘的病因有哪些？

2. 慢性便秘的非药物治疗措施有哪些？

3. 论述老年慢性便秘患者干预要点。

第八章
老年人慢性肾脏病管理

📖 **学习目标**

1. 掌握老年人慢性肾脏病健康信息收集内容和分层干预内容及方法。
2. 熟悉老年人慢性肾脏病高危因素和风险预测，能及时识别老年人急性肾脏病。
3. 了解老年人慢性肾脏病临床特点和治疗要点。
4. 能独立进行老年人慢性肾脏病管理，能指导老年人自我管理。
5. 具有以老年人为中心的职业素养，具有关爱老年人的职业精神和较强的应变能力。

案　例

　　赵奶奶，69 岁。因发现尿中多泡沫 2 年、腰痛 8 个月到医院就诊。赵奶奶 3 年前因尿频、尿急、尿痛就诊于当地医院，实验室检查：尿潜血(+++)，尿红细胞变形率 70%~80%，尿蛋白(+++)。抗感染治疗后尿频、尿急、尿痛症状缓解，尿中泡沫缓解不明显，赵奶奶未予重视。此后多次复查尿常规，尿潜血波动在(++~+++)，尿蛋白(++~+++)。此次就诊后实验室检查：血肌酐 142μmol/L，尿酸 456μmol/L，尿潜血(+++)，尿蛋白(++)。诊断为慢性肾脏病 3 期，高尿酸血症。

请问

1. 针对赵奶奶目前的病情，应如何处理？
2. 如何对赵奶奶进行慢性病管理？

　　慢性肾脏病具有发生率高、知晓率低、预后差和医疗费用高等特点，是继心脑血管疾病、糖尿病和恶性肿瘤等疾病之外又一严重危害人类健康的疾病。

第一节　老年人慢性肾脏病的基本知识

一、概述

　　慢性肾脏病(chronic kidney disease，CKD)是指各种原因引起的肾脏结构和功能异常(肾脏损伤≥3 个月)，伴或不伴肾小球滤过率(GFR)下降，表现为肾脏病理学检查异常或肾脏损伤(血、尿成分异常或影像学检查异常)；或不明原因的肾小球滤过率下降[<60ml/(min·1.73m²)]超过 3 个月。

二、危险因素

　　慢性肾脏病的危险因素包括原发性肾小球肾炎、高血压肾小动脉硬化、糖尿病肾病、继发性肾小球肾炎、肾小管间质病变(慢性肾盂肾炎、慢性尿酸性肾病、梗阻性肾病、药物性肾病等)、缺血性肾病、遗传性肾病(多囊肾、遗传性肾炎)等。

三、临床特点

（一）症状

在慢性肾脏病的不同阶段，临床表现也各不相同。在慢性肾脏病 3 期之前，患者可以无任何症状，或仅有乏力、腰酸、夜尿增多等轻度不适；少数患者可有食欲减退、代谢性酸中毒及轻度贫血。慢性肾脏病 3 期以后，上述症状更趋明显，进入肾衰竭期以后进一步加重，有时可出现高血压、心力衰竭（心衰）、严重高钾血症、酸碱平衡紊乱、消化道症状、贫血、矿物质骨代谢异常、甲状旁腺功能亢进和中枢神经系统障碍等，甚至会有生命危险。

（二）体征

1. 水肿 首发在组织疏松的部位，两侧对称，晨起明显，严重时可涉及下肢及全身。

2. 血尿 可由各种肾脏病引起，也可见于其他疾病引起的尿路出血。辨别不同疾病引起的血尿在临床上有非常重要的意义。

3. 腰痛 原因复杂，根据腰痛的性质和部位可分为肾绞痛和肾区疼痛。

4. 排尿异常 排尿异常包括尿路刺激征、尿潴留、尿失禁、多尿、少尿和无尿。

5. 其他体征 有皮疹及皮肤损害、关节和肌肉疼痛、咯血等。

（三）并发症

1. 血液系统并发症 包括肾性贫血和出血倾向。大多数患者一般均有轻中度贫血，原因主要是红细胞生成素缺乏，称为肾性贫血。

2. 心血管系统并发症 心血管病变是慢性肾脏病患者的主要并发症之一。随着肾功能的不断恶化，心力衰竭的患病率明显增加，至尿毒症期可达 65%~70%。心力衰竭是尿毒症患者最常见的死亡原因。尿毒症性心肌病主要与代谢废物的潴留和贫血等因素有关。心包积液在慢性肾脏病患者中也相当常见。

3. 其他并发症 低钙血症、高磷血症、活性维生素 D 缺乏等可诱发继发性甲状旁腺功能亢进，导致肾性骨病，包括纤维囊性骨炎（高周转性骨病）、骨软化症（低周转性骨病）、骨生成不良、骨质疏松及混合性骨病。

（四）老年人慢性肾脏病的特点

1. 早期诊断率低 肾脏病早期诊断率很低，往往首次发现肾脏问题时病情已相当严重。

2. 继发性肾脏病多见 由其他疾病（如高血压、糖尿病、肿瘤等）累及肾脏所引起的肾脏疾病多见。

3. 易受其他脏器功能影响 老年人肾脏老化，肾功能往往在受到轻度损伤后就显著下降，其他脏器是否有疾病及其严重程度和变化，都可能会对肾脏功能产生不利影响，其中最为常见的是心脏疾病和肺部感染。

4. 用药不当所致的不良反应 老年人服用的药物种类和数量较多且经常变化，当肾脏功能减退时药物的排泄速度减慢，容易引起药物蓄积中毒，同时老年人对药物不良反应的耐受性较低。

四、辅助检查

1. 实验室检查 血常规可表现为红细胞、血红蛋白、红细胞压积下降，部分患者可有白细胞和血小板减少。尿常规有助于确定慢性肾脏病的病因，可依据尿检结果进行诊断和临床分期。一般尿检结果会有不同程度的血尿、蛋白尿、管型尿、尿比重下降。同时还应检查血液中的肌酐、尿素氮的水平。

2. 影像学检查 X 线、CT 等影像学检查可反映肾脏形态及病变情况。超声检查可用于慢性肾脏病的诊断和预后评估。

五、诊断要点

根据慢性肾脏病诊断标准（表 8-1）中任意一项指标，持续时间超过 3 个月，即可诊断为慢性肾脏病。基于估算肾小球滤过率，慢性肾脏病可分为 5 期（表 8-2）。

表 8-1 慢性肾脏病诊断标准

诊断指标	内容
肾损伤指标	白蛋白尿（UAER ≥ 30mg/24h 或 UACR ≥ 30mg/g）
	尿沉渣异常
	肾小管相关病变
	组织学异常
	影像学所见结构异常
	肾移植病史
肾小球滤过率下降	eGFR < 60ml/(min·1.73m^2)

注：UAER 为尿白蛋白排泄率；UACR 为尿白蛋白肌酐比值；eGFR 为估算肾小球滤过率。

表 8-2 基于估算肾小球滤过率的慢性肾脏病分期

分期	eGFR/[ml·(min·1.73m^2)$^{-1}$]	特征
G1	≥ 90	肾损害，肾小球滤过率正常或稍高
G2	60~89	肾损害，肾小球滤过率轻度降低
G3a	45~59	肾小球滤过率轻到中度降低
G3b	30~44	肾小球滤过率中到重度降低
G4	15~29	肾小球滤过率重度降低
G5	<15（或透析）	肾衰竭

六、治疗要点

治疗原则包括治疗原发病，避免和纠正慢性肾脏病进展的危险因素，防治并发症。

（一）延缓慢性肾功能不全

1. 控制血压 积极控制血压可以降低蛋白尿，减轻肾小球高滤过，减缓慢性肾衰竭病变进展。

2. 饮食 低蛋白饮食可降低肾小球内高灌注、高血压及高滤过，减少蛋白尿，从而减缓慢性肾衰竭患者肾小球硬化及间质纤维化的进展。有高血压和水肿的患者应该限制盐的摄入。血脂异常的患者应进行饮食调整，必要时服用降脂药物。

3. 纠正慢性肾衰竭急剧加重的因素 认真鉴别引起肾功能加速进展的原因并采取针对性治疗，有助于肾功能好转。

（二）慢性肾衰竭合并症的防治

1. 维持水、电解质平衡，纠正代谢性酸中毒。

2. 心血管合并症的防治 严格控制血压、血脂、血糖，避免容量过度负荷，纠正代谢性酸中毒，改变不良生活习惯（如吸烟、活动量过少等），均有助于减少心血管合并症的发生。

3. 纠正肾性贫血 应用重组人红细胞生成素可使肾性贫血得到纠正。纠正贫血可以改善重要脏器特别是心脏的供血和功能，提高慢性肾衰竭患者的生活质量。

4. 防治肾性骨病 限制饮食中磷的摄入,应用磷结合剂纠正高磷血症。低血钙者补充钙剂,甲状旁腺功能亢进者在控制血磷的基础上可以考虑给予 $1,25\text{-}(OH)_2\text{-}D_3$ 治疗,用药过程中密切监测血钙、血磷及全段甲状旁腺激素水平,避免高血钙和转移性钙化的发生。

（三）替代治疗

当慢性肾脏病患者疾病进展至终末期肾衰竭时,应积极进行肾脏替代治疗,包括血液透析、腹膜透析和肾移植。

第二节 老年人慢性肾脏病信息收集与管理

一、信息收集内容

（一）基本信息收集

基本信息包括姓名、性别、出生日期、身份证号、联系电话、住址、常住类型、民族、血型、文化程度、职业、婚姻状况、医疗费用支付方式、药物过敏史、暴露史、经济收入等。

（二）健康信息收集

1. 发病情况(病程) 患慢性肾脏病的时间、24h 尿蛋白定量、血肌酐水平、是否有水肿、是否进行替代治疗。

2. 既往史、手术史、外伤史、输血史 有无糖尿病、高血压、痛风、血脂异常、性功能异常等病史及治疗情况;近期有无原发疾病复发或加重;有无出现低血压、脱水、大出血或休克等;有无未能控制的严重高血压;有无泌尿系统感染等严重感染。

3. 家族史和遗传病史 有无慢性肾炎、高血压、糖尿病、血脂异常、冠心病等家族史。

4. 残疾史、生活环境。

5. 服用药物情况 是否接受过激素等药物治疗,疗效如何,有无发生不良反应;是否服用过肾毒性药物如抗肿瘤药、非甾体抗炎药、麻醉药、碘化物造影剂等。

6. 心理社会因素。

（三）身体评估

1. 血压测量。

2. 身高、体重、腰围、臀围测量。

3. 心血管系统、呼吸系统检查,如心率、肺部啰音、双下肢有无水肿、有无贫血等。

（四）辅助检查

询问是否做了辅助检查项目,包括血常规、尿常规、血液生化、影像学检查、病理学检查,并详细记录各项指标的数值。

二、信息管理

将收集的老年人慢性肾脏病个人信息录入管理软件,并注意及时补充、更新,妥善保管、维护和管理。

第三节 老年人慢性肾脏病风险预测

慢性肾脏病往往起病隐匿,患者长期处于无症状阶段,疾病知晓率低。当疾病发展至 G3 期时,患者发生并发症风险和进展至终末期肾病(end-stage renal disease,ESRD)的风险显著增高。慢性肾脏病如能得到早发现、早诊断、早治疗,病情可得到良好控制,甚至可以逆转,所以筛查慢性肾脏病意义重大。

一、老年人慢性肾脏病的筛查

老年人无论有无危险因素,都要进行慢性肾脏病的筛查。每年体检时建议检测 1 次尿白蛋白肌酐比值和血清肌酐。常见的关键危险因素包括:①肾脏病家族史;②糖尿病;③高血压;④心血管疾病;⑤高尿酸血症;⑥高龄(>65 岁);⑦肥胖;⑧营养不良;⑨罹患可能继发慢性肾脏病的疾病,如系统性红斑狼疮、乙型肝炎。⑩长期服用可能造成肾脏损害的药物、有急性肾损伤病史等。

二、老年人慢性肾脏病风险预测

(一)慢性肾脏病进展评估

1. 肾小球滤过率降低 慢性肾脏病分期改变,估算肾小球滤过率较基线值下降25%。

2. 慢性肾脏病快速进展 估算肾小球滤过率下降速率持续大于每年 $5ml/(min \cdot 1.73m^2)$。

建议慢性肾脏病患者每年至少检测 1 次估算肾小球滤过率和尿白蛋白肌酐比值。

(二)慢性肾脏病危险分层

慢性肾脏病的危险分层见表 8-3。

表 8-3 慢性肾脏病的危险分层

慢性肾脏病分期	白蛋白尿分级(尿白蛋白肌酐比)		
	A1(<30mg/g, 正常或轻度增加)	A2(30~300mg/g, 中度增加)	A3(>300mg/g, 显著增加)
G1(eGFR≥90)	低危	中危	高危
G2(eGFR 60~89)	低危	中危	高危
G3a(eGFR 45~59)	中危	高危	极高危
G3b(eGFR 30~44)	高危	极高危	极高危
G4(eGFR 15~29)	极高危	极高危	极高危
G5(eGFR<15)	极高危	极高危	极高危

第四节 老年人慢性肾脏病的健康风险干预

一、一般人群干预

倡导健康生活方式,保持合理膳食、适量运动、戒烟限酒、心理平衡,全面预防慢性肾脏病危险因素。定期体检,每年测量 1 次尿白蛋白肌酐比值和血清肌酐。

二、高危人群干预

对于慢性肾脏病高危人群,应强化慢性肾脏病防治知识宣教。

1. 平衡饮食,减少盐的摄入,膳食盐控制在<5g/d。

2. 坚持体育锻炼,避免感冒。

3. 避免用肾毒性药物,不要乱服"保健药"。

4. 戒烟、戒酒,不过度劳累。

5. 定期健康体检，每年至少进行 1 次尿白蛋白肌酐比值和血清肌酐检测。

6. 对可能引起肾损害的疾病如高血压、糖尿病等进行及时有效的治疗。

三、患者干预

（一）行为生活方式调整

参照高危人群管理。

（二）营养干预

1. 蛋白质及热量摄入 对非糖尿病慢性肾脏病 G1、G2 期患者，原则上宜减少摄入蛋白质，推荐蛋白质摄入量为 0.8~1.0g/（kg·d）；以蛋白尿为主要临床表现的患者，控制蛋白质摄入量为 0.6~0.8g/（kg·d）；从 G3 期起开始低蛋白饮食治疗，推荐蛋白质摄入量为 0.6g/（kg·d）。当实施低蛋白饮食治疗时，热量摄入应维持在 30~35kcal/（kg·d），60 岁以上活动量较小、营养状态良好者可减少至 30kcal/（kg·d）。

对糖尿病慢性肾脏病 G1、G2 期患者，推荐蛋白质摄入量为 0.8g/kg·d；G3 至 G5 期推荐蛋白质摄入量为 0.6~0.8g/（kg·d），必要时可补充复方 α 酮酸。当实施低蛋白饮食治疗时，患者的热量摄入应基本与非糖尿病慢性肾脏病患者相似，但对肥胖的 2 型糖尿病慢性肾脏病患者，需适当限制热量（总热量摄入可比上述推荐量减少 250~500kcal/d），直至达到标准体重。

2. 盐摄入 钠摄入量<90mmol/d（氯化钠 5g/d）。

3. 其他营养物质摄入 鼓励慢性肾脏病患者参加有关病情严重程度及钙、磷、钾、蛋白质、嘌呤摄入量方面的健康教育。当推荐饮食方案时，应考虑到文化差异、食物是否耐受、是否容易获得、烹饪技巧、并发症和经济成本等。

（三）危险因素控制目标

1. 血压控制目标 无论是否合并糖尿病，尿白蛋白肌酐比值（UACR）≤30mg/g 时，维持血压≤140/90mmHg；尿白蛋白肌酐比值（UACR）>30mg/g 时，控制血压≤130/80mmHg。

2. 血糖控制目标 糖化血红蛋白（HbA1c）目标值在 7.0% 以下。糖尿病患病时间短、预期寿命长、无心血管并发症并能很好耐受治疗者，可更加严格控制糖化血红蛋白（HbA1c），使之<6.5%；预期寿命较短、存在合并症多或有低血糖风险者，糖化血红蛋白（HbA1c）目标值可放宽至 8.0%。

3. 血脂控制目标 根据疾病的风险评估（慢性肾脏病分期、患者年龄、是否透析、有无肾移植、冠心病、糖尿病、缺血性脑卒中病史）而不是根据血浆胆固醇、低密度脂蛋白胆固醇（LDL-C）的水平确定治疗措施。有动脉粥样硬化性心血管病史或估算肾小球滤过率（eGFR）<60ml/（min·1.73m²）等极高危患者的低密度脂蛋白胆固醇水平应<1.8mmol/L，其他患者低密度脂蛋白胆固醇水平应<2.6mmol/L。

4. 蛋白尿控制目标 糖尿病慢性肾脏病患者尿蛋白控制目标应为尿白蛋白肌酐比值（UACR）<30mg/g，非糖尿病慢性肾脏病患者尿蛋白控制目标为尿白蛋白肌酐比值（UACR）<300mg/g。

5. 高尿酸血症控制目标 对尿酸盐肾病患者，血尿酸控制目标为<360μmol/L；对有痛风发作的患者，血尿酸控制目标为>300μmol/L，但血尿酸不应<180μmol/L。对慢性肾脏病继发高尿酸血症患者，当血尿酸>480μmol/L 时应干预治疗。

四、患者自我管理

慢性肾脏病患者对自己的疾病护理和治疗能力是有限的，对自身疾病信息知晓率高的患者，通过适当的自我保健，能够达到改善健康状况和降低疾病进展速度的目标。慢性肾脏病自我管理主要包含以下四个方面：

1. 疾病管理 ①知晓自己慢性肾脏病分期和原因；②能说出 3 个评估自己疾病的实验室检查，并能及时将复查结果反馈给医生；③能说出 3 个引起慢性肾脏病进展的因素。

2. 治疗管理 ①清楚并能定期记录自己的体重及尿量；②清楚血压、血糖等控制的合理范围，能够自己测量血压、血糖；③清楚 3 个症状（如水肿、尿量减少、胸闷气短等）出现后需就诊；④清楚自己需要使用的药物和用法，不轻信偏方及保健品；⑤清楚复查的频率并能够执行。

3. 饮食管理 ①低蛋白饮食；②控制饮水及盐的摄入；③能说出 3 种高磷、高钾、高嘌呤、高脂食物；④按自身食谱进餐，能控制聚会和节假日饮食。

4. 心理管理 ①每周至少 3 次运动（根据自身体质选择运动强度，如散步、跳舞、爬山），至少每次 30min；②每天睡眠 6~8h，不熬夜；③心情舒畅、工作轻松，能够与家人、病友和照护人员沟通交流。

第五节　老年慢性肾脏病患者随访与效果评估

一、转诊

当跟踪随访发现以下情况时，需进行评估判断是否需要转诊：

1. 当估算肾小球滤过率（eGFR）<60ml/(min·1.73m^2)时，若在慢性肾脏病 G3a、G3b 期时，继续监测 GFR 和尿白蛋白肌酐比值；若在慢性肾脏病 G4、G5 期时，须转诊至综合或专科医院治疗。

2. 当估算肾小球滤过率（eGFR）≥60ml/(min·1.73m^2)时，即仍在慢性肾脏病 G1、G2 期时，则以尿蛋白值作为关注点，一旦发生变化则参考分组标准判断是否需要转诊。

二、长期随访管理

（一）随访目的

定期复查血常规、尿常规、肾功能、电解质等，延缓肾损害进展及并发症治疗。

（二）随访内容

1. 评估上次就诊到此次随访期间病因、诱因及相关症状有无改善；心力衰竭等并发症；是否出现新的情况，是否需要转诊至上级医院。

2. 遵医嘱情况，评估依从性及心理状态。

3. 定期复查血常规、尿常规、肾功能、血液生化、腹部超声等。

4. 全面评估患者的整体状况，有针对性地进行健康教育以及是否需要转诊。

5. 预约下次就诊时间。

（三）随访频率

建议每 1~3 个月随访一次，如病情有变化，随时就诊。

（四）随访操作

1. 询问上次就诊到此次随访期间新出现的症状、有无新发合并症及发生时间并记录。对患者进行简单的健康宣教。

2. 测量血压、心率，查看有无下肢水肿，测量身高、体重、腰围、臀围并记录。

3. 询问吸烟、饮酒、运动情况并记录。

4. 辅助检查结果记录，可根据患者实际情况增加监测频率。

5. 询问并记录服药依从性。

6. 进行行为生活方式指导。

三、效果评估

（一）管理目标

1. 治疗原发病。

2. 延缓慢性肾脏病进展速度。

3. 预防心脑血管并发症。

4. 治疗慢性肾脏病并发症。

5. 治疗慢性肾脏病合并症。

6. 适时开始肾脏替代治疗。

（二）管理效果评估指标

1. 老年慢性肾脏病患者得到规范化管理的百分比提高。

2. 有效延缓慢性肾脏病进展速度。

3. 社区老年人慢性肾脏病防治知识知晓率提高。

4. 社区老年慢性肾脏病患者健康行为形成率提高。

5. 老年慢性肾脏病患者生活质量改善。

6. 老年人慢性肾脏病相关并发症发生率降低。

7. 老年人慢性肾脏病相关合并症发生率降低。

（郭玲玲）

 思考题

1. 简述慢性肾脏病的管理目标。

2. 简述慢性肾脏病分层管理标准。

3. 简述慢性肾脏病患者常用的干预手段。

第九章

老年人糖尿病管理

案 例

　　王爷爷，80岁，身高175cm，体重70kg。有10年糖尿病、高血压病史，口服硝苯地平控制血压，每日早晚各1次，口服阿卡波糖和二甲双胍控制血糖，每日3次，无药物和食物过敏史。平时不爱外出，近3个月来精神状态差，睡眠质量差，食欲一般，大小便正常，体力不佳，体重无明显下降。目前居家养老，日常生活完全自理。体检：血压180/100mmHg，空腹血糖8.7mmol/L，餐后2h血糖13.4mmol/L。

请问

1. 针对王爷爷目前的病情，应如何处理？
2. 如何对王爷爷进行慢性病管理？

　　糖尿病是由多病因引起胰岛素分泌绝对或相对不足以及靶细胞对胰岛素敏感性降低，致使体内糖、蛋白质和脂肪代谢异常，以慢性高血糖为突出表现的内分泌代谢性疾病。糖尿病的病因及发病机制极为复杂，至今仍未完全阐明。

第一节　老年人糖尿病的基本知识

一、概述

　　糖尿病（diabetes mellitus，DM）是以慢性高血糖为特征的一组异质性代谢性疾病，为慢性或终身性疾病。糖尿病由胰岛素分泌缺陷（胰岛素分泌不足）和/或胰岛素作用缺陷（胰岛素抵抗）所引起，以慢性高血糖伴糖类、脂肪和蛋白质的代谢障碍为特征。糖尿病是心脑血管疾病、肾脏病的重要危险因素，也是冠心病的等危症。糖尿病分为1型、2型、妊娠糖尿病和其他特殊类型糖尿病。本章主要介绍2型糖尿病管理。

二、危险因素

糖尿病的危险因素分为可干预和不可干预两类。可干预危险因素包括糖尿病前期、代谢综合征、超重、肥胖、抑郁症、饮食热量摄入过高、身体活动减少、使用可增加糖尿病发生风险的药物、致肥胖或糖尿病的社会环境等。

不可干预危险因素包括年龄、家族史或遗传倾向、种族等。

三、临床特点

（一）症状

1. 代谢紊乱综合征 血糖升高后因渗透性利尿引起多尿，继而口渴多饮；外周组织对葡萄糖利用障碍，脂肪分解增多，蛋白质代谢负平衡，渐见乏力、消瘦；常有易饥、多食。故糖尿病的临床表现常被描述为"三多一少"，即多尿、多饮、多食和体重减轻，可有皮肤瘙痒。血糖升高较快时可使眼房水、晶体渗透压改变而引起屈光改变致视物模糊。也可以无症状，仅于健康检查或因各种疾病就诊时发现高血糖。

2. 并发症和 / 或伴发病 急性严重代谢紊乱包括糖尿病酮症酸中毒（DKA）和高血糖高渗状态（HHS）；感染性疾病包括足癣、肾盂肾炎等；慢性并发症包括微血管病变、大血管病变、神经系统病变、糖尿病足、牙周病等。

（二）体征

糖尿病可引起视网膜黄斑病、白内障、青光眼、屈光改变、虹膜睫状体病变等。足部缺血的血管变化可出现足部动脉搏动的消失、毛发掉落、营养不良的皮肤和指甲改变、压力性溃疡和坏疽。

（三）并发症

1. 靶器官损伤

（1）糖尿病性心肌病：造成心脏代谢紊乱、心功能不全，可出现易倦、乏力、劳动耐力减低，尤其女性患者糖尿病性心肌病伴高血压时，心功能不全的表现出现早，心慌气短，并可能有心绞痛。严重者可发生急性心力衰竭、休克、心律失常甚至猝死。

（2）糖尿病合并高血压：糖尿病患者常同时患高血压，临床表现为血压高，同时出现肾脏病变（水肿、疲倦、蛋白尿）、心血管病变（左心功能改变、心力衰竭）。

（3）糖尿病肾病：多在起病 10~20 年发生，表现有蛋白尿、水肿、高血压、肾功能减退等。

（4）糖尿病眼病：常见有糖尿病视网膜病变、白内障、视神经损害、玻璃体积血、继发性青光眼等。眼部并发症往往会导致失明。

（5）糖尿病足：是指下肢远端神经异常和不同程度周围血管病变相关的足部溃疡、感染和 / 或深层组织破坏，是糖尿病最严重和治疗费用最多的慢性并发症之一，也是糖尿病非外伤性截肢的最主要原因。轻者表现为足部畸形、皮肤干燥和发凉、胼胝（高危足）；重者可出现足部溃疡、坏疽。

2. 微血管和大血管病变 微血管病变包括视网膜病变、肾病、神经病变。大血管病变包括冠心病、高血压、周围血管病变、糖尿病足病、脑血管疾病（脑卒中）。

3. 糖尿病急性并发症 糖尿病酮症酸中毒、糖尿病非酮症高渗综合征、低血糖症（血糖<3mmol/L）、糖尿病非酮症高渗性昏迷等。

4. 糖尿病合并感染 糖尿病并发感染可见于全身各个系统：呼吸系统主要有肺炎、结核、慢性支气管炎合并感染、肺脓肿等；泌尿系统主要有尿路感染、肾盂肾炎、前列腺炎、阴道炎等；皮肤及软组织感染主要有疖、痈、坏疽和蜂窝织炎；肝胆系统有胆囊炎、胆道感染及急慢性肝炎等；消化系统有急性胃肠道炎、胰腺炎等；其他感染有口腔、耳、鼻、喉，甚至外科疾病，如阑尾炎、术后感染、败血症及真菌感染等。并发感染后病情严重，病死率高。

四、老年人糖尿病特点

老年人糖尿病是指 60 岁以后发病和早年发病而延续至 60 岁以上，且 95% 以上是 2 型糖尿病。老年人糖尿病有以下特点：

1. 患病率高，50 岁以上约 3 倍于总人口的患病率，60~70 岁为患病高峰年龄。

2. 起病隐匿，症状不明显，易漏诊。老年人肾小球滤过率下降，肾糖阈值可高达 11.1mmol/L，尿糖常呈阴性，不能排除糖尿病。

3. 血糖控制不理想，治疗依从性差，并发症多，病死率高。老年人器官老化，免疫功能下降，心脑血管及神经系统发病率高，加之心理社会因素，不愿控制饮食，血糖控制差。

4. 主要的急性并发症为糖尿病非酮症高渗综合征。一旦发生，如不及时诊治，预后差。

5. 老年人糖尿病主要死亡原因为心血管病变，常有动脉粥样硬化及微血管损害，导致高血压、冠心病及心肌梗死。

五、辅助检查

糖代谢状态的检测：点血糖反映某一时刻血浆葡萄糖的具体值，可在任何时间进行测定。其中空腹血糖（FPG）、餐前血糖、2h 餐后血糖、睡前血糖、夜间 2：00—3：00 的血糖和随机血糖对了解血糖的特定特征具有较大意义。糖化血红蛋白（HbA1c）与糖尿病的并发症具有密切关系，是评估糖尿病血糖控制状态的金标准。

尿糖测定可间接反映血糖变化。在临床工作中，胰岛素及 C 肽释放试验可用于了解胰岛分泌功能。其他辅助检查包括胰岛素抵抗状态、自身免疫抗体检查及重要脏器功能评估指标，如测定血液中肝酶和肾功能指标，计算 24 小时肌酐清除率，进行心电图及心、肝、肾的超声检查。

六、诊断要点

糖尿病诊断是基于空腹血糖（FPG）、任意时间或口服葡萄糖耐量试验（OGTT）中 2h 血糖（2h PG）。用于糖尿病临床诊断的血糖，推荐采用葡萄糖氧化酶法测定的静脉血浆葡萄糖；空腹指至少 8h 内无任何热量摄入；任意时间指一日内任何时间，无论上一次进餐时间及食物摄入量；糖尿病症状指多尿、烦渴多饮、多食和难于解释的体重减轻。FPG 3.9~6.0mmol/L 为正常，6.1~6.9mmol/L 为空腹血糖受损（IFG），7.0mmol/L 应考虑糖尿病；OGTT 中 2h PG<7.0mmol/L 为正常糖耐量，7.8~11.0mmol/L 为糖耐量低减（IGT），>11.1mmol/L 应考虑糖尿病。对于无糖尿病症状、仅一次血糖值达到糖尿病诊断标准者，必须在另一日复查核实而确定诊断；如复查结果未达到糖尿病诊断，应定期复查。IFG 或 IGT 的诊断应根据 3 个月内的两次 OGTT 结果，用其平均值判断。严重疾病或应激情况下可发生应激性高血糖，但这种代谢紊乱常为暂时性和自限性。因此，在应激时不能根据此时的血糖诊断糖尿病，必须在应激消除后复查，才能明确糖代谢状况。

七、治疗要点

1. 药物治疗　口服降糖药物主要有磺酰脲类、格列奈类、双胍类、噻唑烷二酮类、糖苷酶抑制剂、二肽基肽酶 -4（DPP-4）抑制剂和钠 - 葡萄糖协同转运蛋白 -2（SGLT-2）抑制剂。注射制剂有胰岛素及胰岛素类似物、胰高血糖素样肽 -1（GLP-1）受体激动剂。

（1）双胍类：临床上主要是二甲双胍，为 2 型糖尿病一线用药，可减轻体重。消化道反应为主要不良反应，乳酸酸中毒为最严重的不良反应。

（2）糖苷酶抑制剂：主要有阿卡波糖和伏格列波糖。胃肠道不良反应常见，如腹胀、排气增多或腹泻。

（3）磺酰脲类：包括格列本脲、格列美脲、格列齐特、格列吡嗪和格列喹酮。主要不良反应是低血糖反应、体重增加。

（4）格列奈类：为非磺酰脲类促胰岛素分泌药，通过刺激胰岛素的早时相分泌而降低餐后血糖。格列奈类主要有瑞格列奈、那格列奈和米格列奈。常见的不良反应有低血糖和体重增加。

（5）噻唑烷二酮类：主要有罗格列酮和吡格列酮。体重增加和水肿是常见不良反应。

（6）DPP-4 抑制剂：目前有西格列汀、沙格列汀、维格列汀、利格列汀和阿格列汀。

（7）SGLT-2 抑制剂：目前有达格列净、恩格列净和卡格列净。

（8）GLP-1 受体激动剂：目前有艾塞那肽、利拉鲁肽、利司那肽和贝那鲁肽，均需皮下注射。

（9）胰岛素及胰岛素类似物：胰岛素可分为短效、中效、长效和预混胰岛素，胰岛素类似物分为速效、长效和预混胰岛素类似物。主要不良反应是低血糖，与剂量过大或饮食失调有关。

2. 医学营养治疗

（1）计算总热量

$$理想体重(kg) = 身高(cm) - 105$$

成年人休息状态下每日每千克理想体重给予热量 25~30kcal，轻体力劳动 30~35kcal，中度体力劳动 35~40kcal，重体力劳动 40kcal 以上。

（2）营养物质含量：饮食总热量中碳水化合物所提供的能量占 50%~60%，脂肪不超过 30%，蛋白质占 15%~20%。每日三餐分配 1/5、2/5、2/5 或 1/3、1/3、1/3。每日摄入食盐限制在 5g 以下，戒烟限酒。

3. 运动疗法 每周至少 150min 中等强度的有氧运动，如快走、打太极拳、骑车、乒乓球、羽毛球和高尔夫球。如无禁忌证，每周最好进行 2~3 次抗阻运动（两次锻炼间隔 ≥48h），锻炼肌肉力量和耐力。

4. 糖尿病教育 每位糖尿病患者均应接受全面糖尿病教育，充分认识糖尿病并掌握自我管理技能。胰岛素治疗时需指导患者规范注射步骤，掌握胰岛素注射器和胰岛素笔的使用方法、注射部位轮换以及针头处理。

5. 病情监测 包括血糖监测、其他心血管疾病危险因素和并发症的监测。血糖监测基本指标包括空腹血糖、餐后血糖和糖化血红蛋白。患者每次就诊时均应测量血压；每年至少 1 次全面了解血脂以及心、肾、神经、眼底等情况。

6. 治疗目标 近期目标是控制高血糖和代谢紊乱，消除糖尿病症状和防止急性代谢并发症；远期目标是通过良好的代谢控制达到预防慢性并发症、提高患者生活质量和延长寿命（表 9-1）。

表 9-1 中国 2 型糖尿病综合控制目标

指标	目标值
血糖	
－ 空腹	4.4~7.0mmol/L
－ 非空腹	<10.0mmol/L
糖化血红蛋白	<7.0%
血压	<130/80mmHg
总胆固醇	<4.5mmol/L
－ 高密度脂蛋白胆固醇	
男性	>1.0mmol/L
女性	>1.3mmol/L
－ 甘油三酯	<1.7mmol/L
－ 低密度脂蛋白胆固醇	
未合并动脉粥样硬化性心血管病	<2.6mmol/L
合并动脉粥样硬化性心血管病	<1.8mmol/L
体重指数	<24kg/m²

第二节　老年人糖尿病信息收集与管理

一、信息收集内容

（一）基本信息收集

基本信息包括姓名、性别、出生日期、身份证号、联系电话、住址、常住类型、民族、血型、文化程度、职业、婚姻状况、医疗费用支付方式、药物过敏史、经济收入等。

（二）健康信息收集

收集健康状况、既往史、家族史、生活习惯、体格检查、辅助检查、心理社会因素等信息。

1. 病史　病史包括发病年龄、起病特点（如有无糖尿病症状、酮症、糖尿病酮症酸中毒）；饮食运动习惯、营养状况、体重变化；是否接受过糖尿病教育；以往治疗方案和治疗效果（如糖化血红蛋白记录），目前治疗情况（包括药物、治疗依从性及所存在的障碍、饮食和运动方案以及改变行为生活方式的意愿、血糖检测的结果、患者数据的分析与使用情况）；糖尿病酮症酸中毒发生史，发生频率、严重程度和原因；低血糖发生史，发生频率、严重程度和原因；糖尿病相关并发症和合并症病史。

2. 体格检查　包括身高、体重、体重指数、腰围、臀围、血压、心率、心电图、眼底检查、甲状腺触诊、皮肤检查（黑棘皮、胰岛素注射部位）、详细的足部检查。

3. 实验室检查　糖化血红蛋白如果没有 2~3 个月内的结果，需要测定；如果在 1 年之内没有结果，需要测定血脂 4 项（TC、LDL-C、HDL-C 和 TG）、肝功能、尿微量白蛋白和尿肌酐并计算比值、血清肌酐和估算肾小球滤过率（eGFR）。

4. 服药情况　有无长期接受抗精神病药物治疗、他汀类药物治疗。

5. 心理社会因素　了解患者心理社会因素，包括家庭情况、工作环境、文化程度及有无精神创伤史。

（三）身体评估

身体评估的目的是明确糖尿病的诊断，确定病情严重程度，及早发现并发症。常规测量血压、心率、身高、体重、腰围、臀围，并计算体重指数和腰臀比。对肥胖的糖尿病患者，应检查是否存在黑棘皮病。2 型糖尿病患者在诊断时即可出现并发症，还应检查视力、神经系统（如踝反射、针刺痛觉、振动觉、压力觉、温度觉）、足背动脉搏动、下肢和足部皮肤。

（四）辅助检查

询问是否做了以下检查项目，并详细记录各项指标的数值。

1. 血糖测定和口服葡萄糖耐量试验　诊断糖尿病时应用静脉血浆测定血糖，当血糖高于正常范围又未达到诊断糖尿病标准时，需进行口服葡萄糖耐量试验。

2. 糖化血红蛋白（HbA1c）。

3. 胰岛 β 细胞功能检查　①胰岛素释放试验；②C 肽释放试验。

4. 并发症的检查　急性严重代谢紊乱时的酮体、电解质、酸碱平衡检查，心、肝、肾、脑、眼科、口腔及神经系统的各项辅助检查。

二、信息管理

将收集的个人信息录入慢性病管理信息系统，并注意及时补充、更新，妥善保管、维护和管理。

第三节 老年人糖尿病风险预测

一、老年人糖尿病筛查

老年人糖尿病筛查的目的是根据老年人血糖和关键危险因素指标进行初筛分类,包括一般人群、糖尿病高危人群和糖尿病患者,然后实施分类干预和管理。符合以下其中一条者即为高危人群:

(1)有糖尿病前期史。

(2)年龄≥40岁。

(3)体重指数(BMI)≥24和/或向心性肥胖(男性腰围≥90cm,女性腰围≥85cm)。

(4)一级亲属有糖尿病史。

(5)缺乏体力活动者。

(6)有巨大胎儿分娩史或有妊娠糖尿病病史的女性。

(7)有多囊卵巢综合征病史的女性。

(8)有黑棘皮病者。

(9)有高血压史,或正在接受降压治疗者。

(10)血脂异常,或正在接受调脂药治疗者。

(11)有动脉粥样硬化性心血管病(ASCVD)史。

(12)有类固醇类药物使用史。

(13)长期接受抗精神病药物或抗抑郁药物治疗。

(14)中国糖尿病风险评分表,总分≥25分(表9-2)。筛查方法为两点法,即空腹血糖和75g口服葡萄糖耐量试验(OGTT)2h血糖。

表9-2 中国糖尿病风险评分表

评分指标	分值	评分指标	分值
年龄/岁		体重指数/(kg·m^{-2})	
20~24	0	<22.0	0
25~34	4	22.0~23.9	1
35~39	8	24.0~29.9	3
40~44	11	≥30.0	5
45~49	12	腰围/cm	
50~54	13	男<75.0,女<70.0	0
55~59	15	男75.0~79.9,女70.0~74.9	3
60~64	16	男80.0~84.9,女75.0~79.9	5
65~74	18	男85.0~89.9,女80.0~84.9	7
收缩压/mmHg		男90.0~94.9,女85.0~89.9	8
<110	0	男≥95.0,女≥90.0	10
110~119	1	糖尿病家族史(父母、同胞、子女)	
120~129	3	无	0
130~139	6	有	6
140~149	7	性别	
150~159	8	女	0
≥160	10	男	2

筛查结果正常者建议每3年筛查1次;筛查结果为糖尿病前期者,建议每年筛查1次。

二、老年人糖尿病风险预测

采用中国糖尿病风险评分表对老年人进行糖尿病风险评估。评分值的范围为0~51分,总分≥25分者应进行口服葡萄糖耐量试验,确定是否患糖尿病。

第四节 老年人糖尿病的健康风险干预

一、一般人群的干预

倡导健康生活方式,保持合理膳食、适量运动、戒烟限酒、心理平衡,预防糖尿病。

二、高危人群的干预

进行有针对性的健康教育,强化全方位的行为生活方式干预。建议每年至少测量1次空腹血糖。

三、患者干预

采用糖尿病健康教育与糖尿病患者自我管理和随访管理相结合、药物治疗和非药物治疗相结合的策略。根据老年人糖尿病控制的综合目标,将健康生活方式指导与药物干预并行进行综合管理。根据健康评估结果进行老年人行为生活方式干预。

(一)营养干预

1. 营养状况评估

(1)体重评估:体重指数<18.5kg/m² 为体重过低, 24.0~27.9kg/m² 为超重,≥28.0kg/m² 为肥胖。此外,男性腰围≥90cm、女性腰围≥85cm 为向心性肥胖。

(2)饮食评估:①根据个体的年龄、性别、运动量,确定每日能量摄入范围;②评估个体是否有不规律进餐、酗酒等。

2. 营养干预指导

(1)饮食原则:合理饮食,吃动平衡,有助于血糖的良好控制。主食定量,粗细搭配,提倡低血糖指数食物。多吃蔬菜,水果适配,种类和颜色要丰富多样。常吃鱼禽,蛋肉适量,限制加工肉类制品摄入。奶类豆类,天天要有,零食加餐按需合理选择。定时定量,细嚼慢咽。

(2)饮食指导:①控制总热量,能量平衡。②推荐每日碳水化合物供能比为50%~60%。③膳食总脂肪的摄入以占每日总能量的20%~30% 为宜,每日胆固醇摄入量不宜超过300mg。④对肾功能正常的老年糖尿病患者,推荐蛋白质的适宜摄入量占总能量的15%~20%;对肾功能异常的老年糖尿病患者,需要医生及营养师制订个体化方案。⑤需要补充多种维生素。

(二)运动干预

1. 运动评估 运动干预前要充分考虑各种危险因素和伴发疾病的情况。老年糖尿病患者在采取运动干预时应全面考虑强度、频率、时长、运动方式等因素,运动处方符合老年期特点,并需要进行临床运动测试。

2. 运动干预指导

(1)干预原则:①保证安全性,掌握运动疗法的适应证及禁忌证。②具有科学性、有效性,提倡低中等强度运动,适应中等强度后可循序渐进地进行较大强度运动,以有氧运动为主。③运动方案个体化,强调多样性、趣味性。④专业人员的指导。⑤全方位管理,运动疗法需要与饮食治疗、药物和心理治疗、糖尿病教育、血糖监测等多个方面相结合才能获得最大的治疗收益。⑥循序渐进,持之以恒,选择喜欢且适合的运动种类,注意运动安全,避免受伤。⑦动则有益,贵在坚持,多动,适度,量力而行。

(2)制订运动方案:根据病程、严重程度、并发症等,综合考虑老年人的特征以及个体的年龄、个人条件、社会家庭状况、运动环境等多种因素,制订运动方案。

1)运动目标:包括短期目标(1个月)、中期目标(3个月)及长期目标(6个月)。在开始阶段采取短时间、低频率、低强度的运动,之后逐渐增加时间、频率及强度。

2)运动方式:应基于个人的健康水平、体质状态及运动习惯。其中最有效的是有氧运动与抗阻运动相结合。

3)运动频率:2型糖尿病患者每周至少进行150min中等强度运动,并将运动量平均分布,如每周运动5次,每次30min。在非连续日进行2~3次/周的抗阻练习。对主要肌群进行不少于2次/周的柔韧性练习,保持关节活动度。

4)运动时间与时机:推荐每次30~60min的有氧运动,但不包括热身和结束后的整理运动。如果每次有氧运动超过60min,会增加关节损伤的风险。运动时机选择在餐后1h开始,不要在空腹时运动,不要在注射胰岛素和/或口服降糖药物发挥最大效应时运动。

5)运动强度:确定运动强度是运动方案中的关键环节,应该根据个人目标量身定制。

(3)运动实施:包括准备活动部分、基本部分及整理活动。

1)准备活动部分:主要作用是使身体从安静状态进入到运动状态,逐渐适应运动强度较大训练部分的运动,避免出现心血管、肺等器官突然承受较大运动负荷而引起的不适,预防肌肉、韧带、关节等运动器官的损伤。准备活动的时间一般为10~15min;在锻炼的中后期,准备活动的时间可减少为5~10min。

2)基本部分:是运动方案的主要内容,是达到康复或健身目的的主要途径。基本部分的运动方式、运动时间,运动强度等应按照具体运动方案的规定实施。

3)整理活动:每次按运动方案进行锻炼时,都应安排一定内容和时间的整理活动。整理活动的主要作用是避免出现因突然停止运动而引起的心血管系统、呼吸系统、自主神经系统的不适,如头晕、恶心、直立性低血压等。常用的有小强度的有氧运动,如散步、徒手操、伸展或拉伸运动。

4)运动监测与注意事项:为确保运动的效果和安全,运动前进行适当的准备,运动时注意运动强度、运动量的控制。如运动中出现血糖波动较大、疲劳感明显且难以恢复等不适情况,应立即降低运动强度或停止运动。

5)运动时降糖药物的调整:①口服降糖药物,综合考虑药物的类型、服用方法剂量、饮食和运动水平,根据血糖监测结果及时调整。②胰岛素,"由粗调至细调"逐渐调整,严格遵循个体化的原则,避免低血糖。

6)避免运动损伤:充分做好运动前评估,加强血糖监测及饮食配合;穿着合脚、舒适的运动鞋和袜;有关节炎或外周神经病变的老年人,选择低负重、低撞击的运动方式。

7)提高运动的效果:加强糖尿病运动教育、血糖监测、心理疏导及社会支持;与合理饮食相结合,可以避免运动中和运动后的低血糖反应,提高运动的效果;规范合理使用降糖药物,并与运动量和饮食摄入量相结合进行药物调整。

(三)心理干预

1. 个体心理评估 老年糖尿病患者需要重点关注的心理因素包括生活事件、个性特征、情绪、认知和行为方式等。

2. 心理干预指导

(1)原则:在常规诊疗中进行糖尿病相关的心理知识教育及相应的心理干预和支持,帮助老年人保持良好情绪和规律作息。对严重的心理障碍和精神障碍者,由心理咨询师和精神科医生进行心理治疗。根据患者个体情况进行抑郁、焦虑等评估筛查,关注老年人自我管理评估、幸福指数等。

（2）干预实施

1）采用劝导、启发鼓励、支持说服等方法，有效倾听，积极沟通解释，建议正向激励，以支持老年人进行情感释放、学习有效求助和利用资源，进行连续的、动态的个体化心理干预。

2）定期或不定期地实施小组干预，进行行为转变的自主性和主动性目标设定，解决共性化的问题。支持老年糖尿病患者学习应对日常压力与情绪管理等知识和技能，提高治疗依从性，促进糖尿病管理，提高生活质量。

3）在有条件的情况下选择同伴小组的方式进行干预，引导小组内彼此交流、讨论，互相支持，分享知识和经验，通过增加人际交往和互动，建立积极心态，改善情绪障碍。同伴小组有利于老年人摆脱低落的情绪和心态波动。

四、患者自我管理

成立由老年糖尿病患者组成的自我管理小组。自我管理小组要求：①血糖知晓率达100%；②血糖防治知识知晓率≥95%；③药物的治疗作用及不良反应知晓率≥95%；④老年人就医依从性和医嘱执行率≥95%；⑤干预行为执行率≥95%。

第五节　老年糖尿病患者随访与效果评估

一、转诊

（一）转诊指征

1. 糖尿病急性并发症，疑似糖尿病酮症酸中毒或高血糖高渗状态。

2. 血糖控制欠佳，调整方案规范治疗3~6个月后糖化血红蛋白>8.0%者。

3. 反复发生低血糖。

4. 糖尿病慢性并发症筛查、治疗方案制订和疗效评估难以在社区处理者。

5. 血糖波动较大，需要制订胰岛素控制方案者。

6. 出现严重降糖药物不良反应难以处理者。

（二）社区糖尿病患者转诊原则

1. 转诊（转出）类型　对择期转诊患者，可转诊至专科医院或综合性医院，以就诊的便利性为原则；对紧急处置患者，需转诊至综合性医院，以病情需要为原则。

2. 上转至二级及以上医院的标准

（1）初次发现血糖异常，病因和分型不明确者。

（2）血糖、血压、血脂长期治疗（3~6个月）不达标者。

（3）反复发生低血糖。

（4）血糖波动较大，基层处理困难，或需要制订胰岛素控制方案者。

（5）出现严重降糖药物不良反应难以处理者。

（6）糖尿病急性并发症。

（7）糖尿病慢性并发症的筛查、治疗方案的制订和疗效评估在社区处理有困难者。

（8）糖尿病慢性并发症导致严重靶器官损害需要紧急救治者。

（9）医生判断患者合并需上级医院处理的情况或疾病。

（三）非急危症者转诊

1. 空腹血糖≥7.0mmol/L 或随机血糖>11.1mmol/L　审查治疗方案、患者服药依从性及是否有药物不良反应；审查自我血糖监测（SMBG）是否血糖波动大，或大多数血糖监测数值不达标；审查糖尿病并发症或合并症进展情况。治疗 3 个月以上血糖仍不达标者,应转诊至上级医疗机构调整治疗方案。

2. 空腹血糖<7.0mmol/L 或随机血糖<11.1mmol/L 审查治疗方案、患者服药依从性及是否有药物不良反应;审查自我血糖监测(SMBG)是否血糖波动大,或存在低血糖的情况;审查糖尿病并发症或合并症进展情况。若有新增症状,或社区医疗机构处置存在困难或存在风险者,应转诊至上级医疗机构调整治疗方案。

二、长期随访管理

(一)随访目的

定期、规律、系统的随诊能及时发现患者目前存在或潜在的行为生活方式、血糖控制情况、心血管危险因素、糖尿病并发症或有关糖尿病的相关问题。

(二)随访内容

1. 生活方式改善 每日主食、肉类、蔬菜及水果摄入量,有无规律运动,体重变化,吸烟饮酒情况,工作强度等。

2. 监测病情变化和疗效 糖尿病相关症状,如"三多一少"是否改善;有无新发症状,如手麻脚麻、尿中泡沫增多、视物模糊等;空腹血糖、餐后血糖及糖化血红蛋白是否达标等。

3. 药物不良反应与服药依从性 是否发生过低血糖,有无胃肠道反应、水肿等;指导患者遵医嘱规律、正确服药,减少误服、漏服等。

4. 糖尿病并发症评估 结合病史、查体及辅助检查,评估有无糖尿病肾病、糖尿病视网膜病变、脑卒中、冠心病、糖尿病足和周围神经病等,指导相应的诊治和管理。

5. 合并用药情况 老年糖尿病患者多同时服用降压药、调脂药、抗血小板药等。监测药物疗效、不良反应,指导服药,定期复查相关指标。

临床监测项目及随访方案见表 9-3。

表 9-3 临床监测随访方案

监测项目	初访	月访	季访	年访
体重和身高	√	√	√	√
体重指数	√			√
血压	√	√	√	√
空腹/餐后血糖	√	√	√	√
糖化血红蛋白	√		√	√
尿常规	√	√	√	√
胆固醇、TG、HDL-C、LDL-C	√			√
尿白蛋白/尿肌酐	√			√
肌酐/尿素氮	√			√
肝功能	√			√
心电图	√			√
眼:视力及眼底	√			√
足:足背动脉搏动,神经病变的相关检查	√		√	√

(三)随访频率

对老年糖尿病患者,每年至少面对面随访 4 次。

三、效果评估

（一）管理目标

提高老年人糖尿病的知晓率、治疗率和控制率,降低并发症的发生。

（二）管理效果评估指标

1. 老年糖尿病患者得到规范化管理的百分比提高。

2. 有效的血糖控制率提高。

3. 社区老年糖尿病患者防治知识知晓率提高。

4. 社区老年糖尿病患者健康行为形成率提高。

5. 老年人的生活质量得到改善。

6. 老年人的健康水平得到提高。

7. 老年人糖尿病相关并发症发生率降低。

（杨术兰）

 思考题

1. 老年人糖尿病的病因有哪些?

2. 简述老年糖尿病患者自我管理的主要内容。

3. 论述老年糖尿病患者干预要点。

第十章
老年人肥胖症管理

案 例

李奶奶，70 岁。10 余年前开始发胖，食欲好，胃纳佳，喜食荤食、甜食及油炸食品，伴有关节疼痛、走路气喘，曾尝试控制饮食、加强运动以及中医针灸等疗法控制体重，效果不佳，其后体重逐渐增加。自述体重最高达到 150kg，无睡眠呼吸暂停，无活动后心悸气促，无双下肢及颜面水肿，无头晕，近期睡眠、大小便正常。否认"高血压，心脏病"病史。

请问

1. 针对李奶奶目前的病情，应如何处理？
2. 如何对李奶奶进行慢性病管理？

超重和肥胖尤其是向心性肥胖具有多种代谢异常，是心脑血管疾病、糖尿病、某些癌症和其他一些慢性病的重要危险因素。正确认识肥胖，对超重和肥胖者实施有效的健康管理，防治肥胖导致的并发症，可以延长寿命、提高生活质量。

第一节 老年人肥胖症的基本知识

一、概述

肥胖症（obesity）是指体内脂肪堆积过多和 / 或分布异常，体重增加，是遗传因素和环境因素共同作用的结果。老年人肥胖症是指 60 岁以上的老年人出现或存在的肥胖。当摄入热量多于消耗热量时，多余的热量以脂肪的形式储存于体内，逐渐发展为肥胖症。肥胖症已经成为全球性疾病，与某些慢性病（如 2 型糖尿病、高血压、心脑血管疾病、胆石症等）密切相关。肥胖根据脂肪在身体分布情况可分为：①普通型肥胖，也称均匀性肥胖；②向心性肥胖，也称腹型肥胖、中心型肥胖、男性型肥胖、内脏型肥胖；③臀型肥胖，也称非向心性肥胖、女性型肥胖。肥胖按病因可分为原发性肥胖（单纯性肥胖）和继发性肥胖。原发性肥胖多与遗传、行为生活方式等因素有密切关系；继发性肥胖多与内分泌代谢性疾病有关。

二、危险因素

1. 遗传因素 一个或多个基因的突变和变异是肥胖症的基础。基因增加了肥胖的易感性,而环境因素是发病的条件。

2. 内分泌因素 一些内分泌系统疾病可因脂代谢紊乱、内分泌器官的病理性改变以及某些内分泌激素分泌异常导致肥胖。常见的与肥胖有关的内分泌疾病包括下丘脑综合征、皮质醇增多症、甲状腺功能减退、多囊卵巢综合征、生长激素缺乏、胰岛细胞瘤、胰岛素抵抗。

3. 代谢因素 能量摄入与消耗间的平衡是保持正常体重的关键。肥胖是常见的能量失衡状态,并且伴有糖、脂肪、蛋白质以及水盐代谢的异常。

4. 环境因素 肥胖发生的环境因素包括生活方式、社会因素以及药物的作用。

(1)生活方式:肥胖与饮食密不可分,引起肥胖的直接原因是长期摄入能量过多,能量摄入过多又大多与不良的饮食习惯有关。身体活动减少是肥胖增多的主要危险因素之一。饮酒、吸烟、睡眠及生物钟异常等也是肥胖发生的危险因素。

(2)社会因素:教育水平和肥胖有某种程度的联系,教育水平的高低可以明显影响个体的行为生活方式。心理因素对肥胖症的影响也不容忽视。

(3)药物:有些药物可致体重增加,主要包括抗精神病药物(如吩噻嗪类、丁酰苯类)、抗抑郁药(如三环类)、抗癫痫药(如丙戊酸钠、卡马西平)、类固醇激素(如糖皮质激素、孕酮类避孕药)、肾上腺受体阻滞药、5-羟色胺拮抗药、糖尿病治疗药物(如胰岛素、磺酰脲类、噻唑烷二酮类)。

5. 中枢神经系统因素 中枢神经系统对进食量的调节是维持体重稳定的重要因素。

6. 其他因素 女性在绝经期后和产后容易出现肥胖。

三、临床特点

(一)症状

肥胖症可见于任何年龄,女性多见。轻度肥胖症多无症状,中重度肥胖症可有食欲旺盛、呼吸短促、身体活动减少、关节痛、肌肉酸痛、胸闷心慌、易感疲乏、睡眠打鼾、腹胀便秘、畏热多汗以及焦虑、忧郁等表现。临床上肥胖症、血脂异常、脂肪肝、高血压、冠心病、糖耐量异常或糖尿病等疾病常同时发生,并伴有高胰岛素血症,即代谢综合征。

(二)体征

体重增加、水肿,还可出现血脂、血压和血糖升高,脂肪堆积等。

(三)并发症

1. 心血管疾病 肥胖可导致心脏肥大,后壁和室间隔增厚,血容量、细胞内液和细胞间液容量增加,心输出量增高。

2. 内分泌代谢紊乱 常有高胰岛素血症,脂肪、肌肉、肝细胞的胰岛素受体数目和亲和力降低,对胰岛素不敏感,导致胰岛素抵抗。肥胖者血清总胆固醇、甘油三酯、低密度脂蛋白常升高,高密度脂蛋白降低。

3. 消化系统疾病 胆石症、胆囊炎发病率高,慢性消化不良、脂肪肝、轻中度肝功能异常也较常见。

4. 其他 癌症发生率升高。肥胖女性子宫内膜癌比正常女性高 2~3 倍,绝经后乳腺癌发生率随体重增加而升高,胆囊和胆道癌症也较常见。肥胖男性结肠癌、直肠癌和前列腺癌发生率较非肥胖者高。

(四)老年人肥胖症特点

1. 老年人肥胖症可由不同病因引起,同一患者也可有几种因素同时存在。

2. 长期肥胖可增加下列疾病或并发症的发病率,包括胰岛素抵抗、2 型糖尿病、高脂血症、退行性膝关节炎、脂肪肝、胆石症、胆囊炎和胆囊癌、肥胖低通气综合征、阻塞性睡眠呼吸暂停综合征、心脑血管病、痛风、结直肠癌、男性良性前列腺增生和前列腺癌、女性子宫内膜癌和乳腺癌、白内障。

3. 肥胖症及其一系列慢性伴随病、并发症导致老年人活动不便、自我感觉不良,产生焦虑、抑郁等心理问题,生活质量下降。

> **知识拓展**
>
> 肥胖症的危害
>
> 1. 肥胖症可使人们的生活质量严重下降和恶化。
> 2. 肥胖症可使患者发生多种疾病的机会增加。
> 3. 肥胖症可引起内分泌紊乱。
> 4. 肥胖症可引起免疫功能下降。
> 5. 肥胖症可引起甲皱微循环和血液流变学异常。
> 6. 肥胖症可引起呼吸道通气低下,进而影响心脏功能。
> 7. 肥胖症可使患者的死亡率升高。

四、辅助检查

肥胖症的辅助检查主要用于确定肥胖的类型、程度及并发症。其主要通过体脂测量确定全身和局部脂肪贮积的程度,包括身高体重推算、体重指数(BMI)、腰围和腰臀比、向心性肥胖指数、皮褶厚度和臀围。此外,还有一些特殊检查评估肥胖及其风险,包括脂肪细胞计数及脂肪细胞脂质测定、双能 X 线吸收法体脂测量、磁共振成像、心脏功能评估及组织活检。

五、诊断要点

肥胖的诊断标准以 BMI 最为常用。但 BMI 在不同年龄、性别、种族人群中身体结构组成存在差异。目前尚未建立中国老年人特有的肥胖症诊断标准,因此使用一般成年人诊断标准:BMI 24.0~27.9kg/m² 为超重,BMI ≥ 28.0kg/m² 为肥胖;腰围男性 ≥ 90.0cm、女性 ≥ 85.0cm 为向心性肥胖。

六、治疗要点

老年人肥胖症治疗的两个主要环节是减少热量摄取、增加热量消耗,强调改变行为生活观念和习惯、调整饮食总量和构成、增加体力运动为主的综合治疗,并自觉地长期坚持,必要时辅以药物或手术治疗,且不应依赖药物,以避免发生不良反应。

（一）改善行为生活方式

一是注意改变进食行为,包括进食方式和环境,如增加咀嚼次数、减慢进食速度、避免进食时看电视等,并在疲乏、厌烦、抑郁期间克服进食冲动。二是强调低热量饮食加运动治疗。

（二）医学营养治疗

医学营养治疗是防治老年人肥胖症的重要措施之一。

1. 保证低热量、低脂肪饮食,其余各种营养素平衡,维持机体代谢的需要。合理的饮食构成极为重要,既要使老年肥胖者获得较好的生活乐趣,又要有利于减肥。

2. 主张总热量的限制要逐渐进行,体重降低不宜过快过猛,否则难以忍受与坚持。

3. 强调饮食结构的合理搭配,在确定总热量后,对三大营养成分(碳水化合物、蛋白质、脂肪)进行合理搭配,主要选择复杂碳水化合物及富含膳食纤维的碳水化合物,如豆类、小麦、大米、根茎类等,并适当增加膳食纤维(新鲜蔬菜、水果等)、非吸收食物及无热量液体以满足饱腹感。应适当选择质量较高的动物蛋白质，如瘦肉、鱼类、蛋类、无皮鸡肉、牛奶、酸奶等。脂肪摄入应重点控制饱和脂肪酸（如猪油）。老年肥胖患者要限制饮酒，并控制盐的摄入量，如合并高血压，每天食盐摄入量应少于 5g，合并心力衰竭则应少于 3g。

（三）合理减肥

合理减肥能明显降低 80 岁以下老年人总死亡率。但是老年人不宜过分减肥。因为在减肥过程中，随着脂肪组织减少，肌肉和骨骼成分也同时丢失，可能会引起肌少症和骨质疏松，因此老年人过度减肥有一定风险。高龄老年人阻抗运动或耐力锻炼保存非脂肪组织的作用较差或不明显，减肥重点仍是强调行为生活方式干预和身体活动。

（四）药物治疗

不建议应用减肥药物治疗老年肥胖症。对伴有 2 型糖尿病的肥胖老年人，可选用兼有减重作用的降糖药，如二甲双胍、胰高血糖素样肽 -1（GLP-1）受体激动剂。西布曲明可增加心血管疾病风险，老年人应禁用。

第二节　老年人肥胖症信息收集与管理

一、信息收集内容

（一）基本信息收集

基本信息包括姓名、性别、出生日期、身份证号、联系电话、住址、常住类型、民族、血型、文化程度、职业、婚姻状况、医疗费用支付方式、药物过敏史、经济收入等。

（二）健康信息收集

1. 病史　发病年龄、起病特点、饮食与运动习惯、营养状况、体重变化。

2. 目前治疗情况　包括药物和治疗依从性及所存在的障碍、饮食和运动方案、改变行为生活方式的意愿和合并其他慢性病情况。

3. 饮酒、吸烟史，家族病史。

4. 体格检查。

5. 实验室检查　包括血糖（空腹及餐后）、血尿酸水平、血脂（包括 TC、LDL-C、HDL-C 和 TG）、B 超及肝功能检查。

6. 心理社会因素　包括家庭情况、工作环境、文化程度及有无精神创伤史。

（三）身体评估

1. 初诊评估　通过病史及查体获取有无相关并发症的信息，必要时可行相关辅助检查明确。对存在某种肥胖相关并发症的患者，需通过体重指数及腰围评估是否存在超重及肥胖，同时评估患者是否存在急危重症，是否合并严重并发症或其他系统严重疾病，需要急诊或转专科治疗。

2. 复诊评估　纳入管理的患者要按计划定期到社区医疗机构复诊，按时参加社区组织的专题健康教育讲座。做好随访，指导患者自我管理疾病。建立患者随访表，随访的内容包括患者体重、腰围控制情况、肥胖症相关的生化指标控制情况、饮食、运动、药物的管理。建立患者年检表，追踪患者体重达标率，分析体重不达标原因。

（四）辅助检查

肥胖常影响身体的多个系统，特别是内分泌、消化、心血管系统，因此实验室检查中要将血糖、血脂检查列为常规检查，必要的时候可以做糖耐量试验。为了鉴别肥胖是原发性还是继发性，可以做一些特殊检查。

二、信息管理

将收集的老年人肥胖症个人信息录入慢性病管理信息系统,并注意及时补充、更新,妥善保管、维护和管理。

第三节 老年人肥胖症的人群分类与健康风险干预

一、人群分类

肥胖症人群筛查包括一般人群、高危人群和肥胖症患者。

二、分类干预

(一)一般人群干预

倡导健康生活方式,保持合理膳食、适量运动、戒烟限酒、心理平衡,全面预防肥胖症危险因素发生。

(二)高危人群干预

进行有针对性的健康教育,积极防控,强化全方位的行为生活方式干预,控制总能量摄入,维持健康体重。

(三)患者干预

对已经确诊为超重和肥胖的个体,应通过积极改变行为生活方式,规范治疗,防止肥胖症相关并发症的发生。规范治疗包括膳食干预、运动干预、康复干预和患者自我管理等。

1. 规范干预流程 为了保证体重管理各环节操作的科学性和可行性,从而使体重管理达到理想的效果,应建立肥胖的规范化干预流程。其中干预前的评估对于方案的制订非常重要,包括病理生理评估、营养状态评估、能量平衡评估和运动能力及安全性评估。干预方案应该结合评估结果进行个性化的制订。超重和肥胖患者的规范化干预流程见图10-1。

2. 膳食干预。

3. 运动干预

(1)干预目的:①增加能量消耗,减轻体重。②减少腹部脂肪。③改善循环、呼吸、代谢调节功能。

(2)干预的原则:①以有氧运动为主,无氧运动为辅,尽量选择全身性的运动。②在减低体重过程中应强调肌肉力量锻炼。③选择可以自我调整运动强度和持续时间的运动。④就减肥运动的效果而言,持续时间比运动强度更重要。⑤减肥运动的效果是可以分次累积的,每次运动不少于10min。⑥提高日常生活中的活动度,增加身体能量的消耗。

(3)运动方案:包括3个阶段。

1)适应阶段

目的:培养运动习惯,增强肌肉、关节活动度,使身体逐渐适应运动。

目标:30min/d,5d/周,使每天运动消耗的能量达到300kcal(10千步当量),相当于以5~6km/h速度快走150min。

持续时间:根据目前体力活动水平,一般需要1个月左右。

2)减肥阶段

目的:减少体内脂肪,同时培养不易肥胖体质。

目标:60min/d,5d/周以上。减现体重的5%~10%,每天能量负平衡500~600kcal。

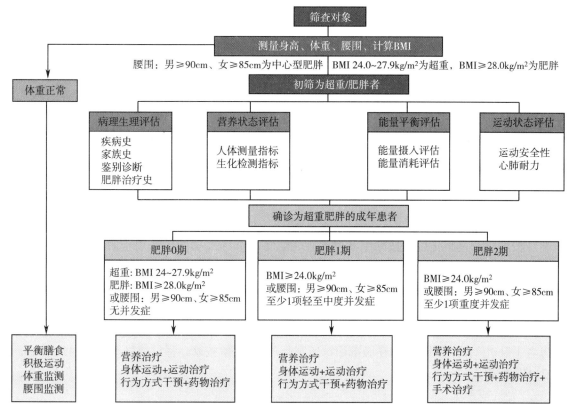

图 10-1 超重和肥胖患者的规范化干预流程

运动安全性与心肺耐力评估主要针对老年或有并发症的超重或肥胖患者。

持续时间：一般需要 3~6 个月或更长时间。

3）巩固阶段

目的：巩固减肥成果，防止反弹，培养活跃的生活方式。

目标：在较低能量水平上建立新的能量平衡。每天运动消耗 300kcal。

持续时间：一般需要 6~12 个月或更长时间。

4. 患者自我管理

（1）成立患者自我管理小组，每年开展活动至少 6 次，其中肥胖症防治知识讲座、技能培训至少 2 次。

（2）自我管理小组管理要求保持与患者的沟通交流，监督患者减重期间膳食情况、运动情况、心理、行为、体重及腰臀围等。

第四节　老年人肥胖症常用康复技术

老年人肥胖症肌肉、骨骼系统的退化、疼痛，与肥胖相关的并发症逐渐增加，并且力量和运动能力的下降，功能性残疾的发生也越来越多。因此，老年人肥胖症的康复非常重要。老年肥胖症患者康复的目的是获得健康和功能的独立。

一、抗阻运动和有氧运动

根据肌肉、骨骼系统情况，使用抗阻肌力训练模式的时间为 2.5~6 个月，训练频率一般为每周 3 日，使用不同的阻力设备或自身体重为阻力进行训练。使用大肌肉群的活动：进行膝关节屈伸、肘关节屈伸、推举/拉拖运动（坐姿划船和胸部推举训练）以及躯干力量训练（仰卧起坐和背伸训练）。有氧运动训练：一般使用20~45min中等强度（60%~85%最大心率或最大吸氧量）有氧训练，频率为每周3~5日。

二、针灸疗法

针灸减肥方法简便、经济、无不良反应，疗效稳定持久。针灸疗法包括耳针、体针、耳体针结合、减肥仪穴位治疗等。临床多用辨病或辨证选取耳穴或体穴，或耳穴加体穴。一般针灸治疗再配合饮食疗法、运动疗法等，减肥效果会更佳。

三、按摩疗法

（一）循经按摩疗法

循经按摩疗法是将传统的按摩手法中的点、推、拿、摩、按、揉的手法用于穴位，通过循经按摩，增强新陈代谢，并调节各项生理功能而达到消脂减肥目的的方法。按摩可采用按摩推拿器械，以器械模拟人手推拿揉捏，可用于颈、肩、背、腰腹部及四肢多部位按摩。器械按摩可自我操作，使用方便，时间可按需要控制，按摩力度均匀。

（二）局部按摩法

患者平卧，施术者立于左侧，在腹部涂抹减肥膏，用右手掌按摩。每日或隔日1次，45~60min/次，10次为1个疗程。

（三）经穴按摩法

按揉背俞穴分布区域，以潮红为度，重点按揉脾俞、肝俞、大肠俞、肾俞等穴。

第五节 老年肥胖症患者随访与效果评估

一、转诊

对出现下列情况之一者，须及时处理后转上级医院：

1. 心率过快或过慢（<40次/min）。
2. 收缩压≥180mmHg和/或舒张压≥110mmHg。
3. 空腹血糖≥16.7mmol/L或<3.9mmol/L。
4. 症状和/或心电图怀疑急性冠脉综合征。
5. 其他无法处理的急症。

二、长期随访管理

（一）随访目的

使患者认识到老年人肥胖症的危害，自觉配合治疗，使体重能降到正常范围，并降低并发症的发生。

（二）内容

收集生活方式及行为危险因素改善情况，再次收集个人健康相关信息，结合个人当前的健康改善情况调整服务内容。

（三）随访方式

随访方式包括面对面、电话、微信等。

（四）频率

1. 对于一般个体，至少每年随访 1 次。

2. 对于高危个体，至少每 3 个月随访 1 次。

3. 对于患者，根据临床规范进行。

（五）随访操作

1. 询问 让患者坐位安静休息，同时询问上次随访到现在新出现的症状、有无新发合并症及发生时间并记录。对患者进行简单的健康教育。

2. 测量检查 测量血压、心率，心脏听诊，查看有无下肢水肿，测量身高、体重、腰围（每 3 个月测 1 次），并记录。

3. 询问吸烟、饮酒、运动情况并记录。

4. 进行生活方式指导。

三、老年人肥胖症管理效果评估

（一）管理目标

超重或肥胖分期及相应管理

1. 正常体重 养成并保持良好的饮食和运动习惯，预防体重增长。

2. 0 期 超重，无超重和肥胖相关疾病前期或相关疾病。建议通过减少膳食热量、增加身体活动、改变生活习惯等行为生活方式干预，将体重控制到正常范围。

3. 1 期 超重，伴有 1 种或多种超重和肥胖相关疾病前期，或肥胖，无或伴有 1 种或多种超重和肥胖相关疾病前期。建议通过减少膳食热量、增加身体活动、改变生活习惯等行为生活方式干预，将体重控制到正常范围。肥胖者经过 3~6 个月的单纯控制饮食和增加运动量处理仍不能减重 5%，甚至体重仍有上升趋势者，可考虑配合使用减重药物。

4. 2 期 超重或肥胖，伴有 1 种或多种超重和肥胖相关疾病。建议通过减少膳食热量、增加身体活动、改变生活习惯等行为生活方式干预，将体重控制到正常范围。肥胖者经过 3~6 个月的单纯控制饮食和增加运动量处理仍不能减重 5%，甚至体重仍有上升趋势者，可考虑配合使用减重药物，或在开始行为生活方式干预的同时配合减重药物治疗。

5. 3 期 超重或肥胖，伴有 1 种或多种超重和肥胖相关疾病重度并发症。建议通过减少膳食热量、增加身体活动、改变生活习惯等行为生活方式干预，将体重控制到正常范围。行为生活方式干预同时配合减重药物治疗。对重度肥胖患者，考虑手术治疗减重。

（二）管理效果评估指标

1. 老年肥胖症患者得到规范化管理的百分比提高。

2. 有效的体重控制率提高。

3. 社区老年肥胖症患者健康行为形成率提高。

4. 老年人的生活质量得到改善。

5. 老年人的健康水平得到提高。

6. 老年人肥胖症相关并发症发生率降低。

（杨术兰）

思考题

1. 肥胖症的病因有哪些？

2. 肥胖症的治疗措施有哪些？

3. 论述老年人肥胖症的干预要点。

第十一章
老年人血脂异常管理

案 例

李爷爷，66 岁。患血脂异常 6 年，间断服用调脂药物，阵发性胸痛 1 年，上坡及快走诱发，休息 3~5min 后好转。吸烟史 30 年，冠心病家族史，无出血倾向史。目前李爷爷持续胸痛 1h，血压 138/90mmHg，心率 88 次 /min。

请问

1. 李爷爷目前动脉粥样硬化性心血管病的危险分层和调脂目标是什么？
2. 如何对李爷爷进行血脂管理？

第一节 老年人血脂异常的基本知识

一、概述

血脂是血清中胆固醇、甘油三酯和类脂（磷脂和非游离脂肪酸）等的总称。血脂与载脂蛋白形成结合物称为脂蛋白，包括乳糜微粒、极低密度脂蛋白、中间密度脂蛋白、低密度脂蛋白、高密度脂蛋白和脂蛋白 a。血脂水平并不都是数值越低越好，某些血脂水平高或者某些血脂水平低均属于异常，因此高脂血症应规范表述为血脂异常。血脂异常临床分类包括高胆固醇血症、高甘油三酯血症、混合型高脂血症、低高密度脂蛋白胆固醇血症。

以动脉粥样硬化性心血管病（atherosclerotic cardiovascular disease，ASCVD）为主的心血管疾病（如缺血性心脏病和缺血性脑卒中等）是我国城乡居民第 1 位死亡原因，占死因构成的 40% 以上。

二、危险因素

1. 遗传因素 原发性血脂异常大多是由于单一基因或多个基因突变所致，具有家族聚集性，有明显遗传倾向，包括家族性高胆固醇血症和家族性高甘油三酯血症。

2. 饮食因素 富含饱和脂肪酸和胆固醇饮食或不健康饮食可引起胆固醇升高，摄入酒精过量可引起甘油三酯升高。

3. 代谢状态因素 如超重或肥胖可伴有血脂异常。

4. 药物因素 某些药物如糖皮质激素、雌激素、抗抑郁药、视黄酸、环孢素、血管内皮生长因子抑制剂、芳香化酶抑制剂等可能引起血脂异常。

5. 潜在系统性疾病 糖尿病、甲状腺功能减退、肾病综合征、肾衰竭、肝脏疾病、系统性红斑狼疮、多囊卵巢综合征、糖原贮积症、骨髓瘤、脂肪代谢障碍、急性卟啉病等可能引起血脂异常。

三、临床特点

（一）症状

多数人发现血脂异常时一般没有症状，仅仅在体检时发现血脂指标异常。

（二）体征

可出现黄色瘤（脂质在真皮内沉积）；不同部位出现动脉粥样硬化，如眼底改变；严重高甘油三酯血症可引起急性胰腺炎；纯合子家族性高胆固醇血症出现罕见游走性多关节炎。

（三）并发症

1. 脂肪肝 正常肝脏内脂肪量占肝脏重量的 2%~4%，肝细胞内脂肪堆积过多超正常值即为脂肪肝。当轻、中、重度脂肪肝时，脂肪量占肝脏重量的 5%~10%、10%~25%、25% 以上。脂肪肝多无症状，少数有食欲减退、恶心、呕吐、腹胀等，严重者出现右上腹剧烈疼痛或压痛、发热、白细胞增多等。血脂异常是全身性脂质代谢紊乱，肝脏蓄积过多脂肪，形成脂肪肝。

2. 动脉粥样硬化相关疾病 如冠心病、脑卒中、周围血管疾病等。

四、辅助检查

1. 血脂检测 常规项目包括总胆固醇、甘油三酯、低密度脂蛋白胆固醇、高密度脂蛋白胆固醇；载脂蛋白 A1、载脂蛋白 B、脂蛋白 a 也作为血脂检测项目。

2. 肝功能、肌酸激酶。

3. 其他检测指标，如血糖、肾功能等。

4. 心电图、心脏超声等 监测靶器官损害。

五、治疗要点

坚持长期平稳有效控制血脂，最大限度地减低心脑血管疾病的发生率和死亡率。

（一）改善行为生活方式

健康生活方式是老年人血脂异常管理的基础，包括合理膳食、适度增加身体活动、控制体重、戒烟、限酒等，其中合理膳食对血脂影响较大。

（二）调脂药物治疗

当行为生活方式干预不能达到调脂目标时，应考虑加用调脂药物。常用调脂药物如下：

1. 他汀类药物 抑制胆固醇合成，促进清除极低密度脂蛋白胆固醇和低密度脂蛋白胆固醇。其主要有洛伐他汀、阿托伐他汀、瑞舒伐他汀等。

2. 胆固醇吸收抑制剂 依折麦布能有效抑制肠道内胆固醇的吸收。

3. 贝特类药物 增加脂蛋白脂酶活性，促进降解甘油三酯，包括非诺贝特、吉非罗齐等。

4. 烟酸类药物 加速水解脂蛋白中的甘油三酯，减少肝脏合成极低密度脂蛋白，抑制肝细胞合成胆固醇。

（三）血脂异常治疗目标

老年人 ASCVD 不同危险分层的 LDL-C、非 HDL-C 调脂目标：LDL-C 是 ASCVD 首要干预靶点，非 HDL-C 是次要干预靶点。根据超高危、极高危、高危、中危、低危不同 ASCVD 危险分层级别，确定 LDL-C、非 HDL-C 推荐目标值(表 11-1)。对≥80 岁老年人 LDL-C 不做特别推荐。

表 11-1 老年人 LDL-C、非 HDL-C 推荐目标值

风险等级	LDL-C 推荐目标值	非 HDL-C 推荐目标值
超高危	<1.4mmol/L 且较基线降低幅度>50%	<2.2mmol/L
极高危	<1.8mmol/L 且较基线降低幅度>50%	<2.6mmol/L
高危	<2.6mmol/L	<3.4mmol/L
中危、低危	<3.4mmol/L	<4.2mmol/L

第二节 老年人血脂异常信息收集与管理

一、信息收集内容

(一)基本信息收集

基本信息包括姓名、性别、出生日期、婚姻状况、民族、文化程度、籍贯、职业、身份证号、家庭住址、电话号码,陪同就诊者姓名及其与患者关系。

(二)健康信息收集

1. 发病情况(病程)

(1)发现血脂异常的过程:首次发现血脂升高或诊断血脂异常时间;因有症状发现、体检发现还是因出现并发症发现。

(2)疾病发展及演变过程:症状具体表现及持续时间、症状间相互关系、症状演变、着重询问是否存在 ASCVD 及其相关危险因素。既往血脂最高水平及目前血脂水平。

(3)疾病进程一般情况:饮食、睡眠、二便情况。

2. 既往史、手术史、外伤史、输血史 近期急性冠脉综合征(ACS)病史(<1 年)、既往心肌梗死、缺血性脑卒中、有症状的周围血管病,既往接受过血运重建或截肢、既往有经皮冠状动脉介入治疗(PCI)或冠状动脉旁路移植术(CABG)治疗、糖尿病、高血压、慢性肾脏病(CKD)3~4 期;黄色瘤、脂肪肝、肝硬化、胰腺炎、眼底出血、失明、跛行等;其他手术史、外伤史、输血史肝炎及结核病史。

3. 家族史及遗传病史 早发心血管疾病家族史,男性<55 岁,女性<65 岁;遗传性或家族性高脂血症史(单一基因或多个基因突变所致,具有家族聚集性,有明显的遗传倾向,特别是单一基因突变者),如家族性高胆固醇血症史、家族性高甘油三酯血症史等。

4. 残疾史、生活环境 询问残疾情况,如视力、言语、听力、肢体、智力、精神等;生活环境有无排风设施,明确日常饮水类型等。

5. 继发性血脂异常情况 潜在系统性疾病、饮食因素、代谢状态因素、酒精过量、超重或肥胖、药物因素等。

6. 行为生活方式 饮食习惯尤其是富含总胆固醇或低密度脂蛋白胆固醇摄入、身体活动量、吸烟、饮酒等;生活方式干预及其效果。

7. 服用药物情况 既往及目前所有药物使用情况、药物名称、剂量、使用次数、依从性、漏服或误服情况、疗效、有无不良反应、药物开具时长。

8. 心理社会因素 了解家庭情况、工作环境、文化程度、经济状况。

（三）身体评估

有助于血脂异常诊断、ASCVD 风险评估。

1. 身高、体重、体重指数。

2. 腰围、臀围、腰臀比。

3. 血压、心率。

4. 皮肤或肌腱黄色瘤、跟腱增厚。

5. 关节检查、四肢动脉搏动。

6. 颈动脉、胸主动脉、腹部动脉和股动脉杂音。

7. 心脏、肺部检查。

8. 神经系统检查。

（四）辅助检查

询问是否做了以下检查项目，并详细记录各项指标的数值。

1. 生化检查

（1）血脂检测指标：总胆固醇、甘油三酯、低密度脂蛋白胆固醇、高密度脂蛋白胆固醇、载脂蛋白 A1、载脂蛋白 B、脂蛋白 a 等。

（2）谷草转氨酶、谷丙转氨酶、肌酸激酶。

（3）空腹血糖、餐后 2h 血糖、糖化血红蛋白。

（4）尿素氮、肌酐、估算的肾小球滤过率。

（5）高敏 C 反应蛋白、血常规。

2. 靶器官损害检查

（1）心电图 $Sv_1 + Rv_5$（Rv_6）电压。

（2）心脏超声左心室是否肥厚、左心室质量指数、室间隔厚度。

（3）颈动脉超声检查内膜中层厚度或颈动脉粥样斑块。

（4）踝 / 臂血压指数。

（5）冠状动脉影像学检查钙化积分。

（6）眼底检查。

3. 其他检查

（1）肝脏、胰腺超声等影像学检查。

（2）必要时脑部检查。

二、信息管理

（一）长程动态

收集信息录入慢性病管理信息系统，按照 ASCVD 评估、一级预防或二级预防方案、个体治疗、规范随访四个方面进行长程管理。

（二）动态管理

综合信息动态评估 ASCVD 总体风险，有助于老年人调脂治疗个体化决策。

（三）"四位一体"管理

协调个人、家庭、医院、社区"四位一体"管理，加强血脂异常早期筛查，减少或降低风险等级，减少并发症。

第三节 老年人血脂异常风险预测

一、老年人血脂异常风险的筛查

老年人血脂异常筛查的目的是根据老年人血脂和关键危险因素指标进行初筛分类,包括一般人群、高危人群和患者,然后实施分类干预和管理。

（一）关键危险因素

1. 日常饮食中脂肪、胆固醇或热量过多。

2. 缺乏身体活动或体育运动。

3. 体型肥胖。

4. 生活无规律、情绪易激动、精神经常处于紧张状态。

5. 吸烟、饮酒过量。

6. 甲状腺功能减退。

7. 患肝肾疾病、糖尿病、高血压。

8. 家族中有早发血脂异常。

（二）血脂异常高危人群判断标准

1. 存在多项 ASCVD 危险因素（如高血压、糖尿病、肥胖、吸烟）。

2. 早发心血管疾病家族史者（男性<55 岁,女性<65 岁）。

3. 家族性高脂血症史。

4. 皮肤或肌腱黄色瘤及跟腱增厚。

（三）合理设定血脂检测频率

依据年龄、ASCVD 风险及治疗措施监测的需要而定。

1. 每年至少应进行 1 次（包括 TC、LDL-C、HDL-C 和 TG）。

2. ASCVD 高危人群根据个体化防治需求进行血脂检测。

3. 不论何种频率,上述人群接受血脂检测时应至少检测 1 次 Lp（a）。

4. 家族性高胆固醇血症（FH）先证者的一级亲属和二级亲属均应进行血脂筛查,提高 FH 早期检出率。

5. 患者按照血脂控制目标调整检测频率和指标,规范达标。

二、老年人血脂异常风险预测

（一）超高危

发生≥2 次严重 ASCVD 事件; 发生 1 次严重 ASCVD 事件且合并≥2 个高危险因素（表 11-2）。

表 11-2 严重 ASCVD 事件、高危险因素

序号	严重 ASCVD 事件	高危险因素
1	近期 ACS 病史（<1 年）	LDL-C<1.8mmol/L,再次发生严重 ASCVD 事件
2	既往心肌梗死病史（除上述 ACS 以外）	早发冠心病（男性<55 岁,女性<65 岁）
3	缺血性脑卒中史	家族性高胆固醇血症或基线 LDL-C>4.9mmol/L
4	有症状周围血管病,既往接受过血运重建或截肢	既往有 CABG 或 PCI 治疗史
5~8		糖尿病
		高血压
		CKD 3~4 期
		吸烟

（二）极高危

不符合超高危标准的其他 ASCVD。

（三）高危

分为以下四种情况：

1. 无 ASCVD 但符合以下条件之一者即为高危：

（1）LDL-C≥4.9mmol/L 或 TC≥7.2mmol/L。

（2）年龄≥40 岁的糖尿病患者。

（3）CKD 3~4 期。

2. 无 ASCVD 且不符合以上 3 种情况者，需要 ASCVD 10 年发病风险评估，按照 LDL-C、有无高血压及其他 ASCVD 危险因素个数组合（表 11-3）。ASCVD 10 年发病平均风险≥10% 亦为高危。

3. 年龄<55 岁且 ASCVD 10 年发病风险为中危者，具有以下 2 个危险因素以上者也为高危：

（1）收缩压≥160mmHg 或舒张压≥100mmHg。

（2）非 HDL-C≥5.2mmol/L。

（3）HDL-C<1.0mmol/L。

（4）体重指数≥28.0kg/m²。

（5）吸烟。

4. ASCVD 10 年发病风险为中危且余生风险非高危，综合考虑以下风险增强因素，合并多个风险增强因素时倾向按照高危决定干预措施。

（1）靶器官损害：冠状动脉钙化≥100AU；超声示颈动脉内膜中层厚度≥0.9mm 或存在颈动脉粥样斑块；踝/臂血压指数<0.9；左心室肥厚：心电图 Sv_1+Rv_5（Rv_6）电压>3.8mV 或超声心动图示左心室质量指数>109/105（男性/女性）；室间隔厚度≥11mm。

（2）血清生物标志物：非 HDL-C>4.9mmol/L；ApoB≥1.3g/L；Lp（a）≥500mg/L；TG≥2.3mmol/L；高敏 C 反应蛋白>2.0mg/L。

（3）其他：肥胖或腹部肥胖；早发心血管疾病家族史（发病年龄，男性<55 岁，女性<65 岁）。

（四）中危

ASCVD 10 年发病平均风险 5%~9% 为中危。

（五）低危

ASCVD 10 年发病平均风险<5% 为低危。

表 11-3 ASCVD 10 年发病风险评估

有无高血压	危险因素	血清总胆固醇水平或低密度脂蛋白胆固醇水平/(mmol·L⁻¹)		
		3.1≤TC<4.1 或 1.8≤LDL-C<2.6	4.1≤TC<5.2 或 2.6≤LDL-C<3.4	5.2≤TC<7.2 或 3.4≤LDL-C<4.9
无高血压	0~1	低危	低危	低危
	2	低危	低危	中危
	3	低危	中危	中危
有高血压	0	低危	低危	低危
	1	低危	中危	中危
	2	中危	高危	高危
	3	高危	高危	高危

第四节　老年人血脂异常的健康风险干预

一、一般人群干预

建立一般人群居民健康档案,动态管理,随访管理至少每2年一次。

1. 通过健康教育,使居民了解血脂异常概念、增龄变化趋势、危害、筛查意义。

2. 改善行为生活方式,践行"合理饮食、适量运动、戒烟限酒、心理平衡"理念。

3. 定期进行血脂检测。

二、高危人群干预

建立高危人群居民健康档案,随访管理至少每年一次,检测血脂指标、控制合并症等。

1. 强化健康教育和健康促进,提高对血脂异常风险认识,倡导"每个人是自己健康第一责任人"理念,促进养成健康生活方式。

2. 针对高风险个体特点,开出个性化的膳食处方、运动处方、戒酒处方等,强化风险因素有效干预。

3. 每2年1次评估管理效果,并对高危人群再次判定。

三、患者干预

（一）管理原则

1. 强化管理　LDL-C不达标患者,随访至少每3个月1次。

（1）身体评估。

（2）辅助检查。

（3）控制合并症。

（4）低中危非药物干预措施实施,非药物干预未达标,开始药物治疗。

（5）高危、极高危、超高危非药物干预和药物治疗同时启动。

（6）健康教育:在高危人群基础上增加ASCVD评估的目的意义与分级、推荐首要和次要干预靶点的控制目标、改善生活方式的重要性、药物治疗的原则与策略、并发症或合并症干预的意义、老年人罹患此病的注意事项,指导自我管理。

2. 常规管理　LDL-C达标伴或不伴其他类型血脂异常患者,随访至少每半年1次。

（1）身体评估。

（2）辅助检查。

（3）控制合并症。

（4）健康教育,指导自我管理。

（5）非药物干预措施实施,非药物干预未达标,开始药物治疗。

（二）具体干预方式

1. 行为生活方式干预　这是血脂异常管理的基础。健康生活方式对于控制血脂、降低ASCVD风险至关重要。对于老年人而言,习惯的生活方式短时间内改变较为困难,应循序渐进,帮助老年人逐步改善行为生活方式。

（1）避免过于严格地控制饮食、减轻体重,尤其是日常摄入较少或低体重人群。

（2）适度增加身体活动。注意保护措施,避免跌倒和损伤。

（3）控制体重。

（4）戒烟。

（5）限酒。

（6）限制含糖饮料。

知识拓展

血脂干预靶点及管理建议

1. LDL-C 是防治 ASCVD 首要干预靶点，非 HDL-C 是次要干预靶点。

2. 非 HDL-C 作为糖尿病、代谢综合征、高 TG、极低 LDL-C 患者 ASCVD 风险干预靶点。

3. ApoB 作为糖尿病、代谢综合征、高 TG、极低 LDL-C 患者 ASCVD 风险干预次要靶点。

4. 高 TG 作为 LDL-C 达标后 ASCVD 高危患者管理指标。

5. 高 Lp（a）作为 ASCVD 高危患者管理指标。

6. 不推荐 HDL-C 作为干预靶点。

---

2. 合理用药，改善治疗依从性　合理使用调脂药物能降低 ASCVD 发生率及死亡率。

3. 心理干预　心理社会因素对血脂异常治疗有一定影响。管理者应根据患者不同心理问题提供帮助和支持。

四、患者自我管理

在健康管理团队指导下建立小组，编制材料，提供工具，多措并举支持患者自我管理。制订计划，设立目标，随访评估，患者知晓自己的血脂水平和 ASCVD 危险分层，知晓危害，识别危险，改善可改变的危险因素。在调整行为生活方式的基础上根据推荐的 LDL-C 目标，确定加用或不用药物。定期复查血脂水平，明确血脂控制情况，若服用药物，则同期复查肝功能和肌酸激酶，以监测不良反应的发生。在自我管理血脂同时关注家庭成员血脂，以家庭为单位共同改善血脂异常。

第五节　老年血脂异常患者随访与效果评估

一、转诊

（一）初诊转诊建议

1. 血脂异常升高，经短期治疗仍无明显下降。

2. 血脂水平异常升高者，怀疑家族性高胆固醇血症。

3. 怀疑新出现 ASCVD 并发症。

4. 家族性高胆固醇血症的一级、二级亲属。

5. 多种药物联合无法控制的血脂异常。

6. 合并严重肝、肾功能异常。

7. 合并疾病如肿瘤化疗、严重感染等需进一步治疗。

8. 体型瘦小老年女性（年龄>80 岁）。

9. 因需要明确诊断需到上级医院。

（二）随访转诊建议

1. 规范药物治疗血脂仍未达标，考虑可能为原发性血脂异常或是存在继发系统性疾病。

2. 复杂混合型高脂血症，治疗存在问题。

3. 规律中等强度药物治疗 6~12 个月，血脂控制不满意。

4. 怀疑与药物相关，停药后不良反应未改善或难以处理的不良反应。

5. 出现 ASCVD。

6. 出现并发症。

7. 合并症治疗不佳，病情加重。

（三）紧急转诊建议

1. 意识丧失或模糊。

2. 其他影响生命体征的严重情况，如意识淡漠伴血压过低或测不出、心率过慢或过快、突发全身严重过敏反应等，需紧急处理后等待转诊，以免耽误最佳救治时间。

（四）上级医院向基层转诊建议

明确诊断、确定治疗、稳定病情，转回基层，长期随访。

二、长期随访管理

（一）随访目的

强化血脂异常认知，积极主动干预，分级达标管理，降低不良反应，平稳有效控制，减少 ASCVD 事件。

（二）随访内容

1. 评估干预效果

（1）高危人群危险因素控制。

（2）患者并发症、合并症改善。

（3）症状和体征改善。

（4）血脂指标改善、肝功能和肌酸激酶无异常。

2. 生活方式指导。

3. 药物治疗

（1）了解服药情况，药物剂量或种类。

（2）监测药物不良反应，了解有无不良反应相关症状，肝功能、肌酸激酶异常升高。

（3）当出现不良反应时，除考虑常见的药物本身所致外，还须考虑继发性因素可能引起横纹肌溶解综合征，或严重情况如败血症、创伤大手术、低血压和抽搐、剧烈运动等；警惕其他原因引起的肌酶升高如甲状腺疾病、原发性肌病等。

（4）老年人多重慢性病共患，常常服用多种药物，易发生药物相互作用和不良反应，应监测肝肾功能和肌酶，合理调整药物剂量。

（5）关注老年人整体状况变化，尤其是长期服药者，如小剂量他汀类药物使用后 TC 或 LDL-C 迅速下降，应警惕肿瘤消耗性疾病、营养不良等。

（6）调整治疗药物。

4. 心理指导 了解患者心理状况，进行针对性指导。

5. 健康教育

（1）知晓血脂异常防治知识。

（2）知晓血脂水平。

（3）知晓血脂异常 ASCVD 危险分层。

（4）明确血脂控制达标。

（三）随访频率

1. 自我管理指导、体重指数测量、腰围测量、测量血压常规管理（LDL-C 已达标）6 个月 1 次，强化管理（LDL-C 未达标）3 个月 1 次。

2. 每年 1 次检测空腹血糖、肾功能、心电图、颈动脉超声。

3. 根据有效性与安全性调整血脂指标、肝功能、肌酸激酶随访频率。

4. 每年 1 次评估管理效果，并对患者管理分类再次判定。

（四）随访操作

1. 病史询问

（1）患者坐位安静休息。

（2）询问症状、合并症、并发症：上次随访时的症状、合并症、并发症有无变化；有无新出现的症状、合并症、并发症；如有，记录发生时间。

（3）转诊：是否转诊。如有，询问原因、转诊医疗机构，根据具体情况调整转诊回访周期。

2. 体格检查

（1）测量身高、体重，计算体重指数，测量腰围、臀围，计算腰臀比，超重及肥胖者每 3 个月测 1 次，正常者每年测 1 次。

（2）测量血压、心率。

（3）检查原有体征如黄色瘤、跟腱增厚、血管杂音等。

3. 生活方式询问及指导

（1）饮食：饮食习惯、各种膳食成分的种类及量（主食、食用油、蔬菜、水果、膳食纤维、肉类等）、具体三餐分析。①6~8 周合理饮食后应检测血脂，如血脂明显改善或已达标，鼓励继续目前饮食方案。②如无明显改善，细致询问每餐饮食结构，计算热量、碳水化合物、蛋白质、脂肪和蔬菜、水果摄入比例。③明确生活中是否按照饮食方案执行，如果执行存在不规范则指出不规范之处；如果是不能坚持，则鼓励患者坚持。④如果是方案已坚持规范执行，则调整饮食治疗。⑤6~8 周后再次检测血脂，如已达标，继续保持当前饮食方案。⑥如果单纯饮食治疗始终不能达标，则考虑加用调脂药物。

（2）运动：运动方式、每周次数、每次时长、每周总的时长、运动中问题或损伤。

（3）戒烟。

（4）限酒。

4. 心理评估及指导。

5. 药物分析及指导。

6. 辅助检查及指导。

7. 随访结果小结。

8. 接受管理程度小结。

三、效果评估

（一）管理目标

保证管理连续性，提升管理效果。提高我国老年人血脂异常知晓率、治疗率和控制率，降低 ASCVD 风险。

（二）管理效果评估指标

1. 形成性评估指标

（1）血脂异常筛查率。

（2）血脂异常患者健康管理率。

（3）血脂异常患者规范管理率。

2. 终结性评估指标

（1）血脂异常防治知识知晓率。

（2）血脂知晓率。

（3）血脂异常 ASCVD 危险分层评估率。

（4）血脂控制率。

（马涵英）

 思考题

1. 请简述老年人血脂异常 ASCVD 风险评估流程。

2. 请论述老年人血脂异常干预要点。

第十二章
骨质疏松患者的管理

1. 掌握骨质疏松患者信息收集与管理方式；老年人骨质疏松干预措施。
2. 熟悉骨质疏松患者的随访与效果评估指标；骨质疏松风险预测方法。
3. 了解骨质疏松患者的临床特点和治疗要点。
4. 能独立进行老年人骨质疏松管理，能指导患者自我管理。
5. 具有严谨认真、一丝不苟的职业素养以及较强的言语沟通能力。

案　例

刘奶奶，65岁。50岁绝经后常常感觉腰背疼痛，弯腰和下蹲时加剧，近1个月来腰背疼痛加重，前往社区卫生服务机构就诊。自诉从50岁开始发现身高逐渐变矮，由原来的165cm变为现在的160cm，背也逐渐弯曲成了弓形，1年前滑倒后腕部骨折，后治愈；患高血压7年，规律服用降压药，血压控制较好；无冠心病、糖尿病等慢性病史；无肝炎、结核等传染病史。

请问

1. 针对刘奶奶目前情况，如何进行疾病信息收集？
2. 刘奶奶可以采取哪些康复治疗方案进行康复训练？
3. 如何对刘奶奶进行慢性病管理？

第一节　骨质疏松的基本知识

一、概述

骨质疏松（osteoporosis，OP）是一种以骨量降低和骨组织微结构破坏为特征，导致骨脆性增加，以致易于骨折的一种全身性代谢性骨病。疼痛、脊柱变形和发生脆性骨折是骨质疏松最典型的临床表现。骨质疏松按病因分为原发性和继发性两类。继发性骨质疏松的病因明确，常由内分泌代谢性疾病或全身性疾病引起。原发性骨质疏松又分为Ⅰ型和Ⅱ型。Ⅰ型即绝经后骨质疏松，发生于绝经后女性。Ⅱ型即老年性骨质疏松，见于老年人。

📖 **知识拓展**

骨质疏松有什么严重后果？

骨质疏松的严重后果是发生骨折，即在受到轻微创伤或日常活动中即可发生骨折，65 岁以上人群发生率最高。约 50% 女性和 20% 男性在 50 岁后会遭遇初次骨折。骨折的常见部位是脊椎、髋部和前臂远端。骨折导致病残率和死亡率增加。发生髋部骨折后 1 年内死于各种并发症者达 20%，而存活者中约 50% 致残，生活不能自理，生命质量明显下降，造成沉重的家庭、社会经济负担。

二、危险因素

（一）不可控因素

不可控因素包括年龄、性别、种族、女性绝经、脆性骨折家族史等。

（二）可控因素

1. 不健康的生活方式 身体活动少、阳光照射不足、吸烟、过量饮酒、钙或维生素 D 缺乏、过量饮用含咖啡因的饮料、营养失衡、蛋白质摄入过多或不足、高钠饮食、体重过低等。

2. 影响骨代谢的疾病 包括性腺功能减退症、糖尿病、甲状腺功能亢进等多种内分泌系统疾病、风湿性疾病、胃肠道疾病、血液系统疾病、神经肌肉疾病等。

3. 影响骨代谢的药物 包括糖皮质激素、质子泵抑制剂、抗癫痫药物、抗病毒药物和过量甲状腺激素等。

三、临床特点

（一）症状

多数骨质疏松患者没有明显的临床症状，随着骨量丢失、骨微结构破坏、骨骼力学性能下降及微骨折的出现等，患者可出现腰背疼痛，严重者出现脊柱变形，甚至出现骨折等严重后果。

1. 疼痛 可表现为腰背疼痛或全身骨痛，夜间或负重活动时加重，可伴有肌肉痉挛、活动受限等。

2. 脊柱变形 严重骨质疏松患者因椎体压缩性骨折，可出现身高变矮或驼背畸形等，导致脊髓神经受压，影响心肺功能，及腹部脏器功能异常，出现便秘、腹痛、腹胀、食欲减退等不适。

3. 骨折 骨质疏松性骨折属于脆性骨折，通常在日常生活中或受到轻微外力时发生。骨折发生的常见部位为椎体（胸、腰椎）、髋部（股骨近端）、前臂远端和肱骨近端等。骨折发生后，再骨折的风险显著增高。

4. 对心理状态及生活质量的影响 患者可出现焦虑、抑郁、恐惧、自信心丧失及自主生活能力下降等。

（二）体征

可有身高短缩、脊柱畸形，严重者可有胸廓畸形等表现。若出现胸、腰椎压缩性骨折，可有相应椎体的压痛。

（三）并发症

驼背和胸廓畸形者常伴胸闷、气短、呼吸困难甚至发绀等表现。肺活量、肺最大换气量和心输出量下降，易并发呼吸道和肺部感染。髋部骨折者常因感染、心血管疾病而死亡；幸存者生活自理能力下降或丧失，长期卧床会加重骨丢失，使骨折极难愈合。

（四）老年人骨质疏松的特点

1. 发病率高，50% 以上老年人会出现不同程度的骨质疏松表现，如骨痛、驼背、骨折等。

2. 症状较明显，通常出现明显的疼痛症状，甚至难以忍受，部分老年人还会伴有呼吸困难、消化不良等症状。

3. 老年骨质疏松患者并发骨折的风险高，股骨颈骨折发病率高，易引起股骨头坏死而致残。严重骨质疏松患者可因剧烈咳嗽造成肋骨骨折。

4. 治疗相对困难，效果不佳。目前没有特效药物或治疗方法能完全治愈骨质疏松，而且老年人对药物的耐受性也较差。

四、辅助检查

（一）影像学检查

1. X 线检查　X 线平片检查是检出脆性骨折，特别是胸椎、腰椎压缩性骨折的首选方法。常规胸、腰椎 X 线侧位摄片的范围分别包括 $T_4\sim L_1$ 和 $T_{12}\sim L_5$ 椎体。

2. CT 和 MRI 检查　CT 和 MRI 检查可更为敏感地显示细微骨折，并且 MRI 检查显示骨髓早期改变和骨髓水肿更具优势。CT 和 MRI 检查对于骨质疏松与骨肿瘤等多种其他骨骼疾病的鉴别诊断具有重要价值。

3. 核医学检查　放射性核素显像在鉴别继发性骨质疏松和其他骨骼疾病中具有一定优势。

（二）骨密度及骨测量

1. 双能 X 线吸收检测法（DXA）　DXA 骨密度检测是临床和科研最常用的骨密度测量方法，可用于骨质疏松的诊断、骨折风险性预测和药物疗效评估，也是流行病学研究常用的骨量评估方法。

2. 定量 CT 检查　该方法可分别测量松质骨和皮质骨的体积密度，可敏感反映骨质疏松早期松质骨的丢失状况。

3. 外周骨密度测量　测量部位主要是桡骨远端、跟骨、指骨和胫骨远端等，主要反映皮质骨骨密度。目前外周骨密度测量尚不能用于骨质疏松的诊断，仅用于骨质疏松风险人群的筛查和骨质疏松性骨折的风险评估。

4. 定量超声（QUS）　可用于骨质疏松风险人群的筛查和骨质疏松性骨折的风险评估。对于 QUS 筛查出的高危人群，建议行 DXA 测量骨密度。

（三）实验室检查

实验室检查包括血常规、尿常规、血沉、肝肾功能、血钙、血磷、血碱性磷酸酶、25- 羟维生素 D 和甲状旁腺激素水平，以及尿钙、尿磷和尿肌酐、骨转换生化标志物等。

五、诊断要点

X 线检查简单易行，是诊断骨质疏松的首选方法。CT 检查骨质疏松的征象基本与 X 线检查相同，但对骨小梁的异常改变显示得更为清晰。骨质疏松在 X 线检查和 CT 检查的主要表现为骨密度减低，骨小梁减少。DXA 是目前公认的诊断骨质疏松的"金标准"。DXA 骨密度测定标准见表 12-1。

表 12-1　基于 DXA 骨密度测定的骨质疏松诊断标准

诊断	T 值
正常（一般人群）	T 值 ≥ –1.0
骨量低下（高危人群）	–2.5 < T 值 < 1.0
骨质疏松（患者）	T 值 ≤ ﹣2.5

六、治疗要点

老年人骨质疏松治疗措施包括改善行为生活方式、药物治疗两种方法。

（一）改善行为生活方式

1. 骨质疏松相关知识的健康教育，帮助患者树立信心，强调预防骨质疏松对改善生活质量的意义。

2. 合理营养，补钙以食物为主，老年人每日至少需要钙800mg。鼓励老年人多吃鱼类；多饮水，保持大便通畅。

3. 鼓励运动，运动是预防骨质疏松最有效的方法之一，尤其是户外活动和日光浴。

4. 防止跌倒，通过改善照明、保持地面干燥、穿舒适的鞋等减少跌倒的危险。

（二）药物治疗

抗骨质疏松药物有多种（表12-2）。临床上抗骨质疏松药物的疗效判断为是否能提高骨量和骨质量。

表 12-2　防治骨质疏松的主要药物

药物种类	药品名称
骨吸收抑制剂	雌激素、选择性雌激素受体调节剂、降钙素、双膦酸盐类
骨形成刺激剂	甲状旁腺激素及其类似物
多重作用药物	钙、维生素 D、锶盐、维生素 K 等

第二节　老年人骨质疏松信息收集与管理

一、信息收集内容

（一）基本信息收集

基本信息包括姓名、性别、出生日期、身份证号、联系电话、住址、常住类型、民族、血型、文化程度、职业、婚姻状况、医疗费用支付方式、食物药物过敏史、危险因素、经济收入等。

（二）健康信息收集

1. 发病情况（病程）　患骨质疏松的时间，骨密度值，是否接受过药物治疗及其疗效与副作用。

2. 既往史、手术史、外伤史、输血史　既往史着重询问现在和过去曾经患过的某种疾病，包括建档时还未治愈的慢性病或某些反复发作的疾病，并写明确诊时间，如类风湿关节炎、退行性骨关节病等。若既往已存在骨折外伤或其他危险因素，未来发生骨质疏松的风险可能增加；询问曾经接受过的手术治疗、曾经发生的后果比较严重的外伤经历、曾经接受过的输血情况，如有上述情况，应分别写明具体内容和时间。

3. 家族史及遗传病史　直系亲属（父亲、母亲、兄弟姐妹、子女）中是否有骨质疏松病史、具有遗传性或遗传倾向的疾病或症状。

4. 残疾史、生活环境　询问残疾情况，如肢体、智力、精神、言语等；生活环境有无电梯、无障碍设施，厕所类型等。

5. 行为生活方式　询问患者每日牛奶、鱼虾等高钙食物摄入量以及维生素 D 补充情况，每日日照时长等具体情况，有无吸烟饮酒史，身体活动量以及体重变化等情况。

6. 服用药物情况　了解患者是否服用导致骨质疏松的药物，如激素类药物（糖皮质激素、甲状腺激素等）、抗病毒药物、质子泵抑制剂、华法林、抗癫痫药物等。

7. 心理社会因素　包括家庭情况、工作环境、文化程度及有无精神创伤史。

（三）身体评估

有助于骨质疏松的诊断、有无骨折、跌倒风险情况评估。肌肉骨骼系统检查：测量患者身高与体重，观察患者姿势、有无脊柱畸形，测量四肢和脊柱的肌肉力量和关节活动范围。神经肌肉系统检查：患者有无压痛、运动协调性、步态与平衡能力。心肺功能：可为进一步检查和治疗提供依据。对老年人，需要关注骨质疏松性骨折情况，临床表现为无外伤或轻微外伤后四肢长管状骨可伴疼痛、肿胀、功能障碍等症状，查体可有畸形、骨擦感、异常活动等；脊柱可有局部疼痛，查体可有局部深压痛、叩击痛等。

（四）辅助检查

询问是否做了以下检查项目，并详细记录各项指标的数值。

1. 骨密度及骨测量值　关注骨密度值是否在正常范围内。

2. 影像学检查　查看有无骨皮质变薄，骨松质内是否出现透光区；重点关注有无骨质的不连续、有无骨折线等骨质疏松性骨折的表现。

3. 实验室检查　查看血钙、血磷、血碱性磷酸酶、25-羟维生素 D 和甲状旁腺激素水平，以及尿钙、尿磷和尿肌酐、骨转换生化标志物等。

二、信息管理

将收集的老年人骨质疏松个人信息录入慢性病管理信息系统，并注意及时补充、更新，妥善保管、维护和管理。

第三节　老年人骨质疏松风险预测

在收集个人信息的基础上，采用一定方法对个体未来一定时间内发生骨质疏松的可能性进行预测，同时对个体未来发生骨质疏松并发症或骨折的风险进行预测。依据风险预测结果和患病状况，将个体划分为骨质疏松的一般人群、高危人群和患者。

一、老年人骨质疏松的筛查

对于 ≥65 岁女性和 ≥70 岁男性，推荐直接进行 DXA 进行骨密度检测；对于 <65 岁绝经后女性和 <70 岁老年男性，且伴有脆性骨折家族史或具有骨质疏松危险因素人群，临床上评估骨质疏松风险的方法较多，国际骨质疏松基金会（IOF）骨质疏松风险 1min 测试题和亚洲人骨质疏松自我筛查工具（OSTA）可作为疾病风险的初筛工具。推荐根据初筛结果选择高风险人群行 DXA 或定量 CT 检查明确诊断。

（一）关键危险因素

骨质疏松的关键危险因素包括不可改变因素（包括年龄、围绝经期女性等）和可改变因素（如缺乏钙和维生素 D、缺乏日照、长期大量饮酒和吸烟、身体活动较少）等。

（二）骨质疏松高危人群筛查

符合以下任何一点可判定为骨质疏松高危人群，需行骨密度测定：

1. 女性 65 岁以上和男性 70 岁以上，无论是否有其他骨质疏松危险因素。

2. 女性 65 岁以下和男性 70 岁以下，有一个或多个骨质疏松危险因素。

3. 有脆性骨折史或脆性骨折家族史的男、女成年人。

4. 各种原因引起的性激素水平低下的男、女成年人。

5. X 线摄片检查已有骨质疏松改变者。

6. 有影响骨代谢疾病或使用影响骨代谢药物史。

7. IOF 骨质疏松风险 1min 测试题回答结果阳性者。

8. OSTA 结果 -4。

（三）合理设定筛查频率

建议 60 岁以上的老年人，至少每年测量 1 次骨密度值；高危人群应根据危险程度增加测量频率，定时进行影像学及实验室检查，并接受医务人员的健康指导；对骨质疏松患者，应确认是否有其他因素的影响，以及是否存在骨折高危因素，考虑是否需要转诊到上级医院。

二、老年人骨质疏松风险预测

骨质疏松是受多因素影响的复杂疾病，对个体进行骨质疏松风险评估，能为疾病早期防治提供有益帮助（图 12-1）。

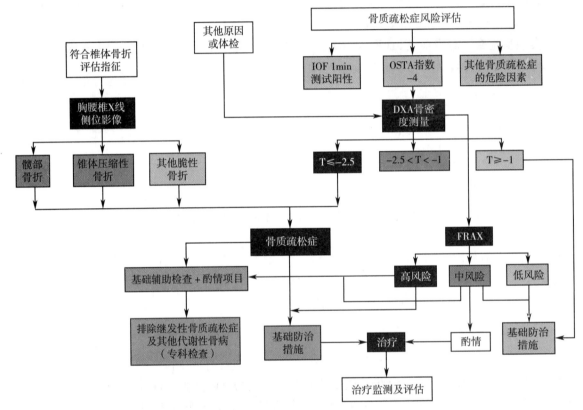

图 12-1 骨质疏松诊疗流程

（一）IOF 骨质疏松风险 1min 测试题

IOF 骨质疏松风险 1min 测试题是根据老年人的简单病史，从中选择与骨质疏松相关的问题，由患者判断是与否，从而初步筛选出可能具有骨质疏松风险的老年人。该测试题简单、易于操作，但仅能初步筛查疾病风险，不能用于骨质疏松的诊断（表 12-3）。

表 12-3 IOF 骨质疏松风险 1min 测试题

问题	结果	
1. 您是否曾经因为轻微的碰撞或者跌倒就会伤到自己的骨骼？	是□	否□
2. 您的父母有没有过轻微碰撞或者跌倒就发生髋部骨折的情况？	是□	否□
3. 您经常连续 3 个月以上服用"可的松、泼尼松"等激素类药品吗？	是□	否□
4. 您身高是否比年轻时降低了（超过 3cm）？	是□	否□

问题	结果
5. 您经常大量饮酒吗？	是□ 否□
6. 您每天吸烟超过 20 支吗？	是□ 否□
7. 您经常患腹泻吗？（由消化道疾病或者肠炎引起）	是□ 否□
8. 女士回答：您是否在 45 岁之前就绝经了？	是□ 否□
9. 女士回答：你是否曾经有过连续 13 个月以上没有月经？（除了怀孕期间）	是□ 否□
10. 男士回答：您是否患有阳痿或者缺乏性欲这些症状？	是□ 否□

注：上述问题，只要其中有一题回答结果为"是"，即为阳性，提示存在骨质疏松风险，并建议进行骨密度检查或骨折风险测评。

（二）亚洲人骨质疏松自我筛查工具

亚洲人骨质疏松自我筛查工具（OSTA）是基于亚洲 8 个国家和地区绝经后女性的研究，收集多项骨质疏松危险因素，并进行骨密度测定，从中筛选出 11 项与骨密度显著相关的危险因素，再经多变量回归模型分析，得出能较好体现敏感度和特异度的两项简易筛查指标，即年龄和体重。计算公式为：

$$OSTA\ 指数 = [体重（kg） - 年龄（岁）] \times 0.2$$

结果参照见表 12-4。也可以通过图 12-2，根据年龄和体重进行快速查对评估。

表 12-4　亚洲人骨质疏松自我筛查工具

风险级别	OSTA 指数
低	>-1
中	-4～-1
高	<-4

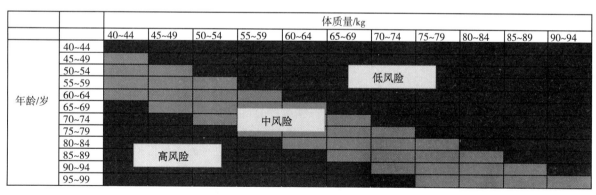

图 12-2　OSTA 风险评估简图

OSTA 主要是根据年龄和体重筛查骨质疏松的风险。需要指出的是，OSTA 选用的指标过少，特异性不高，需结合其他危险因素进行判断，且仅适用于绝经后女性。

（三）骨质疏松的骨折风险评估与预测

可使用世界卫生组织推荐的骨折风险测评系统。

第四节　老年人骨质疏松的健康风险干预

一、一般人群干预

合理膳食营养，多食用含钙、磷高且比例适当的食品，如海带、牛奶、芝麻、核桃等。坚持科学的生活方式，如坚持体育锻炼、多接受日光浴、不吸烟、不饮酒，以及少喝咖啡、浓茶及含碳酸饮料，是预防老年人骨质疏松的最佳措施。

二、高危人群干预

1. 饮食疗法　对于骨骼而言，其中特别重要的是摄入适量的钙、各类维生素等营养素。维生素 D 可以促进肠道、肾小管对钙的吸收，促进骨形成，是机体维持钙内环境稳定的调节激素。

2. 运动疗法和物理因子疗法。

三、患者干预

对老年骨质疏松患者，在高危人群饮食疗法、运动疗法、物理因子疗法的基础上采用药物治疗。治疗药物主要有双膦酸盐类、降钙素、雌激素、甲状旁腺激素、选择性雌激素受体调节剂类等。

四、患者自我管理

认识骨质疏松的危害，掌握一些基本的防跌倒知识，适当加强高钙食物摄入，戒烟限酒，适当运动，增强防治骨质疏松的主动性及治疗的依从性，提高沟通能力和骨折等紧急情况下寻求帮助的能力。

📖 知识拓展

骨质疏松防治九大误区

《防治骨质疏松知识要点》中明确指出了骨质疏松防治的九大误区，并根据这些误区分别进行了有针对性的解答。

1. "喝骨头汤能防止骨质疏松。"实验证明，同样一碗牛奶中的钙含量远远高于一碗骨头汤。对老年人而言，骨头汤里溶解了大量骨内的脂肪，经常食用还可能引起其他健康问题。要注意饮食的多样化，少食油腻，坚持喝牛奶，不宜过多食入蛋白质和咖啡因。

2. "治疗骨质疏松等于补钙。"简单来讲，骨质疏松是骨代谢的异常（人体内破骨细胞影响大于成骨细胞，以及骨吸收的速度超过骨形成速度）造成的。因此，骨质疏松的治疗不是单纯补钙，而是综合治疗，提高骨量、增强骨强度和预防骨折。患者应当到正规医院进行诊断和治疗。

3. "骨质疏松是老年人常见的现象。"骨质疏松并非老年人的"专利"，如果年轻时期忽视运动，常常挑食或节食，饮食结构不均衡，导致饮食中钙的摄入少，体瘦，又不拒绝不良嗜好，这样达不到理想的骨骼峰值量和质量，就会使骨质疏松有机会侵犯年轻人，尤其是年轻的女性。因此，骨质疏松的预防要及早开始，使年轻时期获得理想的骨峰值。

4. "老年人治疗骨质疏松为时已晚。"很多老年人认为骨质疏松无法逆转，到老年期治疗已没有效果，为此放弃治疗，这是十分可惜的。从治疗的角度而言，治疗越早，效果越好。所以，老年人一旦确诊为骨质疏松，应当接受正规治疗，减轻痛苦，提高生活质量。

5. "靠自我感觉发现骨质疏松。"多数骨质疏松患者在初期都不出现异常感觉或感觉不明显。发现骨质疏松不能靠自我感觉，不要等到发觉自己腰背痛或骨折时再去诊治。高危人群无论有无症状，都应当定期去具备双能X线吸收仪的医院进行骨密度检查。

6.“骨质疏松是小病，治疗无须小题大做。”骨质疏松平时不只是腰酸腿痛而已，一旦发生脆性骨折，尤其老年患者的髋部骨折，将导致长期卧床，死亡率甚高。

7.“骨质疏松治疗自己吃药就可以了，无需看专科医生。”对已经确诊骨质疏松的患者，应当及早到正规医院，接受专科医生的综合治疗。

8.“骨质疏松容易发生骨折，宜静不宜动。”保持正常的骨密度和骨强度需要不断地运动刺激，缺乏运动就会造成骨量丢失。体育锻炼对于防止骨质疏松具有积极作用。另外，如果不注意锻炼身体，出现骨质疏松，肌力也会减退，对骨骼的刺激进一步减少。这样，不仅会加快骨质疏松的发展，还会影响关节的灵活性，容易跌倒，造成骨折。

9.“骨折手术后，骨骼就正常了。”发生骨折，往往意味着骨质疏松已经十分严重。骨折手术只是针对局部病变的治疗方式，而全身骨骼发生骨折的风险并未得到改变。因此，不但要积极治疗骨折，还需要客观评价骨骼健康程度，以便及时诊断和治疗骨质疏松，防止再次发生骨折。

第五节 老年人骨质疏松常用康复技术

骨质疏松康复治疗的原则为缓解疼痛、增加骨量、减少骨折。

一、运动疗法

运动疗法的基本方式包括主动运动、被动运动、神经肌肉促进技术及综合运动。运动疗法是防治骨质疏松的有效方法。

（一）主动运动

1. 增强肌力练习 ①腰背肌力训练法。②举哑铃、沙袋等重物。

2. 增加耐力练习 通常采取有氧训练法。对日常生活活动能力较低者，每日30~40min散步有助于刺激骨形成；对日常生活活动能力较好者，可采用快步走、登山、上台阶等运动方式。

3. 改善平衡练习。

4. 纠正畸形练习 可以做扩胸以及牵张上肢、腹肌和下肢肌群的动作练习。

（二）被动运动

被动运动用于患者不能主动活动时保持关节活动，维持肢体活动范围；牵伸肌肉、肌腱和韧带，以防止挛缩；保持或改善肢体血液循环，促进静脉回流等。骨质疏松患者在采用被动运动时应注意施力强度、方向及范围，避免造成损伤。

1. 关节活动度训练 针对关节活动范围的维持或恢复进行运动训练，用于各种关节功能障碍的防治。

2. 手法治疗 手法治疗泛指各种给患者施加外力的治疗，如推拿、关节松动手法等。手法治疗用于肌肉和软组织非特异性炎症或代谢障碍、骨关节病等。

3. 牵引 通过外力或重力对患者的躯体施加两个相反方向的力，以造成关节间隙增大、组织放松的结果，如颈椎牵引、腰椎牵引和关节功能牵引等。

（三）神经肌肉促进技术

神经肌肉促进技术是指以姿势反射、神经反射、各种感受器、中枢神经重塑等生理活动为基础，促进瘫痪肌肉功能恢复的锻炼方法。骨质疏松患者可采用此运动疗法增强肌肉功能,通过肌肉效应达到减少骨量丢失、防治骨质疏松效果。

（四）综合运动

1. 医疗体操　医疗体操是指有针对性的体操活动,包括中国传统形式的拳、功、操,如太极拳、八段锦等。对骨关节、韧带、肌肉、心肺功能等具有积极的作用。医疗体操由于具有较好的安全性、针对性、有效性及可行性,已被广泛应用于骨质疏松防治。

2. 水中运动、放松运动、娱乐运动等　骨质疏松患者可以采用此类运动疗法缓解疼痛症状。

3. 特定运动　特定运动包括转移、步态、起居活动等,适用于严重骨质疏松患者。运动时应加强监督。

> **知识拓展**
>
> 运动疗法在运动量的把握上应注意什么?
>
> 1. 运动强度越大,对骨的刺激作用也越大,也越有利于骨密度的维持和提高。但老年人要循序渐进,切忌激烈地运动。
> 2. 运动时间没有统一标准,但老年人适应运动强度小、时间可稍长一些的有氧运动。
> 3. 锻炼频率以次日不感疲劳为宜,一般以每周3~5次为宜。
> 4. 坚持长期有计划、有规律的运动,建立良好的生活习惯,对延缓骨质丢失有一定作用。

二、物理因子疗法

物理因子疗法包括脉冲电磁场、直流电药物离子导入、低频脉冲电、高频电、超声波、紫外线、中药外敷等。脉冲电磁场、体外冲击波、紫外线等治疗可增加骨量;超短波、微波、经皮神经电刺激等治疗可减轻疼痛。对骨质疏松性骨折或者骨折延迟愈合,可选择低强度脉冲超声波、体外冲击波等治疗,以促进骨折愈合。神经肌肉电刺激、针灸等治疗可增强肌力,促进神经修复,改善肢体功能。

三、作业疗法

作业疗法包括指导患者掌握正确的姿势,改变不良生活习惯,提高安全性。作业疗法还可以分散患者注意力,减少对疼痛的关注,缓解由骨质疏松引起的焦虑、抑郁等不良情绪。

四、康复辅助器具

对行动不便、跌倒高风险者,可选用拐杖、助行架、髋部保护器等辅助器具,建议佩戴防跌倒手表,以提高行动能力、减少跌倒及骨折的发生。对急性或亚急性骨质疏松性椎体骨折的患者,可使用脊柱支架,以缓解疼痛、矫正姿势、预防再次骨折等。应对不安全的环境进行适当改造,如将楼梯改为坡道、卫生间增加扶手等,以减少跌倒风险。

第六节　老年骨质疏松患者随访与效果评估

一、转诊

基层医疗卫生机构应承担原发性骨质疏松的高危筛查、识别、确诊后连续性治疗、功能康复及长期随访管理工作,同时需要判别继发性骨质疏松及不适合在基层诊治的骨质疏松患者,并及时转诊。以下情况应及时转诊至上级医院:

1. 骨质疏松初筛后 基层医疗卫生机构如无确诊条件，须转诊至上级医院明确诊断、制订治疗方案，然后转回基层医疗卫生机构进行长期规范随访治疗和管理，并定期（一般可为 0.5~1 年）到上级医院复诊，评估患者治疗及管理效果。

2. 首次诊断骨质疏松，但病因不明，或疑似继发性骨质疏松患者。

3. 严重骨质疏松或伴全身疼痛症状明显者。

4. 继发性骨质疏松，病因无法明确或无法治疗的患者。

5. 经规范治疗后症状、体征无改善的骨质疏松患者。

6. 骨质疏松并发心脑血管疾病及其他内分泌代谢性疾病等，或出现新的特殊情况，基层医疗卫生机构处理困难者。

7. 基层医疗卫生机构因治疗药物等条件限制需转诊处理者。

二、长期随访管理

（一）随访目的

使患者认识到骨质疏松的危害，自觉配合治疗，阻止骨量进一步下降，并降低骨折及不良反应的发生及影响。

（二）随访内容

1. 主观资料收集 是否周身骨骼或肌肉疼痛；驼背或身高变矮；骨折；胸闷、气短、呼吸困难等。诊治经过，效果如何。既往病史、家族史、药物过敏史等。饮食、运动方式，有无烟、酒、碳酸饮料、咖啡等嗜好。

2. 客观资料收集 ①体格检查：身高、体重、体重指数、血压、脊柱、四肢、心、肺、腹、神经系统检查等。②辅助检查：骨密度检查、骨骼的影像学资料、血钙、血磷、肝肾功能、尿常规等检查、部分患者应检查甲状旁腺功能。

3. 健康问题评估 ①患者存在何种相关危险因素。②是否进行治疗，治疗是否有效。③有无相关并发症（如对呼吸功能的影响）。

4. 制订随访计划 包括危险因素干预计划、治疗计划、检查计划、随访计划等。

（三）随访频率

建议每 1~2 个月进行整体的症状及体型的评估；每 2~3 个月检查骨代谢指标；每 6~12 个月的时间进行骨量的检查，同时对骨质疏松的并发症如糖尿病、肥胖等进行评估。

（四）随访操作

将骨质疏松管理对象分为一般人群、高危人群、骨质疏松患者和骨质疏松性骨折患者 4 类（表12-5），进行分层分类管理，内容包括健康教育、高危筛查、生活方式调控、疾病诊断与规范治疗、功能评定与康复、家庭及社区支持等。

表 12-5 骨质疏松患者随访管理

对象	管理内容	实施者
一般人群	健康骨骼维护：给予针对性的健康教育及生活方式指导	健康照护师
高危人群	生活方式及防跌倒干预、骨健康基本补充剂及必要的抗骨质疏松药物应用	健康照护师、老年人生活能力评估师、专科医生
骨质疏松患者	骨质疏松规范诊断及药物疗效、依从性和安全性的随访	健康照护师、专科医生、护士
严重骨质疏松患者	骨折后康复，再骨折的预防；抗骨质疏松药物长期随访	健康照护师、老年人生活能力评估师、专科医生、康复治疗师

三、效果评估

（一）管理目标

1. 通过筛查，发现骨质疏松患者及骨量低下者。

2. 提高老年人骨质疏松防治意识，提高骨质疏松患者和骨量低下者的就诊率和治疗率。

3. 提高老年人骨健康水平，通过社区管理，骨量正常者避免骨量减少和骨质疏松的发生，骨量低下和骨质疏松者避免初次骨折和再次骨折的发生。

（二）管理效果评估指标

1. 老年骨质疏松患者得到规范化管理的百分比提高。

2. 老年人骨质疏松防治知识知晓率提高。

3. 老年骨质疏松患者健康行为形成率提高。

4. 老年人的生活质量得到改善。

5. 老年人的健康水平得到提高。

6. 老年人骨质疏松相关性骨折及并发症发生率降低。

（梁廷营）

 思考题

1. 老年人骨质疏松的危险因素有哪些？

2. 简述老年骨质疏松患者自我管理的目标和主要内容。

3. 简述老年骨质疏松患者常用的康复治疗技术。

4. 论述老年骨质疏松患者干预要点。

第十三章
慢性骨关节病的管理

案　　例

李爷爷，67 岁。2 年前反复出现双侧膝关节疼痛，活动不便，下蹲、爬楼时疼痛明显，休息后可缓解。查体：膝关节局部压痛，关节肿大，关节摩擦感，关节主动和被动活动范围缩小，肌肉萎缩伴股四头肌肌力下降。

请问

1. 针对李爷爷的病情，应该如何处理？
2. 李爷爷进行康复训练可以采取哪些方案？
3. 如何对李爷爷进行慢性病管理？

第一节　慢性骨关节病的基本知识

一、概述

慢性骨关节病（osteoarthrosis，OA）是骨骼系统的慢性损伤性疾病，又称骨性关节炎、肥大性关节炎、老年性关节炎、骨关节病等，一般以 40 岁以上患者居多，病程迁延数年不等，症状以关节疼痛、变形、活动受限者居多。早期关节以活动不灵、轻度疼痛为主；中期以关节疼痛、关节轻度变形为主；晚期主要以疼痛、关节变形、活动受限甚至功能障碍为主。慢性骨关节病是老年人的常见病，发病率在 65 岁以上老年人口中占 80%，是影响老年人生活质量的主要健康问题。一般女性发病率高于男性，尤其是绝经后女性多见。

二、危险因素

慢性骨关节病的确切原因尚不清楚，可能与以下因素相关：
1. **年龄**　是慢性骨关节病最重要的致病因素之一，患病率随年龄增长而增加。
2. **性别**　女性发病率高于男性，女性更年期后患病率升高，可能与性激素的作用有关。

3. 肥胖 主要原因是超重造成关节额外机械负荷，也可能与肥胖并存的脂类、嘌呤和糖代谢异常有关。

4. 遗传 遗传因素对慢性骨关节病的影响可能包括先天性结构异常和缺陷（如先天性髋关节脱位、髋臼发育不良和股骨头骨骺脱位等）、软骨或骨的代谢异常、肥胖和骨质疏松等。

5. 反复过度性应力 本病与长期职业性及运动性应力过度有关，如矿工的膝关节、举重运动员的脊柱关节等。

6. 关节外伤史 关节受伤后即使没有关节软骨损伤，但只要存在关节不稳等因素，关节软骨就会很快发生退行性改变而出现骨关节炎。大多数的膝关节损伤包括交叉韧带和半月板撕裂是膝骨关节炎的常见病因。

7. 炎性关节病史 如化脓性关节炎、结核性关节炎等。

📖 知识拓展

下台阶与上台阶哪一个更易损伤关节？

下台阶时关节磨损较上台阶严重。人体下台阶时单足着地，身体重力向前倾，身体重量全附着于单关节上，增加关节负重，同时单关节反复交替使用，关节软骨面局部受力约为体重的3倍，如此高的局部受力造成关节软骨面损伤，重复长期不断地磨损，致使关节软骨磨损严重，失去弹性、润滑、吸收能力。因关节面不光滑，会进一步加快关节退变。因此，下台阶更易损伤关节。

三、临床特点

（一）症状

临床表现为关节疼痛、僵硬、肿胀、活动响声以及关节活动障碍，最终导致关节功能减退和关节畸形，好发部位为膝关节、髋关节、远端指间关节及脊柱。

1. 关节疼痛 常是骨关节炎的第一主诉。初期表现为轻中度间断性隐痛，可呈酸胀感，劳累后加重，休息后减轻或消失，常与天气变化有关。后期关节轻微活动即可出现剧烈疼痛，最终进展为休息时也可出现疼痛。严重者疼痛可影响睡眠。

2. 关节僵硬 患者感到关节活动不灵活，特别在较长时间不活动后（久坐或清晨起床后）感到关节明显僵硬，经过一定时间缓慢活动后才能感到灵活度增加，临床上称为晨僵。关节僵硬在空气湿度增加或气压降低时加重，但一般持续时间较短，常为几分钟到十几分钟，很少超过30min。到疾病后期，关节僵硬即使在活动后也难以恢复。

3. 关节肿胀 多见于膝关节，关节滑膜渗出增加、积液或出血。手部关节肿大变形明显，髋关节位置较深，肿胀不明显或不易被察觉。

4. 骨摩擦音（感） 由于软骨面破坏，关节活动时出现骨摩擦音（感），但缺乏全身性症状如发热等。其多见于膝关节。

5. 关节无力、活动障碍 关节疼痛、活动度下降、肌萎缩、软组织挛缩可引起关节无力，行走时腿软或关节绞锁，不能完全伸直或活动障碍。

（二）体征

体格检查是诊断骨关节炎的重要线索，甚至对无症状者也能明确诊断。每个关节的触诊必须包括压痛、渗出和摩擦感。

1. 压痛 关节及关节边缘压痛或触痛是典型症状，关节肿胀时尤为明显。注意询问患者压痛与主诉疼痛是否一致。

2. 关节肥大 可能包括骨肥大或关节渗出。骨肥大源于骨赘，在掌指关节和近指间关节特别突出。渗出一般为无菌性炎症，皮肤发热、红肿少见，应与感染性关节炎相鉴别。

3. 关节摩擦感　在主动或被动活动中均可感觉。很多人的摩擦感可能不伴有疼痛，如果出现疼痛并伴有关节弹响要考虑是否有软骨碎片、游离体或半月板破裂等。

4. 活动受限　记录患者主动活动和被动活动范围，观察患者日常生活活动能力，可以明确疼痛的来源和程度。

5. 关节畸形　以远指间关节受累最为常见，表现为关节伸侧面的两侧骨性膨大。可伴有结节、局部轻度红肿、疼痛和压痛。第一腕掌关节受累后，基底部的骨质增生可出现方形手畸形，而手指关节增生及侧向半脱位可致蛇样畸形。膝关节骨关节炎严重者可出现膝内翻或膝外翻畸形。

（三）并发症

1. 滑膜炎　滑膜作为关节腔里面分布比较广泛的组织，非常容易受到病变侵犯继而引发炎症。

2. 骨质增生　当关节内软骨磨损严重影响到骨质层时，受到摩擦损伤的骨质会出现反应性的骨质增生。

3. 软骨下骨硬化　软骨下的骨质受到磨损，会引起关节软骨下骨硬化。

4. 肌肉萎缩　当病情逐渐进展，关节破坏严重、活动受限导致肌肉失用性萎缩。

5. 关节畸形　骨关节病进展到比较严重的时候，就有可能影响患肢关节的活动功能，导致关节僵硬，晚期甚至发生关节畸形。

6. 局部神经症状　部分骨关节炎患者由于骨质增生压迫神经，会产生肢体麻木、感觉异常、无力等症状。

7. 骨折　由于患者长时间不活动，容易引发肢体部位的骨质异常脱钙，从而会导致骨质疏松的情况，严重者会出现病理性骨折。

（四）老年人慢性骨关节病的特点

1. 范围广　关节受累的程度大，年轻人骨关节病多是局部受累，如单一的颈椎病变等，但是老年人的骨关节病常常是多个部位受累，如颈椎、胸椎、腰椎，甚至膝、踝、手等部位受累。

2. 并发症多　可合并有高血压、冠心病、糖尿病、脑卒中等以及其他慢性病等。

3. 骨质疏松　老年人常多发骨质疏松，骨质疏松又会加重骨关节病，导致患者行走不能，缺乏活动，此时又加重骨质疏松，两者互相影响，形成恶性循环。

四、辅助检查

1. 实验室检查　血常规、蛋白电泳、免疫复合物及血清补体等指标一般在正常范围。伴有滑膜炎的患者可出现 C 反应蛋白（CRP）和血沉（ESR）轻度升高，类风湿因子（RF）阴性。

2. 关节液常规检查　多数黄白色，透明清亮，黏蛋白凝集实验正常，白细胞不高或轻度升高，蛋白浓度轻度升高，糖水平与血糖平行。

3. 影像学检查　X 线检查主要表现为关节间隙狭窄，软骨下骨质硬化，边缘唇样变及骨赘形成，关节周围骨内囊状改变等。X 线检查仍为该病的常规检查及追踪病情变化的"金标准"。

五、诊断要点

诊断骨关节病主要根据患者的病史、症状、体征，以及影像学检查和实验室检查结果。髋关节和膝关节骨关节炎的诊断标准包含临床标准和影像学标准（表 13-1、表 13-2），指间关节骨关节炎的诊断标准只包括临床标准（表 13-3）。

表 13-1 髋关节骨关节炎诊断标准

序号	症状、实验室或X线检查结果
1	近1个月内反复的髋关节疼痛
2	红细胞沉降率≤20mm/h
3	X线检查示骨赘形成,髋臼边缘增生
4	X线检查示髋关节间隙变窄

注:满足诊断标准1+2+3条或1+3+4条,可诊断为髋关节骨关节炎。

表 13-2 膝关节骨关节炎诊断标准

序号	症状或体征
1	近1个月内反复的膝关节疼痛
2	X线检查(站立位或负重位)示关节间隙变窄、软骨下骨硬化和/或囊性变、关节边缘骨赘形成
3	年龄≥50岁
4	晨僵时间≤30min
5	活动时有骨摩擦音(感)

注:满足诊断标准1+(2、3、4、5条中的任意2条),可诊断为膝关节骨关节炎。

表 13-3 指间关节骨关节炎诊断标准

序号	症状或体征
1	指间关节疼痛、发酸、发僵
2	10个指间关节中有骨性膨大的关节≥2个
3	远指间关节骨性膨大≥2个
4	掌指关节肿胀<3个
5	10个指间关节中有畸形的关节≥1个

注:满足诊断标准1+(2、3、4、5条中的任意3条)可诊断指间关节骨关节炎;10个指间关节为双侧示、中指远指间关节及近指间关节、双侧第一腕掌关节。

六、治疗要点

老年人慢性骨关节病的治疗措施包括改善行为生活方式、药物治疗和外科治疗,最大限度地减少并发症的发生率。

1. 改善行为生活方式 控制体重,合理饮食;注重保暖,减轻疼痛;适度运动,改善功能。

2. 药物治疗 常用的药物类型包括全身镇痛药物和局部治疗药物。用药原则:用药前进行风险评估,关注潜在风险;根据患者个体情况,剂量个体化;尽量使用最低有效剂量,避免过量用药及同类药物重复或叠加使用;根据患者药物治疗反应和病变严重程度,阶梯化选择镇痛药物;持续用非甾体抗炎药3个月,应根据病情检查血常规及肝肾功能、便隐血试验;同时给予对症治疗和对因治疗药物。

(1)非特异性药物:口服非甾体抗炎药,常用的有布洛芬、萘普生、美洛昔康、塞来昔布等。外用消炎止痛药及中药贴剂,如布洛芬乳膏、双氯芬酸二乙胺盐乳胶剂等。

(2)特异性药物:常用的有硫酸氨基葡萄糖、透明质酸、硫酸软骨素等。透明质酸钠关节内注射可起到润滑关节、保护关节软骨的作用。

3. 手术治疗　对非手术治疗无效的骨关节炎或严重骨关节炎患者,应考虑手术治疗。

第二节　老年人慢性骨关节病信息收集与管理

一、信息收集内容

(一)基本信息收集

基本信息包括姓名、性别、出生日期、身份证号、联系电话、住址、常住类型、民族、血型、文化程度、职业、婚姻状况、医疗费用支付方式、药物过敏史、暴露史、经济收入等。

(二)健康信息收集

1. 发病情况(病程)　患慢性骨关节病的时间,是否接受过药物治疗及其疗效与不良反应。

2. 既往史、手术史、外伤史、输血史　既往史着重询问现在和过去曾经患过的某种疾病,包括建档时还未治愈的慢性病或某些反复发作的疾病,并写明确诊时间。同时应注意评估相关危险因素及对危险因素的控制情况,若既往已存在创伤等慢性骨关节病危险因素,未来发生骨关节病的风险可能增加;询问曾经接受过的手术治疗、曾经发生比较严重的外伤经历、曾经接受过的输血情况,如有上述情况,应分别写明具体内容和时间。

3. 家族史及遗传病史　直系亲属(父亲、母亲、兄弟姐妹、子女)中是否有慢性骨关节病、风湿性疾病、类风湿疾病等家族史、遗传性或遗传倾向的疾病或症状。

4. 残疾史、生活环境　询问残疾情况,如肢体、言语、智力、精神等;生活环境是否有无障碍设施、浴室及厕所类型等。

5. 行为生活方式　询问患者职业情况、膳食结构、烟酒情况(每日酒精摄入量、吸烟支数、吸烟时长)等具体情况,身体活动量以及体重变化等情况。

6. 服用药物情况　了解患者是否服用导致骨关节炎的药物,如利尿剂、水杨酸钠、促尿酸排泄药、治疗原发性红细胞增多症的放射性磷、细胞毒性抗肿瘤药物等。

7. 心理社会因素　了解患者心理社会因素,包括家庭情况、工作环境、文化程度及有无精神创伤史。

(三)身体评估

身体评估有助于慢性骨关节病的诊断、有无并发症高危风险因素等。其包括有无内外侧关节间隙的压痛、软骨面的压痛,有无关节摩擦感,正确测量各关节活动度,观察有无关节活动受限,测量双侧肌肉围度是否对称,有无肌肉萎缩,检查有无关节畸形等。

(四)辅助检查

询问是否做了以下检查项目,并详细记录各项指标的数值。

1. 血常规　查看白细胞计数、红细胞计数、C反应蛋白等各项指标,判断有无感染、贫血、炎症等。

2. 关节液常规检查　查看关节液白细胞计数、蛋白浓度、糖水平等指标。

3. 影像学检查　查看X线检查有无增生、关节间隙狭窄、软骨下骨硬化、囊性变等,关节边缘有无增生和骨赘形成,关节内是否可见游离体或关节变形。

二、信息管理

将收集的老年人慢性骨关节病个人信息录入慢性病管理信息系统,并注意及时补充、更新,妥善保管、维护和管理。

第三节 老年人慢性骨关节病筛查

老年人慢性骨关节病筛查的目的是根据老年人各项关键危险因素指标,将个体划分为一般人群、慢性骨关节病高危人群和慢性骨关节病患者,然后实施分类干预和管理。

一、关键危险因素

慢性骨关节病的关键危险因素包括不可改变因素(包括年龄、慢性骨关节病家族史)和可改变因素(如肥胖、关节手术外伤史、关节过度负荷)等。

二、慢性骨关节病高危人群判断标准

下列情况存在两项及以上者,属于慢性骨关节病高危人群。

1. 年龄>40岁。
2. 骨关节炎家族史(一、二级亲属)。
3. 有关节外伤(髋、膝)或手术史。
4. 超重(BMI≥24.0kg/m^2)及关节过度负荷。

三、合理设定随访频率

早期、急性期或者病情持续活动期的患者应当每月随访1次,直至病情得到控制,处于缓解期的患者可以每3~6个月随访1次。

第四节 老年人慢性骨关节病的健康风险干预

一、一般人群干预

倡导健康生活方式,保持合理膳食,适量运动,减轻体重,预防慢性骨关节病。定期体检,每年进行一次实验室检查、X线检查。

二、高危人群干预

针对有一项或多项高危因素但尚未发生慢性骨关节病者:

1. 肥胖、关节手术或外伤史和关节过度负荷是可干预因素,减轻体重可明显减少症状性膝骨关节炎的发生。
2. 对有关节手术或外伤史者,酌情使用关节辅助器具可以减少关节进一步损伤,降低骨关节炎发生。
3. 若关节过度负荷与职业性质相关,建议改变工作方式;若为非职业因素引起,应改变行为生活方式,避免关节高强度、高耐力、高负荷的运动,可以改为适度、合理、比较舒缓的运动方式,如散步、游泳等。
4. 对绝经期女性,可使用雌激素替代治疗,增加摄入富含维生素C、维生素D、维生素E及钙等的食物。

三、患者干预

对慢性骨关节病患者，在改善行为生活方式的基础上，还需要加用药物及康复治疗，以改善症状，必要时进行外科治疗。

（一）药物治疗

1. 局部治疗药物　对于手和膝骨关节炎，建议首选局部治疗药物。局部治疗药物可使用非甾体抗炎药的乳胶剂、膏剂、贴剂等。外用药可以有效缓解关节轻中度疼痛，不良反应轻微。对中重度疼痛，可外用药与口服药联合使用。

2. 全身镇痛药物

（1）一般选用对乙酰氨基酚，每日最大剂量不超过 4.0g。

（2）对乙酰氨基酚治疗效果不佳的患者，在评估心血管疾病风险后可选择使用其他非甾体抗炎药。

（3）非甾体抗炎药治疗无效或不耐受者，可使用曲马多、阿片类镇痛剂或对乙酰氨基酚与阿片类的复方制剂。

3. 关节腔注射　关节腔注射透明质酸钠等药物。

4. 改善病情类药物及软骨保护剂　包括 D- 葡糖胺、双醋瑞因、阿仑膦酸钠，以及维生素 C、维生素 D、维生素 E 等。

（二）外科治疗

外科治疗的目的是进一步协助诊断，减轻或消除疼痛，防止或矫正畸形，防止关节破坏进一步加重，改善关节功能。外科治疗主要有游离体摘除术、关节清理术、截骨术、关节融合术、关节成形术（人工关节置换术）等。

四、患者自我管理

（一）体重管理

对膝骨关节炎患者，如果体重指数（BMI）超过 $25.0kg/m^2$，建议减轻体重。减轻体重可以延缓骨关节炎的进展，减轻关节疼痛，改善关节僵硬。患者要防止过度摄入热量，维持营养均衡，控制或逐步减轻体重。

（二）运动管理

运动管理包括自我行为疗法（减少不合理的运动，避免不良姿势，减少或避免爬楼梯）、有氧锻炼（如游泳、自行车等）、关节功能训练（如膝关节在非负重位下屈伸活动，以保持关节最大活动度）、肌力训练（如髋关节炎应注意外展肌群的训练）等，运动应个体化。

第五节　老年人慢性骨关节病常用康复技术

一、一般治疗

限制活动量，减轻关节负荷。当患者肿痛明显时，应限制活动量，减轻关节负荷。下肢负重关节受累时，应避免跑、跳等剧烈活动；避免持续的屈膝作业，少做屈膝运动；减少每次步行的距离和时间，避免髋关节、膝关节负荷过重和过度使用。

二、物理因子疗法

1. 温热疗法　可减轻患者关节疼痛和缓解肌肉痉挛，常用的方法有红外线、热敷、局部温水浴、中药熏蒸和石蜡疗法等。

2. 电疗法 当处于急性炎症阶段,关节肿痛、关节腔有积液时,可采用无热量超短波或脉冲短波;当处于慢性炎症阶段,关节腔无积液时,可利用热效应深且均匀的微热量超短波或连续短波。对慢性炎症、粘连、肌萎缩和关节僵硬患者,可使用调制中频电疗法、干扰电疗法、等幅中频电疗法、低频电疗等。

3. 超声波疗法 超声波的机械作用和温热作用可松解粘连、缓解肌肉痉挛和改善局部代谢。

4. 其他 如经皮电神经刺激疗法、电磁疗法、体外震波技术等。

三、运动疗法

1. 关节活动度训练 关节进行不负重的主动运动,下肢运动宜在坐位与卧位进行,以减轻关节的应力负荷;持续被动运动;对关节活动受限者,进行被动牵伸;关节松动术,当关节肿胀、疼痛明显时可采用Ⅰ、Ⅱ级手法,慢性期伴有关节僵硬和关节周围组织粘连、挛缩时可采用Ⅲ、Ⅳ级手法。

2. 肌力训练 在不引起疼痛的角度做肌肉的等长收缩,每次持续5~6s,然后放松休息,反复进行,可有效增强肌力。膝骨关节炎患者可取仰卧位,膝伸直,做直腿抬高运动(可小腿绑缚沙袋练习),以增加股四头肌和髂腰肌的肌力。

3. 有氧运动 可进行步行、快走、慢跑、骑自行车等,特点是强度低、有节奏、持续时间较长。

四、康复辅助器具

必要时使用拐杖、步行器、轮椅等,以减轻髋膝关节负重。对手部骨关节炎患者,可借助长柄取物器等自助具,以方便日常生活。

第六节 老年慢性骨关节病患者随访与效果评估

一、转诊

出现以下情况时应及时转诊至上级医院诊治:

1. 诊断不确定,或因技术、设备等条件限制不能诊断或治疗。
2. 病变严重及关节功能明显障碍。
3. 合并复杂疾病,包括肝肾功能不全、胃肠道高危或心血管疾病等。
4. 治疗效果不佳,虽然积极非药物及药物治疗,仍症状持续、效果不佳。
5. 用药后出现难以处理的不良反应。
6. 妊娠和哺乳期女性。
7. 其他无法处理的急症。

转回到基层医疗卫生机构后,应结合上级医院的治疗建议,对患者进行综合管理、治疗和随访。

二、长期随访管理

(一)随访目的

使患者认识到老年人慢性骨关节病的危害,自觉配合治疗,降低并发症的发生及影响。

(二)随访内容

1. 监督患者的自我管理过程及效果 评估患者的生活方式、运动锻炼、体重控制是否合理,定期进行患者教育,指导健康生活方式。

2. 评估药物治疗情况 服药依从性,治疗效果(关节症状体征、日常生活活动能力等改善情况),

评估治疗效果、不良反应,定期复查血常规、肝肾功能。

3. 合并疾病的管理和治疗　对合并疾病进行慢性病管理,评估用药、治疗效果、服药依从性、不良反应等,指导治疗。

4. 心理社会状况　评估患者的心理状况、家庭社会支持情况,定期心理辅导。

（三）随访频率

根据患者症状确定随访频率（表 13-4）。

表 13-4　慢性骨关节病患者随访频率

项目	一级管理	二级管理	三级管理
管理范围	低危患者	中危患者	高危/极高危患者
管理对象	初次就诊且症状较轻	非药物治疗无效或有早期临床症状、无影像学表现	有严重临床症状且有影像学表现,或者有严重临床表现且合并疾病:肥胖、营养不良、糖尿病
随访频率	每年 1 次	每半年 1 次	每季度 1 次

（四）随访操作

1. 主观资料收集　询问关节疼痛、晨僵等症状,以及症状的严重程度、发作频次、持续时间、缓解方式较前有无改善,同时询问上次随访到现在新出现的症状、有无新发并发症及发生时间并记录。记录睡眠情况、有无走路不稳或跌倒。其他基础疾病如消化道疾病、骨质疏松、心脑血管疾病等情况。

2. 客观资料收集　查体:身高、体重、BMI、关节骨性膨大、骨摩擦感、关节腔积液,心、肺、脑、神经系统检查等。辅助检查:血沉和 C 反应蛋白、关节 X 线检查。

3. 健康问题评估　目前治疗方法（包括药物治疗、外科治疗、康复治疗等）;药物不良反应;治疗是否有效（关节疼痛、肿胀等是否好转）;是否有关节畸形等。

4. 必要时调整治疗方案并记录。

三、效果评估

（一）管理目标

提高我国老年人慢性骨关节病的知晓率、治疗率和控制率,降低相关并发症的发生风险。

（二）管理效果评估指标

1. 老年慢性骨关节病患者得到规范化管理的百分比提高。

2. 慢性骨关节病高危因素的控制。

3. 降低老年人慢性骨关节病的发病率。

4. 老年慢性骨关节病患者症状得到控制,功能得到恢复。

5. 老年慢性骨关节病患者的生活质量提高。

6. 老年人防治慢性骨关节病知识知晓率提高。

7. 老年人慢性骨关节病相关并发症发生率降低。

（梁廷营）

 思考题

1. 老年人慢性骨关节病的危险因素有哪些?

2. 简述老年慢性骨关节病患者自我管理的目标和主要内容。

3. 简述老年慢性骨关节病患者常用的康复治疗技术。

4. 论述老年慢性骨关节病患者的干预要点。

第十四章
老年人癌症管理

学习目标

1. 掌握老年人癌症健康信息收集内容、方法和分类干预。
2. 熟悉老年人癌症高危因素和危险分层。
3. 了解老年人癌症的临床特点和治疗要点。
4. 能独立进行老年人癌症管理并指导患者自我管理。
5. 具有以老年人为中心的职业素养，具有较强的应变能力和关爱老年人的职业精神。

案 例

王奶奶，68 岁。因腹痛 3 个月、加重伴呕血、黑便 1 周入院，1 周来王奶奶精神萎靡，食欲缺乏，体重较前减轻约 4kg。体格检查：体温 36.0℃，脉搏 80 次 /min，呼吸 16 次 /min，血压 116/76mmHg，右锁骨上窝触及 3 个肿大淋巴结，质硬，固定。胃镜示胃小弯近幽门局部隆起，黏膜皱襞消失，中央有一 4cm×3cm 的溃疡，边缘不规则隆起，切面呈灰白色，质硬，底部凹凸不平，有出血坏死。

请问

1. 针对王奶奶目前的病情，应如何处理？
2. 如何对王奶奶进行慢性病管理？

癌症是严重威胁人类健康的一种疾病，近年来癌症发病率和死亡率呈逐年上升趋势，癌症防治刻不容缓。

第一节　老年人癌症的基本知识

一、概述

癌症（cancer）具有细胞分化和增殖异常、生长失去控制、浸润性和转移性等生物学特征，其发生是一个多因子、多步骤的复杂过程。

二、危险因素

1. 行为因素　行为因素包括吸烟、饮酒、缺乏锻炼等。

2. 感染因素　感染因素包括幽门螺杆菌、乙型肝炎病毒、丙型肝炎病毒、人乳头状瘤病毒、EB 病毒、人类免疫缺陷病毒等。

3. 饮食因素　包括摄入被黄曲霉毒素、砷等致癌物污染的食物或水等。

4. 代谢因素　代谢因素包括肥胖、糖尿病等代谢性疾病。

5. 环境因素　环境因素包括职业危险因素暴露、室内外空气污染物暴露、电离辐射、紫外线过度照射等。

三、临床特点

（一）症状

癌症症状因其所在的器官、部位以及发展程度不同而有所不同，但早期多无明显症状，即便有症状也常无特异性。

1. 疼痛　肿瘤的膨胀性生长或破溃、感染等使末梢神经或神经干受刺激或压迫，可出现局部疼痛。出现疼痛往往提示癌症已进入中晚期。开始多为隐痛或钝痛，夜间明显，以后逐渐加重，变得难以忍受，昼夜不停，尤以夜间明显。一般止痛药效果差。

2. 梗阻　癌组织迅速生长，造成空腔脏器的梗阻。如梗阻部位在呼吸道，可发生呼吸困难、肺不张；食管癌梗阻出现吞咽困难；胆道部位的癌症可以阻塞胆总管而发生黄疸；膀胱癌阻塞泌尿道而出现排尿困难；胃癌幽门梗阻可引起餐后上腹饱胀、呕吐等。

3. 全身症状　早期癌症多无明显全身症状。部分患者可出现体重减轻、食欲缺乏、恶病质、大量出汗（夜间盗汗）、贫血、乏力等非特异性症状。此外，10%~20% 肿瘤患者在发病前或发病时会产生与转移、消耗无关的全身和系统症状，称副肿瘤综合征，表现为肿瘤热、恶病质、高钙血症、抗利尿激素分泌失调综合征、类癌综合征等。

4. 其他　颅内肿瘤可引起视力障碍（压迫视神经）、面瘫（压迫面神经）等多种神经系统症状；骨肿瘤侵犯骨骼可导致骨折；肝癌引起血浆白蛋白减少而致腹水等。肿瘤转移可以出现相应的症状，如区域淋巴结肿大，肺癌胸膜转移引起的癌性胸水等。

（二）体征

1. 肿块　为癌细胞恶性增殖所形成，可用手在体表或深部触及。甲状腺、腮腺或乳腺等癌症可在皮下较浅部位触及。肿瘤转移到淋巴结，可导致淋巴结肿大，某些表浅淋巴结如颈部淋巴结和腋窝淋巴结容易触摸到。

2. 溃疡　位于体表或胃肠道的癌症若生长过快，可因供血不足而出现组织坏死或继发感染，形成溃烂。如乳腺癌可在乳房处出现火山口样或菜花样溃疡，分泌血性分泌物，并发感染时可有恶臭味。

3. 出血　癌组织侵犯血管或癌组织小血管破裂而出血。如肺癌患者可咯血或痰中带血，胃癌、食管癌、结肠癌可呕血或便血，泌尿道肿瘤可出现血尿，子宫颈癌可有阴道流血，肝癌破裂可引起腹腔内出血。

（三）癌症转移

癌细胞可通过直接蔓延、淋巴道转移、血行转移和种植四种方式转移至邻近和远处组织器官。

（四）老年人癌症的特点

1. 易患多发性恶性肿瘤　即一个人同时或先后患不同组织、器官的原发癌。年龄越大，多发性恶性肿瘤的比例越高。

2. 无症状的潜伏癌较多　不少老年人生前未发现癌症，死后尸体解剖时发现癌症病灶。年龄越大，潜伏癌越多。

3. 症状易忽视　老年癌症患者由于身体逐渐衰老或伴发其他疾病，往往表现出一些非特异症状，如衰弱、无力、全身痛等，容易被视为一般衰老表现而被忽视。

4. 易被误诊　由于老年人疾病的许多症状与癌症表现相似，所以老年人癌症容易被误诊为其他非癌性常见病。如骨癌可表现为关节疼痛和骨质疏松；前列腺癌常常有尿频、尿急、排尿困难、尿线变细、夜尿次数多等表现；胃肠道癌症有消化不良、大便习惯改变等症状；肺癌早期症状有咳嗽和胸痛。

5. 癌症转移率较低 当老年人发现癌症时，已经转移到身体其他部位的较少。

四、辅助检查

1. 肿瘤标志物 虽缺乏特异性，但在辅助诊断和判断预后方面仍有一定的价值，包括酶学检查、肿瘤相关抗原检查等。

2. 基因检测 包括基因表达产物的检测、基因扩增检测和基因突变检测，可确定是否有癌变的特定基因存在。

3. 病理学检查 通过采取标本做组织学检查；表浅肿瘤的刮片或涂片、深部肿瘤针刺吸取或收集分泌液、内镜刷取或冲洗吸取液涂片做细胞学检查。

4. 影像学检查 包括X线、CT、磁共振、超声等检查。

5. 内镜检查 内镜可对全身各系统的外腔、管腔和闭合式体腔进行观察。

五、诊断要点

根据癌症发生的不同部位和性质，对患者的临床表现和体征进行综合分析，结合实验室检查和影像学、细胞病理学检查，可做出明确诊断。除了明确是否有癌症，还应进一步明确癌症的范围、程度、分型、是否扩散等，以便拟定治疗方案和评估预后。

六、治疗要点

癌症有很多种，性质类型各异、累及的组织和器官不同、病期不同，对各种治疗的反应也不同，大部分患者需要进行综合治疗。所谓综合治疗，就是根据患者的身体状况、癌症的病理类型、侵犯范围等情况，综合采用手术、化学治疗（简称化疗）、放射治疗（简称放疗）等手段，以期较大幅度地提高治愈率，并改善患者的生活质量。

（一）手术治疗

对早期或较早期实体肿瘤来说，手术切除是首选的治疗方法。根据手术的目的不同，可分为以下几种：

1. 根治性手术 适合于肿瘤范围较局限、没有远处转移、体质好的患者。

2. 姑息性手术 对肿瘤范围较广、已有转移而不能做根治性手术的晚期患者，为减轻痛苦，维持营养和延长生命，可以只切除部分肿瘤或行减轻症状的手术，如造瘘术、消化道短路等手术。晚期肿瘤可以做肿瘤的大部切除，降低肿瘤负荷，为以后的放疗、化疗或其他治疗奠定基础。

3. 诊断性手术 通过不同的手术方式获得肿瘤病理学检查的标本，如穿刺取材或术中切取小块组织等。对深部的内脏肿物，需要开胸、开腹或开颅检查，术中病理检查证实后，则立即进行治疗性手术。

4. 预防性手术 用于癌前病变，防止发生恶变或发展成进展期癌。如家族性结肠息肉病患者可以通过预防性结肠切除而获益，因为这类患者若不切除结肠，40岁以后约有一半可发展成结肠癌，70岁以后几乎100%发展成结肠癌。

5. 转移灶的手术 对于单个的肺、肝、骨等转移灶，行切除治疗，仍可争取5年生存率。如原发性肺癌仅有骨的单个转移病灶，而原发性肺癌又可彻底切除者，可同时或先后行原发灶加转移灶的切除手术。

（二）化学治疗

癌症化学治疗（化疗）是用可以杀死癌细胞的药物进行治疗。多数的化疗药物都没有专一性，所以会同时杀死进行细胞分裂的正常组织细胞，因而常伤害需要进行分裂以维持正常功能的健康组织，如肠黏膜细胞。有些药品合并使用可获得更好的效果，癌症化学治疗常常同时使用两种或两种以上的药物。

（三）放射治疗

放射治疗（放疗）又称辐射疗法，是使用辐射线杀死癌细胞，缩小肿瘤。放射治疗可经由体外或体内接近进行。由于癌细胞的生长和分裂都较正常细胞快，借由放射线破坏细胞的遗传物质可阻止细胞生长或分裂，进而控制癌细胞的生长。放射治疗的目标则是要尽可能破坏所有癌细胞，同时尽量减少对邻近健康组织的影响。

（四）其他治疗方法

癌症的其他治疗方法还有靶向治疗、免疫疗法、基因治疗、内分泌治疗、高温治疗、冷冻治疗、激光治疗等。

中医中药配合癌症的化疗、放疗，可以减轻不良反应，增强对化疗、放疗的耐受力，促进恢复。

第二节　老年人癌症信息收集与管理

一、信息收集内容

（一）基本信息收集

基本信息包括姓名、性别、出生日期、身份证号、联系电话、住址、常住类型、民族、血型、文化程度、职业、婚姻状况、医疗费用支付方式、药物过敏史、暴露史、经济收入等。

（二）健康信息收集

应全面详细了解患者病史，包括以下内容：

1. 发病情况（病程）　发生肿瘤的时间，是否接受过治疗，治疗方式、疗效等。

2. 既往史、手术史、外伤史、输血史　询问有无其他部位肿瘤病史或手术治疗史，有无其他系统伴随疾病，有无服药史、过敏史。

3. 家族史及遗传病史　直系亲属（父亲、母亲、兄弟姐妹、子女）中是否有肿瘤发病史。

4. 残疾史、生活环境　询问残疾情况，如视力、言语、肢体、智力、精神等；有无吸烟、长期饮酒；有无不良的饮食习惯或与职业因素有关的接触与暴露史；家族中有无肿瘤患者；有无经历重大精神刺激、剧烈情绪波动或抑郁。

5. 辅助检查情况　包括定性、定位诊断性检查及有关内脏器官功能的检查。了解患者实验室检查结果，超声、X线、CT检查有无占位，是否行放射性核素扫描及其结果，评估患者耐受情况。内脏器官功能损害程度，营养状况，心、肺、肾等重要内脏器官功能和患者对手术以及各种治疗的耐受情况。

6. 心理社会状况　了解患者对疾病诱因、常见症状、放疗、化疗、介入治疗、疾病预后及康复知识的认知及配合程度。评估患者对疾病诊断的心理承受能力，对治疗效果、预后等的心理反应。评估家庭的经济承受能力，患者及其家属对本病及治疗方法、预后的认知程度及心理承受能力，患者的社会支持系统等。

（三）身体评估

1. 局部评估　有无肿块及肿块的部位、大小、外形、软硬度、表面温度、血管分布界限及活动度；有无疼痛，疼痛的性质与程度；肿瘤有无坏死、溃疡、出血及空腔器官肿瘤导致的梗阻等继发症状。

2. 全身评估　易发生肿瘤转移的部位，如颈部、锁骨上、腹股沟区有无肿大淋巴结；有无肿瘤引起的相应器官功能改变和全身性表现，如颅内肿瘤引起颅内压增高和定位症状等；有无消瘦、乏力、体重下降、低热、贫血、恶病质症状。

（四）辅助检查

询问是否做了实验室检查、影像学检查、内镜检查、病理学检查等,记录各项检查的结果。

二、信息管理

将收集的老年人癌症个人信息录入慢性病管理信息系统,并注意及时补充、更新,妥善保管、维护和管理。

第三节　老年人癌症风险预测

一、老年人癌症的筛查

老年人癌症筛查的目的是减少老年人癌症危险因素的暴露,降低癌症发病风险,对已经发生癌症的患者进行早期诊断、早期治疗,提高癌症的治愈率和生存率,降低死亡率和疾病负担。

（一）关键危险因素

1. 有癌症家族史。

2. 中老年人。

3. 常接触致癌物质的人群。

4. 有癌前病变者。

5. 不良生活习惯。

（二）癌症高危人群判断标准

当身体出现以下症状时,可能是癌症发生的危险信号,应引起重视并及时就医。

1. 身体浅表部位出现异常肿块。

2. 体表黑痣或疣等在短期内色泽加深或迅速增大。

3. 身体出现异常感觉,如哽咽感、疼痛等。

4. 皮肤或黏膜经久不愈的溃疡。

5. 持续性消化不良和食欲减退。

6. 大便习惯及性状改变或带血。

7. 持久性声音嘶哑、干咳、痰中带血。

8. 听力异常、鼻出血、头痛。

9. 阴道异常出血,特别是接触性出血。

10. 无痛性血尿,排尿不畅。

11. 不明原因的发热、乏力、进行性体重减轻。

二、常见癌症筛查

1. 乳腺癌　最适合筛查,方法包括乳房自我检查、医生触诊、X 线检查。40 岁以上女性应每 1~2 年做 1 次乳房 X 线检查,50 岁以上女性每年 1 次。

2. 宫颈癌　是较常见的恶性肿瘤,筛查非常有意义。绝经期女性应定期做子宫内膜活检。

3. 大肠癌　最常用的筛查方法是肛门指诊、大便隐血试验、乙状结肠镜、结肠镜、钡灌肠气钡双重对比造影及癌胚抗原。40 岁以上人群应每年进行 1 次直肠指检,50 岁以上人群,特别是有家族肿瘤史、息肉史、息肉溃疡史者,应每年进行 1 次大便隐血试验,每 3~5 年做 1 次直肠镜检查。

4. 肝癌　筛查常用的方法为甲胎蛋白检测和超声检查。筛查对象为高危人群（乙肝接触史、乙肝表面抗原携带者）及门诊患者中的肝病患者和定期体检的人群。

5. 前列腺癌 筛查一般采用直肠指检、血清前列腺特异性抗原检测及直肠内超声检查。

6. 食管癌 筛查对象是食管癌高发区 40 岁以上的人群，建议每 5 年进行 1 次检查。

7. 胃癌 高危人群建议每 3 年进行 1 次检查，对有癌前病变者每 1 年查 1 次。

8. 肺癌 筛查对象为 40 岁以上及有下列情况之一者：严重吸烟者，每日 20 支以上；有毒有害职业接触史；有癌症家族史；有慢性呼吸系统症状，咳痰带血者。建议每 0.5~1 年进行 1 次检查。

第四节　老年人癌症的健康风险干预

癌症是由环境、遗传、病毒感染和生活方式（包括饮食、运动）等多种因素相互作用而引起的。国际抗癌联盟认为，1/3 的癌症是可以预防的，1/3 的癌症若能早期诊断是可以治愈的，1/3 的癌症可以减轻痛苦、延长寿命，并据此提出了癌症的三级预防概念。

引导高危人群定期接受防癌体检，加强疑似病例的随访管理，针对早期癌症或癌前病变进行早期干预。各级疾病预防控制机构负责癌症危险因素监测、流行病学调查、人群干预、信息管理等。提高各级各类医疗卫生机构在健康教育、健康咨询及指导、高危人群筛查、健康管理等方面的能力。基层医疗卫生机构逐步提供癌症风险评估服务，使居民知晓自身患癌风险。引导高危人群定期接受防癌体检，加强疑似病例的随访管理，针对早期癌症或癌前病变进行早期干预。

一、一般人群干预

通过创建健康支持环境、健康教育与健康促进，改变不良生活方式，避免接触与致癌危险因素，包括远离致癌病原体、加强职业防护、减少室内空气污染物暴露、戒烟限酒、保持健康的体重、适度运动、合理膳食等。

二、高危人群干预

1. 控烟 吸烟问题已成为威胁全球健康的最大公害。烟草的污染可以直接或间接引起肺癌、鼻咽癌、喉癌、口腔癌、食管癌、膀胱癌、胰腺癌、肾癌、胃癌和宫颈癌等发生。控烟为预防癌症健康教育的主要内容。

2. 运动干预 适量运动可以改善精神面貌，调整机体内在功能，增强抵抗力，减少各类并发症。

3. 心理干预 应保持良好的心态，避免情绪刺激和波动。

4. 癌症筛查 常见癌症普查或重点地区及高危人群筛查，可以做到癌症的早发现、早诊断、早治疗。

三、患者干预

1. 治疗干预 对患者及其家属，有针对性地提供癌症治疗的健康教育信息，提高他们对各种治疗反应的识别和自我照顾能力。督促患者按时用药和接受各项后续治疗，有利于缓解临床症状、减少并发症、降低复发率。

2. 康复干预 康复治疗可以使患者具备基本的自理能力和必要的劳动能力，减少对他人的依赖。

四、患者自我管理

癌症患者自我管理是以"自我效能感"理论为核心，通过患者的行为来保持和增进自身健康，监控和管理自身疾病的症状与体征,减少疾病对自身社会功能、情感和人际关系的影响,并持之以恒治疗自身疾病的一种健康行为。患者自我管理具体包括患者对疾病的管理(服药、饮食、运动、自我监测等)、角色的管理、情绪的管理等方面的内容。

第五节　老年癌症患者随访与效果评估

一、长期随访管理

(一)随访目的

为老年癌症患者提供医养照护服务。

(二)随访内容

1. 了解患者以往和现在治疗情况　治疗后的全身情况,包括睡眠、食欲、食量、生活自理程度和心理、精神状态。

2. 帮助患者及早觉察治疗后有无局部复发或远处转移。根据病种和病程的不同,督促患者定期接受检查。

3. 帮助患者了解治疗的并发症和不良反应,以及相关检查的作用。

4. 对患者进行生活指导和心理康复指导。了解患者的饮食、体力和锻炼活动、日常生活起居和工作情况,进行有针对性的指导。帮助患者树立信念,保持乐观的情绪,并培养与疾病斗争的信心。还应及时发现患者抑郁、焦虑等症状,必要时提供评定服务或督促患者就医。

5. 了解患者的癌症家族史、存活情况、户籍和实际居住地迁移情况、是否有误诊和更正诊断等,询问患者首次出现症状和首次就诊的情况。

(三)随访频率

对癌症患者,应终身随访。随访频率在手术治疗后最初 2 年内至少每 3 个月 1 次,之后每半年 1 次,5 年后每年 1 次。随访可早期发现复发或转移征象。

(四)随访操作

1. 询问　询问上次随访到现在新出现的症状、有无新发合并症及发生时间并记录。对患者进行健康教育。

2. 测量检查　测量血压、心率、身高、体重、腰围并记录。

3. 询问吸烟、饮酒、运动情况并记录。

4. 询问并记录服药依从性。

5. 进行行为生活方式指导。

6. 询问治疗的并发症和不良反应,以及相关检查的作用。

二、效果评估

(一)管理目标

定期对癌症患者进行体格检查和辅助检查,对患者病情控制情况进行评估。如果患者病情控制效果不好,应根据具体情况调整个体的管理方案。如果患者出现暂时无法解决的问题,应做好患者的健康教育和转诊工作。

(二)管理效果评估

1. 癌症登记数量完整。

2. 癌症登记项目齐全。

3. 癌症登记信息准确。

4. 癌症登记报告及时。

（郭玲玲）

 思考题

1. 老年人癌症的危险因素有哪些？
2. 简述老年癌症患者的干预要点。

第十五章
老年人脑卒中管理

15章

学习目标

1. 掌握老年人脑卒中的危险因素、临床特点、自我管理。
2. 熟悉老年人脑卒中高危人群判断标准、健康信息收集内容、分类干预技能、常用康复技术。
3. 了解老年人脑卒中诊断要点、治疗要点。
4. 能指导老年脑卒中患者开展自我管理。
5. 具有健康管理基本能力和尊老敬老的职业精神。

案　例

刘爷爷，77 岁。有高血压病史 10 年，一直未规律服用降压药，3 个月前因突发头痛、右侧肢体无力急诊入院。头颅 CT 检查示：左侧基底节区脑出血。住院 3 周后病情好转，出院。出院时右上肢肌力 3 级，右下肢肌力 4 级，血压 150/98mmHg，现居家康复。

请问

1. 脑出血的危险因素有哪些？
2. 如何正确进行慢性病管理？

脑卒中是一种急性脑血管疾病，中医称中风，具有发病率高、致残率高、死亡率高、复发率高和经济负担高的"五高"特点，是威胁老年人健康的主要慢性病之一。

第一节　老年人脑卒中的基本知识

一、概述

脑卒中（stroke）是由于脑部血管突然破裂或因血管阻塞导致脑组织损伤的一组疾病，包括缺血性脑卒中和出血性脑卒中两大类。出血性脑卒中包括脑出血和蛛网膜下腔出血；缺血性脑卒中包括脑血栓形成、脑栓塞等。常见的病因有血管壁病变、血液成分改变、血流动力学改变等。

二、危险因素

脑卒中的危险因素与脑血管病的发生和发展密切相关。脑卒中的危险因素分为不可干预因素与可干预因素两类，针对危险因素采取健康管理，可以减少脑卒中的发生。

（一）不可干预因素

不可干预因素包括年龄、性别、种族、遗传等。这些因素无法干预，但可以帮助评估个体患脑卒中的风险。

（二）可干预因素

可干预因素包括高血压、吸烟、糖尿病、心房颤动、血脂异常、缺乏身体活动等。其中高血压是最主要的独立危险因素。吸烟是缺血性脑卒中重要且独立的危险因素，吸烟可加速血管硬化，促进血小板聚集，降低高密度脂蛋白水平，烟草中的尼古丁还可刺激交感神经使血管收缩，血压升高。血脂异常是动脉粥样硬化发生发展最重要的危险因素之一，也是脑卒中重要的独立危险因素。糖尿病是脑卒中的独立危险因素，糖尿病与微血管病变、大血管病变、高脂血症及缺血性卒中的发生有关。血脂异常、缺乏身体活动等也与脑卒中发病之间存在明显相关性。

三、临床特点

脑卒中的临床特点为患者迅速出现局限性或弥漫性脑功能障碍。本节重点介绍脑血栓形成、脑栓塞、脑出血和蛛网膜下腔出血。

（一）脑血栓形成

脑血栓形成是在脑动脉粥样硬化等动脉壁病变的基础上，脑动脉主干或分支管腔狭窄、闭塞或形成血栓，造成该动脉供血区局部脑组织血流中断而发生缺血、缺氧性坏死，引起偏瘫、失语等相应的神经症状和体征。其多见于 50 岁以上有动脉粥样硬化、高血压、糖尿病者；常在安静或睡眠中发病，部分患者发病前有肢体麻木、无力等前驱症状；起病缓慢，症状多在发病后 10h 或 1~2d 达到高峰。以偏瘫、失语、偏身感觉障碍和共济失调等局灶性症状为主，部分患者可有头痛、呕吐、意识障碍等全脑症状。

（二）脑栓塞

脑栓塞是指各种栓子如心脏内的附壁血栓、动脉粥样硬化的斑块、脂肪或空气等随血流进入脑动脉，使血管急性闭塞或严重狭窄，导致局部脑组织缺血、缺氧性坏死，迅速出现相应神经功能损伤的一组临床综合征。脑栓塞栓子来源分为心源性、非心源性、来源不明三种类型，其中心源性栓子最常见。

脑栓塞任何年龄均可发病，起病急，局灶神经功能缺损的表现常在数秒至数分钟内达到高峰，是所有脑卒中发病速度最快的；多以偏瘫、失语等局灶性为主要表现。

（三）脑出血

脑出血是指原发性非外伤性脑实质内出血，在急性脑卒中中病死率最高。在脑出血中大脑半球出血约占 80%，脑干和小脑出血约占 20%。不同出血部位的表现：壳核出血，是脑出血最常见的部位，为豆纹动脉尤其是外侧支破裂所致，患者出现病灶对侧偏瘫、偏身感觉障碍和同向性偏盲（三偏征）等；丘脑出血，为丘脑穿通动脉或丘脑膝状体动脉破裂所致，患者除常有三偏征外，常见感觉障碍重于运动障碍；脑干出血，最常见的部位为脑桥出血，表现为突发的头痛、呕吐、眩晕、复视、交叉性瘫痪或偏瘫、四肢瘫等；小脑出血，多由小脑上动脉破裂所致，发病突然，眩晕、共济失调明显，可伴频繁呕吐和枕部疼痛；脑室出血，分为由脉络丛血管或室管膜下动脉破裂所致原发性和脑实质出血破入脑室的继发性两种；脑叶出血，常由脑动静脉畸形、高血压、血液病等所致，表现为头痛、呕吐等，肢体瘫痪较轻，昏迷少见。

（四）蛛网膜下腔出血

蛛网膜下腔出血是指脑底部或脑表面血管破裂后，血液流入蛛网膜下腔引起相应临床症状的一种脑卒中。约占脑卒中的 10%，最常见的病因是颅内动脉瘤。发病可见于各年龄组，但以中青年发病居多。患者多有剧烈运动、过度疲劳、极度情绪激动、用力排便等明显诱因而无前驱症状；常表现为突发异常剧烈头部胀痛或"爆裂样"疼痛、呕吐、脑膜刺激征阳性。严重者可有短暂意识障碍或烦躁、谵妄、幻觉等精神症状，少数出现部分性或全面性癫痫发作。老年人头痛、脑膜刺激征等临床表现不典型，而精神症状较明显。

（五）并发症

老年人脑卒中常见并发症有肺部感染、泌尿系统感染、压疮、深静脉血栓形成等。肺部感染是老年脑卒中患者最易出现的并发症，是引起死亡的常见因素之一；老年脑卒中患者泌尿系统感染的发生率仅次于呼吸系统的感染，因疾病的原因引起的二便失禁、尿潴留患者留置导尿管等增加感染风险所致。老年脑卒中患者不能自主翻身，局部皮肤及其下方的软组织长时间受压，造成局部组织缺血缺氧坏死，发生压疮。由于患者偏瘫或长期卧床，血液黏滞度增高，血流缓慢，血液回流不畅，促使深静脉血栓形成。

老年脑卒中患者康复过程中还常见继发功能障碍，如废用综合征和误用，还可有脑卒中后肩痛、肩手综合征、肩关节半脱位、挛缩及骨质疏松、睡眠障碍等。

（六）老年人脑卒中的特点

在脑卒中发病之前，常存在诱发脑血管病的危险因素，如高血脂、高血压、糖尿病等基础疾病。高龄脑卒中患者功能障碍分为原发性和继发性两大类。原发性功能障碍是指脑卒中受损脑功能区直接导致的相应功能降低或缺失。继发性功能障碍则是由于脑卒中后合并的或伴随的功能障碍，包括疼痛、骨质疏松、衰弱、肩关节半脱位、情绪障碍和睡眠障碍等。吞咽障碍是导致老年人脑卒中多种并发症的重要原因之一。老年脑卒中患者可伴有各种神经精神并发症，包括脑卒中后抑郁、焦虑症、躁狂症、精神病等。

四、辅助检查

1. 实验室检查　检查血常规、尿常规、凝血功能、血糖、血脂、血流动力学、凝血功能和心电图等，了解患者的全身状态。

2. CT 检查　通过头颅 CT 和 MRI 检查有无异常及其出现时间及表现形式。头颅 CT 是确诊脑出血的首选方法，可清晰、准确地显示出血部位、出血量大小、血肿形态、脑水肿情况等。

3. 头颅 MRI 检查　对检出脑干、小脑的出血灶和监测脑出血的演进过程优于 CT 检查，比 CT 检查更能发现脑血管畸形、血管瘤等。

4. 经颅多普勒超声（TCD）检查　有无颅内血管狭窄、闭塞、痉挛或侧支循环建立情况。

5. 数字减影血管造影（DSA）和磁共振血管成像（MRA）检查　可以显示脑血管的位置、形态及分布等，易于发现动脉瘤、脑血管畸形等病因。

五、诊断要点

病史、临床表现及特点是诊断的主要依据，结合神经系统检查、辅助检查等明确诊断。

（一）脑血栓形成的诊断要点

1. 老年人存在动脉粥样硬化、高血压、糖尿病等脑卒中的危险因素。

2. 静息状态下或睡眠中起病，病前有反复的短暂性脑缺血发作史。

3. 偏瘫、失语、感觉障碍等局灶性神经功能缺损的症状或体征在数小时或数天内达高峰，多无意识障碍。

4. 结合 CT 或 MRI 检查可明确诊断。

（二）脑栓塞的诊断要点

1. 既往有风湿性心脏病、心房颤动及大动脉粥样硬化、严重骨折等病史。

2. 突发偏瘫、失语等局灶性神经功能缺损，症状在数秒至数分钟内达高峰。

3. 头颅 CT 或 MRI 检查可确定栓塞的部位、数量、是否伴发出血，有助于明确诊断。

（三）脑出血的诊断要点

1. 脑出血多见于老年人，多数有长期高血压。

2. 当情绪激动或体力活动时，突然发病。

3. 迅速出现头痛、呕吐等颅内压增高的表现和偏瘫、失语等局灶性神经功能缺损的症状，血压明显升高，可伴有意识障碍。

4. 结合 CT 或 MRI 检查可明确诊断。

（四）蛛网膜下腔出血的诊断要点

1. 患者在活动中或情绪激动时突发剧烈的头部胀痛或爆裂样疼痛、呕吐，脑膜刺激征阳性，无局灶性神经体征。老年患者头痛、脑膜刺激征等临床表现不典型，而精神症状较明显。

2. 头颅 CT 检查提示蛛网膜下腔和脑池高密度影像。腰椎穿刺脑脊液呈均匀一致血性、压力增高，有助于诊断。

六、治疗要点

老年脑卒中患者急性期通常在医院接受规范的诊疗、康复和护理。出院后患者进入社区、机构或居家继续治疗和康复。老年人脑卒中的健康管理贯穿治疗的全过程，应以患者为中心，强调患者及家属参与疾病管理全过程。

（一）控制危险因素

老年脑卒中患者常合并基础性疾病。对合并高血压的脑卒中患者，应充分考虑基础疾病的影响，降压治疗时根据个体情况适当调节，尤其高龄患者血压管理目标建议控制在 150/90mmHg 以下。对合并糖尿病的脑卒中患者，具体的血糖控制指标需要综合考虑到患者年龄，要特别注意防范老年人低血糖事件发生。对合并高脂血症的脑卒中患者，在服用调脂药物期间应注意监测肝功能及观察肌肉情况。

（二）药物干预

老年脑卒中患者接受药物治疗时，应评估胃肠道功能、肾功能及凝血功能等情况，个体化地评估缺血和出血风险。根据患者病情，遵医嘱给予药物。

（三）健康教育

健康教育的内容包括脑卒中的病因、临床表现、如何识别脑卒中复发、脑卒中的危害、个体化治疗目标、行为生活方式干预、各种治疗手段的特点等。健康教育能帮助脑卒中患者及其家属了解正确的疾病相关知识，提高患者自我管理能力和依从性，对疾病康复、防止并发症、减少复发和提高生活质量具有重要作用。

第二节　老年人脑卒中信息收集与管理

一、信息收集内容

（一）基本信息收集

基本信息包括姓名、性别、出生日期、身份证号、联系电话、住址、常住类型、民族、血型、文化程度、职业、婚姻状况、医疗费用支付方式、药物过敏史、暴露史、经济收入等。

（二）健康信息收集

1. 发病情况（病程）　脑卒中的起病时间，伴随症状，患者意识状态，是否患有其他慢性病如高血压、糖尿病等。

2. 既往史、手术史、外伤史、输血史　既往史着重询问现在和过去曾经患过的某种疾病，包括建档时还未治愈的慢性病或某些反复发作的疾病，并写明确诊时间，如脑卒中、高血压、糖尿病、冠心病等。

3. 家族史及遗传病史　直系亲属（父亲、母亲、兄弟姐妹、子女）中是否有发生脑卒中病史、高血压、血脂异常、糖尿病等家族史、遗传性或遗传倾向的疾病或症状。

4. 残疾史、生活环境 询问残疾情况，如视力、言语、肢体、智力、精神等；生活环境有无排风设施，明确日常饮水类型、厕所类型等。

5. 行为生活方式 询问患者膳食脂肪、盐、酒精摄入量，吸烟支数、吸烟时长等具体情况，身体活动量以及体重变化等情况。

6. 服用药物情况 了解患者是否服用抗血小板药、抗凝血药、调脂药、神经营养药以及抗高血压、糖尿病药等。

7. 心理社会因素 了解患者心理社会因素，包括家庭情况、工作环境、文化程度及有无精神创伤史。

（三）身体评估

重点评估患者的神经系统和头颅、五官等，检查意识是否清楚，瞳孔是否等大等圆。体温、脉搏、呼吸、血压是否正常；全身皮肤黏膜是否完好，有无发红、皮疹、破损、水肿等。评估患者的肌力、肌张力、身体的协调和平衡功能、姿势和步态、日常生活自理能力等。

（四）辅助检查

询问是否做了以下检查项目，并详细记录各项指标的数值。

1. 血液检查 血常规、血流变、血糖、血脂、凝血功能、肾功能等检查。

2. 影像学检查 可直观地显示脑卒中的类型、部位、范围等，帮助临床判断，有针对性地选择治疗方案。

（1）头颅 CT 检查：为最常用的检查，有助于早期鉴别缺血性脑卒中、出血性脑卒中。

（2）头颅 MRI 检查：与 CT 检查相比，可发现脑干、小脑的缺血或出血病灶。

（3）DSA 和 MRA 检查：可发现脑血管狭窄、闭塞和其他血管病变。

（4）经颅多普勒超声检查：对评估颅内外血管狭窄、闭塞、血管痉挛的程度等有意义。

二、信息管理

将收集的老年脑卒中患者个人信息录入慢性病管理信息系统，并注意及时补充、更新，妥善保管、维护和管理。

第三节 老年人脑卒中风险预测

在收集个人信息的基础上，通过开展脑卒中筛查工作，采用一定方法对个体未来一定时间内发生脑卒中的可能性进行风险预测，做到早发现、早诊断、早治疗。

一、老年人脑卒中的筛查

（一）关键危险因素

关键危险因素主要包括年龄、生活方式、服药史、高血压、血脂异常、糖尿病、心房颤动或老年性心脏瓣膜病、吸烟史、明显超重或肥胖、脑卒中家族史等。

（二）脑卒中高危人群判断标准

根据脑卒中筛查和干预工作流程，对于筛查对象依据以下 8 项危险因素进行脑卒中高危人群风险评估：

1. 高血压病史（≥140/90mmHg），或正在服用降压药。

2. 心房颤动或老年性心脏瓣膜病。

3. 吸烟。

4. 血脂异常或未知。

5. 糖尿病。

6. 很少进行体育活动（体育锻炼的标准是每周锻炼≥3次、每次≥30min、持续时间超过1年，从事农业体力劳动可视为有体育活动）。

7. 肥胖（BMI≥28.0kg/m²）。

8. 有脑卒中家族史。

具有≥3项危险因素，或既往有脑卒中/短暂性脑缺血发作病史者，评定为脑卒中高危人群；具有<3项危险因素，但患有其他慢性病（高血压、糖尿病、心房颤动或老年性心脏瓣膜病）之一者，评定为脑卒中中危人群；具有<3项危险因素且无其他慢性病者，评定为脑卒中低危人群。

（三）合理设定危险因素测量频率

1. 高血压 定人、定时、定部位、定血压计测量血压。

2. 糖尿病 定期检测血糖，必要时检测糖化血红蛋白（HbA1c）或做糖耐量试验。

3. 血脂异常 对于缺血性心脏病及缺血性脑卒中的高危人群，应每3~6个月测定1次血脂。

4. 心脏病 定期体检，以利于早期发现心房颤动和其他心脏病。

5. 无症状性颈动脉粥样硬化 每年体检1次。

6. 行为生活方式 通过问诊及老年人健康状态自评，了解基本健康状况、体育锻炼、饮食、吸烟、饮酒、慢性病常见症状、既往病史、治疗及目前用药和生活自理能力等。

二、老年人脑卒中风险预警

脑卒中的先兆症状持续时间可能短到几秒，不论时间长短，只要出现预警症状，就必须及时就医，及早发现并解除脑卒中风险。

提示可能发生脑卒中的自我检测方法是识别早期症状的"BEFAST"口诀：B（balance）是指平衡，平衡或协调能力丧失，突然行走困难；E（eyes）是指眼睛，突发的视力变化，视物困难；F（face）是指面部，面部不对称，口角歪斜；A（arms）是指手臂，手臂突然无力感或麻木感，通常出现在身体一侧；S（speech）是指语言，说话含混、不能理解别人的语言；T（time）是指时间，上述症状提示可能出现卒中，请勿等待症状自行消失，应立即拨打120寻求医疗救助。

第四节 老年人脑卒中的健康风险干预

一、一般人群干预

对一般人群开展健康教育与健康促进，控制健康危险因素的发生发展。倡导"合理膳食、适量运动、戒烟限酒、心理平衡"健康理念，改变行为生活方式，养成健康生活习惯。

二、高危人群干预

1. 戒烟 吸烟会加速动脉粥样硬化进程，引发脑卒中的发生。应动员全社会参与，吸烟者采取自我主动干预、戒烟咨询、药物戒烟等综合干预措施。

2. 限酒 长期每天摄入酒精含量超过60g时，可增加脑卒中风险。

3. 合理饮食 制订合理的饮食计划，提倡多吃蔬菜、水果，适量进食谷类、牛奶、豆类、肉类等。

4. 适度运动 强调个体化选择运动种类、强度、频率及持续时间，循序渐进。最佳运动强度为：心率（次/min）=170-年龄（岁）。以适度出汗等为宜。建议每周运动不少于5次，每次运动时间不少于30min。可选择快走、慢跑、游泳等运动项目。

5. 控制体重。

6. 控制血压。

7. 控制血糖。

8. 控制血脂。

9. 心脏病及其他因素的干预。

三、患者干预

对老年脑卒中患者,一是要加强健康教育,实现早发现、早诊断和早治疗目标,二是确定脑卒中后应尽快明确脑卒中的类型,尽量减少神经功能损害,促进患者康复。

（一）行为生活方式干预

行为生活方式干预主要关注健康饮食、运动锻炼、睡眠管理、远离不良生活习惯等危险因素。

1. 健康饮食　建议膳食种类多样化,推荐选择以蔬菜、水果、鱼、海鲜、豆类、坚果类、谷类为主的饮食。

2. 运动锻炼　脑卒中后多有运动能力受损,除常规康复治疗外,应在专业人员指导下进行运动锻炼。建议患者减少久坐时间,进行轻度运动。对卧床患者,应在他人帮助下进行体位改变或转移训练等。

3. 睡眠管理　睡眠在代谢调节、情绪调节、记忆巩固、大脑功能恢复和运动再学习中起着至关重要作用,对脑卒中慢性病的病情发展有显著影响。对于脑卒中患者进行睡眠呼吸监测,有利于发现合并阻塞性睡眠呼吸暂停,做好保持呼吸道通畅的管理。

4. 远离不良生活习惯　脑卒中患者尽早戒烟,避免被动吸烟,远离吸烟场所。饮酒应适量。

（二）心理干预

老年人脑卒中后常见心理问题包括卒中后抑郁、卒中后焦虑和卒中后疲劳等,可导致功能不良和生活质量下降,应及早发现、及时干预。要密切注意患者的情绪变化,从心理上疏导、鼓励患者。

（三）并发症的预防

对脑卒中偏瘫患者的日常照护非常重要。长时间卧床的患者容易引起坠积性肺炎和压疮,一般每 2h 翻身 1 次,每次翻身时要检查皮肤的受压情况,必要时增加翻身次数,减少局部受压时间。部分脑卒中患者丧失自理能力,出现大小便失禁,应该注意保持皮肤和床单位的干燥整洁。对瘫痪患者,应注意良肢位的摆放及瘫痪肢体的被动活动,以预防下肢深静脉血栓、肺部感染等并发症的发生。评估患者语言障碍的类型及程度、吞咽功能障碍程度、精神状态,给予个性化的干预治疗。

四、患者自我管理

老年脑卒中患者通过健康教育和经验交流,进一步了解脑卒中防治知识和技能,掌握个人病情,承担部分治疗、情绪管理等任务,管理和维持自身健康。老年脑卒中患者自我管理主要包括以下内容:

1. 长期规范药物治疗,定期监测血压和血糖。

2. 长期坚持健康行为生活方式,包括合理饮食、戒烟戒酒、适当运动、心理平衡等。

3. 警惕复发,牢记"BEFAST"口诀,尽早发现卒中的突发体征和症状。

4. 积极主动康复,日常生活自我管理与健康教育相结合。

5. 定期复查,了解病情变化,促进康复和并发症预防。

第五节　老年人脑卒中常用康复技术

老年人脑卒中常用康复技术主要包括保持良好的肢体位置、运动疗法、作业疗法、物理因子疗法、摄食和吞咽训练、言语疗法、心理治疗、康复辅助器具等。

一、保持良好的肢体位置

保持良好的肢体位置是指为防止或对抗痉挛姿势的出现，保护肩关节，防止半脱位，防止骨盆后倾和髋关节外展、外旋，早期诱发分离运动而设计的一种治疗体位。

二、运动疗法

运动疗法用于恢复偏瘫患者的运动功能，提高日常生活质量，包括关节活动技术、软组织牵伸技术、肌力训练技术、步态训练技术、神经发育疗法、运动再学习疗法、有氧训练、平衡训练技术、关节松动技术及日常生活活动能力训练等。

三、作业疗法

作业疗法是一种针对上肢运动能力、协调性和手的精细活动而进行的康复治疗。作业疗法与患者的生活能力密切相关，是基于患者需求设计的个体化、能调动患者积极性与情感活动的康复训练，如编织、陶土、日常生活作业等。

四、物理因子疗法

物理因子疗法是应用力、电、光、声、磁、冷、热、水等方法对疾病进行康复的方法。

五、摄食和吞咽训练

摄食和吞咽训练主要包括基础训练、摄食直接训练、电刺激等。基础训练包括口腔器官运动训练、冷刺激、呼吸训练及有效咳嗽训练等。摄食训练包括进食体位、食物形态、食物入口位置、食团性质、一口量及进食速度、进食环境等，进食前后应注意口腔清洁和清除口腔分泌物。

六、言语疗法

对失语症、构音障碍等患者进行治疗和训练，包括发音器官训练、语音训练、听理解训练、口语表达训练、语言节奏训练。

七、康复辅助器具

康复辅助器具可以防止瘫痪肢体变形，辅助功能活动。康复辅助器具可以通过代偿或补偿的方法来矫治、弥补功能缺陷和预防功能进一步退化，使患者最大限度地实现生活自理，回归社会。

第六节　老年脑卒中患者随访与效果评估

一、转诊

在社区康复、机构康复或居家康复的老年脑卒中患者，如果发生原有的病情加重或出现新的症状体征,应及时转到专业医院接受治疗。

1. 出现颅内活动性出血或进行性脑水肿、严重肺部感染、泌尿道感染、败血症或重度压疮等。

2. 意识障碍或功能障碍加重。

3. 出现多器官功能衰竭。

4. 出现严重的心理精神障碍,需转至精神科或精神专科医院治疗。

二、长期随访管理

(一)随访目的

对脑卒中患者进行定期随访观察,规范化药物治疗,并对血液学、影像学等检查结果定期监测,控制危险因素,减少脑卒中事件的复发,提高患者生活质量,降低发病率、复发率、致残率及死亡率。

(二)随访内容

1. 评估治疗效果 测量血压、心率,评估日常生活自理能力、神经功能的缺陷程度、营养状况、康复治疗效果、危险因素控制情况、神经系统症状及体征的评估。

2. 监测药物治疗和康复治疗效果 了解有无药物不良反应相关症状等,必要时调整药物剂量或更换药物。

3. 有针对性地采取干预措施 为脑卒中患者制订干预、预防脑卒中复发的策略,主要包括强化行为生活方式干预和药物干预两方面。

4. 组织开展健康教育 为患者及其家属提供饮食、运动、康复、并发症预防、居家护理等多方面技能指导,搭建良好的沟通平台,增强患者对治疗和随访的依从性,达到对患者规范管理的目的。

(三)随访频率

随访频率根据患者病情和治疗需要而定。对治疗药物不良反应较大、病情复杂和危重的患者,出院后 2~4 周内应随访 1 次,此后第 1 个月、第 3 个月、第 6 个月、第 12 个月通过电话、微信、面谈等方式进行跟踪随访工作,给予患者个体化的指导。

(四)随访操作

通过采取电话、微信、面谈等方式进行随访。

1. 询问 询问上次随访到现在新出现的症状、有无新的合并症及发生时间、记录情况。对患者进行健康教育。

2. 建立和完善患者健康随访登记档案,内容包括姓名、年龄、住址、住院时间、联系电话、诊断、住院治疗结果,及时更新居家情况、随访情况等。

3. 询问饮食、睡眠、二便、治疗等生活方式和病情情况并记录,对患者进行健康评估,检查神经功能情况,评估日常生活自理能力,测量血压、心率,肺部听诊,查看有无皮肤完整性受损、深静脉血栓、肺部感染等并发症发生。询问并记录服药依从性。进行行为生活方式指导、康复指导。

4. 长期治疗的患者根据需要进行的辅助检查及结果,如血常规、尿常规、肝功能、肾功能、电解质、血糖、血脂、心电图等,检查可根据患者的实际情况增加或调整监测频率。

三、效果评估

(一)管理目标

提高老年脑卒中患者疾病相关知识和照护技能的知晓率,降低脑卒中相关并发症的发生,为患者提供专业的预防、治疗、护理、管理、康复及专业照护,增强患者对治疗和随访的依从性,提高患者满意度,降低脑卒中发病率和复发率。

(二)管理效果评估指标

1. 老年脑卒中患者得到规范化管理的百分比提高。

2. 脑卒中复发率降低。

3. 老年脑卒中患者防治和康复知识知晓率提高。

4. 老年人脑卒中患者的日常生活自理能力提高。

5. 老年人的生活质量得到改善。

6. 老年人的自我健康管理能力提高。

7. 老年人脑卒中相关并发症发生率降低。

（刘光维）

思考题

1. 老年人脑卒中的危险因素有哪些？

2. 简述老年脑卒中患者自我管理的目标和主要内容。

3. 论述老年脑卒中患者的干预要点。

第十六章

老年痴呆管理

1. 掌握老年痴呆的基本概念、认知评估方法。
2. 熟悉老年痴呆的临床类型与表现。
3. 了解老年痴呆的临床诊断与治疗过程。
4. 能独立实施常见老年痴呆的干预方法。
5. 具有分析、归因老年痴呆患者行为模式的职业素养，具有较强的共情能力。

案　例

张奶奶，79 岁。患有老年痴呆，不能自行洗脸、刷牙、如厕、穿衣，拒绝沐浴及更换衣服，吃饭需要别人协助，每晚入睡困难，起床游走，与人交流有语言障碍，常自言自语，有时会抓起东西往嘴里送，无大小便意识，无季节意识，存在幻听、被害妄想，有攻击护理员的行为。

请问

1. 如何对张奶奶目前的病情进行照护？
2. 如何对张奶奶进行慢性病管理？

老年痴呆是一种常见的进行性发展的致死性神经退行性疾病。临床表现为认知和记忆功能不断恶化，日常生活能力进行性减退，并可伴有各种精神行为症状。

第一节　老年痴呆的基本知识

一、概述

老年痴呆（dementia）是一种获得性认知功能障碍，常伴有日常生活、学习、工作和社交能力的下降。患者的认知功能损害涉及多个方面，包括学习、记忆、定向、理解、计算、语言、视觉空间功能以及分析和解决问题能力等。在疾病发展过程中，患者还常常伴有精神、行为和人格的改变。痴呆这一名词因为可能给患者带来歧视感，目前有专家学者主张将其称为"失智症"或"认知障碍症"，以体现对这一人群的尊重和关爱。

二、危险因素

（一）不可控危险因素

1. 年龄因素　年龄是老年痴呆最重要的影响因素，60 岁以后年龄每增加 10 岁，发病风险提升一倍。

2. 遗传因素 携带致病基因（如淀粉样蛋白前体基因）、风险基因（如载脂蛋白 E 基因）的个体发病概率较高。

3. 性别 女性比男性的老年痴呆患病率高约 17%。

（二）可控危险因素

在老年痴呆管理中，预防重于治疗。2024 年《柳叶刀》国际痴呆症预防、干预和护理委员会报告中提出潜在的、可控制的老年痴呆危险因素，包括教育、颅脑创伤、高血压、嗜酒、肥胖、听觉损伤、糖尿病、吸烟、空气污染、抑郁、缺乏社交活动、缺乏锻炼、低密度脂蛋白过高、视力丧失。

三、临床特点

（一）症状

老年痴呆症状涉及记忆、思维和执行功能等多个方面，常见类型的症状见表 16-1。

表 16-1　老年痴呆常见类型的症状

常见类型	常见症状
阿尔茨海默病（AD）	淡漠、易激惹、抑郁、幻觉、妄想、激越、尾随
路易体痴呆（DLB）	视幻觉、睡眠行为障碍、激越、妄想、淡漠
血管性痴呆（VaD）	抑郁、情绪不稳、淡漠
额颞叶变性（FTLD）	脱抑制、冲动、刻板、强制性行为、性活动增多、破坏行为

（二）体征

1. 推理、判断、任务处理等执行功能受损。

2. 视觉空间能力受损。

（三）并发症

随着老年痴呆病情加重，患者的自我管理能力、身体活动能力逐渐下降，常出现长期卧床、大小便失禁、异常行为等情况，可发生压疮、肺部感染、泌尿系统感染、水电解质紊乱、营养不良、外伤或骨折等并发症。

（四）老年痴呆特点

根据是否存在脑部病理上的变性，老年痴呆可分为变性病痴呆和非变性病痴呆。前者包括阿尔茨海默病、路易体痴呆、帕金森病痴呆、额颞叶变性等，后者则包括血管性痴呆和其他疾病如肿瘤、感染、脑外伤性等引起的老年痴呆。阿尔茨海默病是临床最常见的老年痴呆类型，常发生在老年和老年前期，是一种以进行性认知功能障碍和行为损害为特征的中枢神经系统退行性疾病。最常见的早期症状是短期记忆功能受损，表现为难以记住最近发生的事情。随着疾病的进展，患者逐渐出现失语、失用、失认、定向障碍（包括容易迷路）、情绪不稳、失去动机、自我忽视等症状，导致患者丧失社交和自我照护能力，并逐渐丧失身体功能，最终导致死亡。

四、辅助检查

（一）体液（脑脊液和血浆）生物标志物

β 淀粉样蛋白（Aβ）中的 Aβ$_{42}$ 和 Aβ$_{42}$/Aβ$_{40}$ 比值、总 tau 蛋白（T-tau）和磷酸化 tau 蛋白（P-tau），为 AD 的关键脑脊液标志物，具有较高的诊断价值。

（二）影像学生物标志物评估

海马萎缩被认为是 AD 患者早期特异性标志。

五、诊断要点

老年痴呆的诊断需结合病史、神经系统检查、神经心理评估、实验室和影像学检查等多个指标综合判断，诊断主要分为三个步骤进行：①首先明确是否为痴呆；②明确痴呆的病因；③明确痴呆的严重程度。

（一）明确是否为痴呆

一般而言，对于既往认知功能正常，而后出现认知或精神行为异常，并影响日常生活，排除谵妄或其他精神疾病，即可初步拟定为痴呆。

（二）明确痴呆的病因

痴呆的病因复杂，需要针对患者认知障碍发生发展的特点，结合既往史和体格检查进行综合判断，尤其要区分可治性和可逆性痴呆。一般而言，神经变性性痴呆多起病隐匿、进展缓慢，非神经变性性痴呆多急性发病并快速发展。神经变性性痴呆若以认知或行为改变为主，则考虑是否为 AD、FTLD、DLB；若叠加其他锥体外系症状，则考虑其他类型等。

（三）明确痴呆的严重程度

根据临床表现、日常生活能力、认知心理评估等确定痴呆的严重程度。临床通常使用日常生活能力量表（activity of daily living scale，ADL）、临床痴呆评定量表（clinical dementia rating，CDR）、总体衰退量表（global deterioration scale，GDS）等对患者症状的严重程度进行判断。日常生活能力下降是痴呆的核心症状，对不能完成神经心理评估的患者可以根据以下标准进行综合判断：①轻度，以近记忆力障碍为主，但患者仍能独立生活；②中度，较严重的记忆障碍，影响患者独立生活能力，可伴有括约肌障碍，出现大小便失禁或排便困难等症状；③重度，严重的智能损害，不能自理，完全依赖他人照顾，有明显的括约肌障碍。

六、治疗要点

（一）药物治疗

阿尔茨海默病可以考虑使用药物治疗。额颞叶变性、路易体痴呆和血管性痴呆目前没有特异的治疗办法，主要以对症治疗为主。

（二）非药物治疗

1. 治疗性团体活动 是根据患者认知水平，结合日常生活、社会活动等符合患者兴趣的活动，而进行有治疗目标的专业治疗和训练。例如，团体黏土制作、穿珠等不仅能够训练患者的视空间能力、执行功能、记忆力、注意力、理解力，还能激发患者的兴趣，增强治疗效果，改善认知障碍症状。

2. 认知治疗 是根据认知评估结果，有针对性地制订认知能力康复训练，主要包括定向训练、注意训练、记忆训练、思维障碍训练、社会适应训练等。

3. 行为治疗 强调患者的异常行为像正常行为一样都是在患者生活历程中不断进行条件反射而固定形成的。老年痴呆的行为治疗包括代币奖励强化法、光照疗法、艺术行为训练法等。

第二节　老年痴呆信息收集与管理

一、信息收集内容

（一）基本信息收集

基本信息包括姓名、性别、年龄、文化程度、教育经历、职业、婚姻状况、经济收入等。

（二）健康信息收集

1. 发病情况（病程） 老年痴呆的发病时间、发病表现（包括精神与行为症状）、发病进展与诊疗经过，以及疾病对患者日常生活的影响。

2. 既往史、手术史、外伤史、输血史 既往史着重询问是否存在导致老年痴呆的潜在诱发因素，如颅脑外伤、脑血管病、高血压、糖尿病、帕金森病、抑郁等疾病因素，以及患者的智力与发育情况。询问患者的手术经历，写明具体的手术原因、手术名称、手术时间和转归情况；询问患者的颅脑外伤经历，写明具体的发生时间和治疗情况；询问患者的输血经历，写明具体的输血原因和发生时间。

3. 家族史及遗传病史 询问直系亲属（父亲、母亲、兄弟姐妹、子女）是否患有老年痴呆，详细记录亲属的发病年龄、形式、症状、病程，必要时绘制家系图。

4. 残疾史、生活环境 了解患者的视力、听力、嗅觉、语言功能、肢体功能、精神状态等身体情况，以及生活环境有无防跌倒、防走失等适老化设施。

5. 行为生活方式 了解患者的吸烟饮酒情况、身体活动情况、饮食摄入情况等。

6. 服用药物情况 了解患者是否服用麦角生物碱类制剂、钙通道阻滞药、胆碱酯酶抑制剂等治疗药物。

7. 心理社会因素 了解患者的家庭情况、照护情况、社会支持情况等。

（三）身体评估

1. 体格检查 用于协助诊断和明确病因，包括心率、血压、呼吸、皮肤黏膜、嗅听功能等，格外注意头颅、肝脏等部位有无异常肿大或包块。

2. 神经系统检查 包括皮质功能（定向力、理解力）、运动系统（肌力、步态、共济运动）、感觉系统、反射系统等有无异常。

（四）辅助检查

询问是否做了以下检查项目，并详细记录各项指标的数值。

1. 血液分析 查看全血细胞计数、红细胞沉降率、肝肾功能、甲状腺功能、血糖、电解质、肿瘤标志物等指标，分析危险因素或伴随疾病。

2. 尿液分析 查看尿磷、尿钙、尿糖、激素代谢产物等指标，分析危险因素或伴随疾病。

3. 脑脊液分析 监测细胞计数、蛋白质、葡萄糖等指标，分析痴呆病因与亚型。

4. 其他辅助检查 查看头颅 CT 判断有无脑萎缩，查看头颅结构性磁共振成像（sMRI）判断有无脑肿瘤、脑积水，查看头颅功能性磁共振成像（fMRI）分析脑区激活状态。

二、信息管理

建立、更新老年痴呆患者的信息档案，包括病史、家族史、体格检查、影像学检查、认知功能情况、日常生活能力、家庭照护情况等信息，有助于协助老年痴呆患者的诊断、治疗、随访，及时发现病情转变，调整治疗与照护方案。

> 📖 **知识拓展**
>
> **老年痴呆患者照护信息技术**
>
> 老年痴呆患者的照护负担和照护要求远高于一般老年人群，利用信息技术满足老年痴呆患者及其照顾者的需求极具发展前景。常见的老年痴呆患者照护信息技术包括老年人定位防走丢、跌倒预警、烟雾警报、无线电频率识别、远程活动监控、用药提醒等。

第三节　老年痴呆风险预测

一、认知功能评估

认知评估或风险预测常用方法为画钟测试、简易精神状态检查、蒙特利尔认知评估量表、认知障碍自评量表等。

1. 画钟测试　作为快速筛查认知功能方法被广泛用于临床及居家评估，可判断患者是否存在痴呆征兆。具体测试方法：要求患者独立在白纸上画1个时钟（包括表盘、数字及指针），并标出指定的时间（如11时10分），要求在10min内完成。评分标准：①画出闭合表盘，1分；②数字按正确顺序安置于表盘的正确位置，1分；③表盘的12个数字正确，1分；④指针安置在正确位置，1分。得分3~4分表明认知水平正常，0~2分则表明认知功能下降。

2. 简易精神状态检查　是目前老年痴呆认知筛查中应用最为广泛的工具，包含定向力、记忆力、注意与计算力、回忆能力、语言能力和执行功能6个方面，共30个条目。答对1个条目得1分，得分越高，患者认知功能越佳。简易精神状态检查具有敏感性强、易操作等特点，在临床中被广泛应用。

3. 蒙特利尔认知评估量表　是简明认知功能筛查工具，被广泛用于临床。量表总分为30分，涵盖视空间和执行功能、命名能力、注意与计算力、语言能力、抽象思维能力、回忆能力、时间空间定向力7个方面，得分越高表示患者的认知功能越佳。在早期老年痴呆、轻度认知障碍、血管性痴呆等患者的筛查中，效果优于简易精神状态检查。

4. 认知障碍自评量表　认知障碍自评量表适用于极早期痴呆患者的自我筛查或相关知情人评估。问卷包含8个问题：①判断力有无困难；②兴趣、爱好、活动有无减退；③是否反复做相同的事情；④学习新的工具是否有困难；⑤是否忘记当前年月；⑥是否处理复杂的经济事务存在困难；⑦是否对于记住同别人的约定存在困难；⑧是否存在记忆和思考方面的问题。若评分高于2分，则患者具有高度可能发生认知损害。

二、日常生活能力评估

1. 改良巴塞尔指数评定　改良巴塞尔指数评定广泛用于评定患者基本日常生活能力，包含进食、穿衣、洗澡、修饰、如厕、大便控制、小便控制、床椅转移、平地行走及上下楼梯10个方面，按照0、5、10、15四个等级对需要帮助的程度进行打分，总分为100分，分数越低则表明生活中越需要依赖他人。

2. 日常生活能力评定量表　多用于评估患者在社会生活中的自理能力，包括购物、使用交通工具、食物准备、做家务、洗衣服、使用电话、服用药物、理财能力8个方面，依照4个等级对社会生活自理能力打分，分数范围为8~32分，分数越高则日常生活能力受损越明显。

三、精神行为症状评估

精神行为症状评估需由专科医生进行，常用评估量表包括：①轻度行为障碍清单；②额叶行为问卷；③神经精神量表。

四、遗传危险因素及评估

阿尔茨海默病是老年痴呆最常见的临床类型，具有显著遗传倾向。目前已发现40个遗传风险位点与阿尔茨海默病相关。

第四节　老年痴呆的健康风险干预

一、一般人群干预

对一般人群，普及老年痴呆预防知识，提升健康素养，树立自己是健康第一责任人的理念，形成健康生活方式。

二、高危人群干预

对高危人群，倡导健康生活方式，积极参与社交活动，重视慢性病对身体健康的综合影响，控制高血压、糖尿病、脑卒中、高脂血症等慢性病，延缓和防止老年痴呆发病；积极主动筛查，力争做到老年痴呆的早发现、早诊断、早干预。

三、患者干预

根据管理目标，对老年痴呆患者早期干预，延缓疾病发展过程，以患者为中心，尽量维持患者的独立生活能力，保障居家安全，提升生命质量。常见老年痴呆的干预方法包括药物干预、非药物干预、营养干预、环境安全干预等。

非药物干预主要是针对某个或某类行为、认知或情感症状进行干预，目的是减轻症状和延缓病情进展。营养对老年痴呆具有深远影响，营养干预作为预防或延缓老年痴呆的基本干预措施，遵循早期、协同、整体、长期的营养干预原则，对改善脑健康具有重要意义。老年痴呆患者因识别能力较低而对环境改变的适应能力差，在入院转院、搬家、入住养老机构时，可能因为环境变化而发生痴呆伴发精神行为障碍，需要最大程度减少患者生活中的环境危险因素。

四、患者自我管理

老年痴呆患者的自我管理往往需要照护者支持，对照护者进行有效干预不仅能够提高他们的成就感，还能促进患者照护与生活品质。

第五节　老年痴呆患者随访与效果评估

一、长期随访管理

（一）随访目的

老年痴呆的治疗是长期过程，应尽可能长期随访。轻度老年痴呆患者日常生活能力部分损伤，认知能力尚未出现障碍，此阶段随访的目的是协助患者重新建立正常生活，尽量独立生活，能够自己处理日常事务。中度老年痴呆患者日常生活能力损伤，认知能力逐渐出现障碍，此阶段随访的目的是增加认知活动训练，提高沟通社交能力，减缓认知退化速度，延缓疾病程。重度老年痴呆患者日常生活能力基本丧失，出现相对严重的认知能力障碍，此阶段随访的目的是尽量提高自理能力，以保障安全为主。

（二）随访内容

随访内容包括病情变化评估、治疗有效性及依从性评估、照护者负担及情绪评估、病情变化后转诊。

（三）随访频率

对轻度认知障碍患者，每半年或1年进行1次随访，可根据患者疾病类型、病情和病程进行调整。对变性病痴呆患者，每3个月进行1次随访。

（四）随访操作

老年痴呆的治疗与管理有专病化的门诊诊疗模式——记忆门诊，承担老年痴呆患者的筛查、诊断、治疗、健康教育等，能够实现老年痴呆患者全生命周期综合诊治与管理。记忆门诊工作流程包括：①认知障碍患者注册登记和普通门诊初筛；②记忆门诊初诊，包括病史收集、查体，神经心理学、影像学、生理学检查等；③记忆门诊复诊，包括疾病程度与病因诊断、治疗和照护方案制订、患者照护；④记忆门诊随诊与转诊，包括病情变化评估、治疗有效性及依从性评估、照护者负担及情绪评估、病情变化后转诊。通过建立数据库对老年痴呆进行精准风险预测与高危人群识别是目前老年痴呆管理的重点。

二、效果评估

（一）管理目标

老年痴呆管理的目标为预防老年痴呆，降低老年痴呆的患病率及发生风险，使老年痴呆患者得到照顾与支持，获得有意义、有尊严的生活。

《健康中国行动（2019—2030年）》明确提出，65岁及以上人群老年期老年痴呆患病率增速下降。《探索老年痴呆防治特色服务工作方案》提出，建立健全老年痴呆防治服务网络，防治服务能力显著提升，建立健全患者自我管理、家庭管理、社区管理、医院管理相结合的预防干预模式。

（二）管理效果评估指标

老年痴呆管理效果除了针对管理目标进行效果评估外，还强调以人为中心进行评估，尤为强调包括保持患者最高功能水平、减少精神神经症状的严重程度和频率、尽可能保持居家养老而减少机构养老、减少照顾者的压力和负担、促进以患者为中心的医疗共享决策、提升照顾者对老年痴呆管理的积极态度与信心等。研究发现，老年痴呆管理失效最常见的原因是患者需求未得到满足，从而加重或促发新的不当行为。因此，构建积极主动、以人为本的管理策略尤为重要。

（杨如美）

思考题

1. 老年痴呆的常见临床类型及其临床表现有哪些？
2. 老年痴呆的风险因素筛查内容有哪些？
3. 老年痴呆的常见干预技术有哪些？

第十七章
老年人精神障碍管理

📝 **学习目标**

1. 掌握老年人精神障碍健康信息内容、收集方法和分类干预技能。
2. 熟悉老年人精神障碍高危因素和风险预测，能及时识别自杀、攻击行为征象。
3. 了解老年人精神障碍的特点和治疗要点。
4. 能独立指导老年人进行精神障碍自我管理。
5. 具有关爱老年人、尊重老年人、保护老年人隐私的良好职业素养，帮助老年人尽快回归社会。

案　例

李奶奶，72岁。往日精神还不错，近半年来变得不爱运动，动作缓慢僵硬，需要很长时间才能完成很少的家务劳动，不爱主动讲话，每次都以简短低弱的言语答复家人，面部表情变化少，有时双眼凝视，对外界动向常常无动于衷，只有在提及她故去的老伴时她才眼含泪花，讲起许多事情自己都做不了，想不起怎么做，头脑一片空白。

请问

1. 针对李奶奶目前的情况，应如何处理？
2. 如何对李奶奶进行管理？

第一节　老年人精神障碍的基本知识

老年人精神障碍是指老年期所出现的任何精神异常，包括在老年期之前就发病而一直持续至老年期的各类精神疾病。老年人精神障碍包括抑郁障碍、焦虑障碍、失眠、神经认知障碍、偏执障碍等。本章主要讲述抑郁障碍、焦虑障碍、失眠。

一、概述

老年人精神障碍的临床表现、诊断、治疗与年轻患者明显不同。原因在于老年人躯体疾病多，往往伴有各种躯体症状，精神症状与躯体症状相互掺杂、相互影响，给诊疗、护理及管理带来困难，需要考虑患者从躯体到心理的各个方面。总体看来，老年人精神障碍的发生率随年龄的增长而升高，严重威胁老年人的身体健康。

老年人抑郁障碍是指首次发病于60岁以后、以持久的抑郁心境为主要临床表现的一种精神障碍，以情绪低落、兴趣缺乏、乐趣丧失等为主要特征。一般病程较长，有反复发作的倾向，部分可发展为难治性抑郁。抑郁障碍在引起老年人致残的精神疾病中占第2位（仅次于痴呆）。

焦虑障碍分为广泛性焦虑和惊恐发作两大类。广泛性焦虑是一种以焦虑为主要临床表现的精神障碍，是最常见的焦虑障碍，患者常常有不明原因的提心吊胆、紧张不安、显著的自主神经功能紊乱症状、肌肉紧张及运动性不安。患者往往能够认识到这些担忧是过度的和不恰当的，但不能控制。老年人焦虑障碍是较易治疗的心理疾病，但因识别率低而导致精神致残、自杀率高，成为老年人健康的一大杀手。

失眠是以频繁而持续的入睡困难或睡眠维持困难并导致睡眠满意度不足为特征的睡眠障碍。失眠常影响日间社会功能，为临床最常见的睡眠障碍。长期严重失眠常给患者带来负面影响，甚至导致恶性意外事故的发生。

二、危险因素

（一）老年人抑郁障碍

本病目前尚未发现明确的危险因素。不可干预因素有遗传、神经结构改变、神经生化改变等，均对本病的发生有一定的影响。可干预因素有个性特征和社会环境因素，此外性格孤僻、独身、文化程度低、无兴趣爱好、无独立经济收入等也是老年人易患抑郁障碍的危险因素。

（二）老年人焦虑障碍

危险因素主要包括生物学因素和心理社会因素，均为可干预因素。①生物学因素：在老年人群中，躯体疾病、精神障碍和许多药物均可引起老年人的焦虑发作，以精神性焦虑更为多见。②心理社会因素：一般是焦虑发作的诱因。因老年人容易面临各种社会不良应激，而心理和身体的承受能力日渐下降，极易出现焦虑发作。

（三）老年人失眠

引起或促发失眠的危险因素众多，可干预因素包括：①心理社会因素，如生活和工作中的各种不愉快事件。②环境因素，如环境嘈杂、不适光照、过冷、过热、空气污浊、居住拥挤或突然改变睡眠环境等。③生理因素，如饥饿、过饱、疲劳、性兴奋等。④精神疾病因素。⑤药物与食物因素，如中枢神经系统兴奋药物，茶、咖啡等饮料，长期服用安眠药的戒断症状，戒酒后的戒断反应等。⑥对失眠的恐惧引起的失眠。⑦躯体疾病因素。⑧容易造成失眠的睡眠习惯，如白天活动不多、白天休息过多、睡前运动过多等。⑨个性因素，如过于紧张、强迫性人格特征等。

三、临床特点

（一）老年人抑郁障碍

抑郁障碍的临床表现包括核心症状、心理症状群、躯体症状群。核心症状包括心境低落、兴趣减退、快感缺失；心理症状群包括思维迟缓、认知功能损害、负性认知功能模式、自责、自杀观念和行为、精神运动性迟滞或激越、焦虑等；躯体症状群包括睡眠障碍、与自主神经功能紊乱相关的症状、精力下降、性功能障碍等。此外，老年人抑郁障碍具有以下特点：

1. 躯体化 表现为躯体不适，头痛、背痛、全身痛、心慌心悸、厌食、腹胀、多汗、全身忽冷忽热等；但客观检查并不能发现相应的器质性病变。这类患者往往有突出的疑病倾向，在这些躯体不适的基础上坚信自己患了某种病，反复检查，反复求治，同时对阴性的检查结果一概不信，经常换医院、换医生。

2. 激越 是老年抑郁障碍患者的常见症状。患者紧张害怕，对未来充满恐惧，而自己又不知如何应对，整日坐卧不宁，严重时可拒食、自伤、自杀、冲动毁物、伤人等。此时患者常被误诊为其他精神疾病。

3. 假性痴呆 患者表面上看来与早期老年痴呆类似，如认为自己脑子变笨了、记不住事了、很多事都不会干了等，但假性痴呆是可逆的，可以通过抗抑郁治疗而改善，其认知障碍与抑郁障碍的发生、发展和改善是同步的。

4. 妄想 患者伴有一些妄想症状，如疑病妄想、被害妄想等。这些妄想的出现都有一定的心理或环境因素的基础，且大多随着抑郁的改善而消失。

5. 自杀倾向 老年患者的自杀风险远高于年轻患者。引起老年患者自杀的主要危险因素包括缺乏社会支持、孤独、经济收入低、激越、持续的躯体疾病、妄想等。

6. 慢性化 患者往往存在许多现实的生活困难，如躯体疾病折磨、低收入、缺少社会支持等情况，易使抑郁情绪慢性化、迁延化。

（二）老年人焦虑障碍

焦虑是一种情绪状态，患者基本的内心体验是害怕，如提心吊胆、忐忑不安，甚至极度惊恐。这种情绪是不快和痛苦的，可以有一种死亡迫在眉睫或马上就要虚脱昏倒的感觉。这种情绪是指向未来的，它意味着某种威胁或危险即将到来或马上就要发生。但实际上并没有任何威胁和危险，或者用合理的标准来衡量，诱发焦虑的事件与焦虑的严重程度不相称。患者有躯体不适感、精神运动性不安和自主功能紊乱。

（三）老年人失眠

1. 失眠症状

（1）入睡困难：是指在适当的睡眠机会和环境条件下不能较快理想入睡。老年人入睡时间大于30min 有临床意义。

（2）睡眠维持困难：包括睡眠不实（觉醒过多过久）、睡眠表浅（缺少深睡）、夜间醒后难以再次入睡、早醒、睡眠不足等。早醒通常是指比预期的起床时间至少提早 30min 并引起总睡眠时间减少，早醒的判定需要考虑平时的就寝时间。

在失眠症状中，以入睡困难最多见，其次是睡眠表浅和早醒等睡眠维持困难，两种情况可单独存在，但通常并存，并且两者可以相互转变。

2. 觉醒期症状 失眠往往引起非特异性觉醒期症状，即次日日间功能损害，常表现为疲劳或全身不适感，日间思睡，焦虑不安，注意力不集中或记忆障碍，社交、家务、学习能力损害等。对失眠的恐惧和对失眠所致后果的过分担心常常引起焦虑不安，使失眠者常常陷入一种恶性循环，即"失眠→担心→焦虑→失眠"，久治不愈。

3. 临床类型 失眠可分为慢性失眠、短期失眠和其他失眠。慢性失眠是指失眠和日间功能损害每周至少出现 3 次，至少持续 3 个月。短期失眠是指失眠和日间功能损害少于 3 个月并且没有症状出现频率的要求。许多短期失眠患者的失眠症状可随时间而缓解，部分短期失眠患者可逐渐发展为慢性失眠。

四、辅助检查

精神科检查不同于其他科室，包括精神检查、躯体检查、标准化诊断性精神检查工具、标准化量表、实验室检查、特殊检查等。精神科检查多为主观报告，如患者的情绪低落的体验；医生依据检查形成症状学判断时也有一定主观色彩，如患者的内向性。

（一）标准化诊断性精神检查工具

标准化诊断性精神检查工具能确定精神症状是否存在并判断其严重程度，目前常用的有 DSM-5 障碍定式临床检查访谈问卷、简明国际神经精神访谈及复合性国际诊断交谈表。

（二）标准化量表

标准化量表主要用于评估某组精神症状的严重程度，而非诊断精神障碍，包括智力测验、明尼苏达多相人格调查表、精神症状评定量表。

（三）实验室检查

1. 常规检查 包括血常规、尿常规、大便常规、生化检查、肝肾功能、血糖、电解质等。必要时可加做血脂、脑脊液、基础代谢率、骨密度检查。

2. 毒理学检查 当患者出现精神状态的改变时，需要考虑物质滥用和戒断反应。摄入酒精或其他成瘾性物质后，在一定时间内可在血液和尿液中检测出来。

3. 血药浓度检测 正确进行血药浓度检测有助于确定服药依从性,确定是否中毒,确定药物的相互作用,进一步确定临床疗效,减少窄治疗窗药物的中毒风险。

（四）特殊检查

1. 脑电图 用于评估器质性疾病所致的精神症状,如谵妄、痴呆等,但其不具有决定性的诊断价值。

2. 头颅 CT 和 MRI 检查 有助于识别器质性精神障碍的结构异常,但尚不能用来诊断主要的精神障碍。

五、诊断要点

（一）老年人抑郁障碍

目前国内外的诊断标准中尚无老年人抑郁障碍的独立分类,以下几点可供参考:

1. 初次起病于 60 岁之后,可有一定的诱发因素。

2. 临床表现以持久的抑郁心境为主,或以焦虑为主,同时常伴有激越或迟滞的表现、妄想症状、疑病症状、假性痴呆等。

3. 疾病严重影响患者的社会功能。

4. 排除各种器质性因素所引起的抑郁综合征。

（二）老年人焦虑障碍

1. 符合神经症的诊断标准。

2. 患者一方面有焦虑的情绪体验,另一方面有焦虑的躯体化表现,如运动性不安、心悸、口干、尿频、出汗等。

3. 焦虑并非由现实刺激引起,其紧张惊恐程度与现实明显不相称。

4. 焦虑的表现是原发的,不是由躯体疾病或服用药物导致的。

（三）老年人失眠

诊断应依据病史、临床表现、睡眠的主观及客观评估,并结合失眠的诊断要点或标准做出。临床评估是做出诊断以及制订合理治疗方案的基础。

六、治疗要点

（一）老年人抑郁障碍

1. 药物治疗 这是目前治疗抑郁障碍的主要方法。

2. 非药物治疗 ①电痉挛疗法:是一种安全、有效、快速的治疗方法。②心理治疗与家庭治疗:心理治疗与药物治疗具有同等重要的地位。

（二）老年人焦虑障碍

1. 心理治疗 可以改善认知,稳定情绪,提高心理承受能力,而松弛训练、系统脱敏和生物反馈治疗等方法可以直接矫正患者的一些异常行为。

2. 药物治疗。

（三）老年人失眠

失眠的治疗方法包括非药物治疗与药物治疗,优先选择非药物治疗。

1. 非药物治疗 包括心理行为治疗和补充/替代性治疗。

（1）心理行为治疗:改变失眠患者的不良心理及行为因素,增强患者自我控制失眠的信心,包括睡眠教育、睡眠卫生教育、刺激控制疗法、睡眠限制疗法等。

（2）补充/替代性治疗:包括锻炼、身心干预(冥想、太极、瑜伽、气功等)、躯体治疗(按摩针灸、穴位按压、反射疗法等)、物理因子疗法(经颅电刺激、经颅磁刺激等)、光照治疗等。

2. 药物治疗。

第二节　老年人精神障碍信息收集与管理

一、信息收集内容

（一）基本信息收集

基本信息包括姓名、性别、出生日期、月经及婚姻状况、民族、文化程度、籍贯、职业、嗜好、电话号码，陪同人员姓名及与患者的关系。

（二）健康信息收集

1. 现病史

（1）发病条件及发病的相关因素：询问患者发病的环境背景及与患者有关的生物、心理、社会因素，以了解患者在什么情况下发病。如有心理社会因素，应了解其内容与精神症状的关系，应估计是发病原因还是诱因。有无感染、中毒、躯体疾病等因素的作用。

（2）起病缓急及早期症状表现：从精神状态大致正常到出现明显精神障碍，时间在 2 周以内为急性起病，2 周~3 个月为亚急性起病，3 个月以上为慢性起病。如妄想多为急性起病，痴呆多为慢性起病。

（3）疾病发展及演变过程：可按时间先后逐年、逐月甚至逐日分段做纵向描述。内容包括：发病前的正常精神活动状况；疾病的首发症状、症状的具体表现及持续的时程、症状间的相互关系、症状的演变及其与生活事件、心理冲突、所用药物之间的关系；与既往社会功能比较所发生的功能变化；病程特点，为进行性、发作性还是迁延性等。如病程较长，可重点对近一年社会功能、生活自理的情况进行详细了解。

（4）发病时的一般情况：如工作、学习、睡眠、饮食的情况，生活自理能力。与周围环境接触的情况，对疾病的认识态度等。病中有无消极厌世观念、自伤、自杀、伤人、冲动行为等，以便护理防范。

（5）既往与之有关的诊断、治疗用药及疗效详情。

2. 既往史　有无发热、抽搐、昏迷、药物过敏史。有无感染、中毒及躯体疾病史，特别是有无中枢神经系统疾病如脑炎、脑外伤。应注意这些疾病与精神障碍之间在时间上有无关系，是否存在因果关系。有无酗酒、吸毒、性病、自杀史及其他精神病史。

3. 个人史　一般是指从母亲妊娠到发病前的整个生活经历。但应根据患者发病年龄或病种进行重点询问。

4. 家族史　包括双亲的年龄、职业、人格特点，如双亲中有亡故者，应了解其死因和死亡年龄。家庭结构、经济状况、社会地位、家庭成员之间的关系，特别是双亲相互关系、亲子关系以及家庭中发生过的特殊事件等，对患者的人格形成及疾病发生发展均有重要影响。精神病家族史，包括家族中有无精神病性障碍者、人格障碍者、癫痫患者、酒精和药物依赖者、精神发育迟滞者、自杀以及有无近亲婚配者。精神病家族史阳性提示患者疾病的原因可能具有遗传性质。

5. 心理社会因素　了解患者心理社会因素，包括家庭情况、工作环境、文化程度及有无精神创伤史。

（三）精神状况评估

1. 外表与行为

（1）外表：包括体格、体质状况、发型、装束、衣饰等。严重的自我忽视提示精神分裂症、酒精或药物依赖及痴呆的可能；躁狂患者往往有过分招摇的外表。

（2）面部表情：从面部的表情变化可以推测一个人目前所处的情绪状态，如紧锁的眉头、无助的眼神提示抑郁的心情。

（3）活动：注意活动的量和性质。躁狂患者总是活动过多、不安分，抑郁患者动作少而迟缓，焦虑患者表现出运动性的不安或伴有震颤。有些患者表现出不自主的运动如抽动、舞蹈样动作等。

（4）社交行为：了解患者与周围环境的接触情况，是否关心周围的事物，是主动接触还是被动接触，合作程度如何。躁狂患者倾向于打破社会常规，给人际交往带来种种麻烦；精神分裂症患者在社交行为上是退缩的；有的痴呆患者会出现显著的社交障碍。应仔细描述患者的社交状况，并举例加以说明。

（5）日常生活能力：患者能否照顾自己的生活，如自行进食、更衣、清洁等。

2. 言谈与思维

（1）言谈的速度和量：有无思维奔逸、思维迟缓、思维贫乏、思维中断等。

（2）言谈的形式与逻辑：思维逻辑结构如何，有无思维松弛、病理性象征性思维、逻辑倒错或词语新作。患者的言谈是否属于病理性赘述，有无持续性言语等。

（3）言谈内容：是否存在妄想；妄想的种类、内容、性质、出现时间、是原发还是继发、发展趋势、涉及范围、是否成系统、内容是荒谬还是接近现实、与其他精神症状的关系等；是否存在强迫观念及与其相关的强迫行为。

3. 情绪状态 情感活动可通过主观询问与客观表现两个方面评估。客观表现可以根据患者的面部表情、姿态、动作、讲话语气、自主神经反应（如呼吸、脉搏、出汗等）判定。通过主观询问，设法了解患者的内心世界。可根据情感反应的强度、持续性和性质，确定占优势的情感是什么，包括情感高涨、情感低落、焦虑、恐惧、情感淡漠等；情感的诱发是否正常，如易激惹；情感是否易于起伏变动，有无情感脆弱；有无与环境不适应的情感如情感倒错。如果发现患者存在抑郁情绪，一定要询问患者是否有自杀观念，以便进行紧急风险干预。

4. 感知 有无错觉，错觉的种类、内容、出现时间和频率、与其他精神症状的关系；是否存在幻觉，幻觉的种类、内容，是真性还是假性，出现的条件、时间与频率、与其他精神症状的关系及影响。

5. 认知功能

（1）定向力：包括自我定向，如姓名、年龄、职业，以及对时间（特别是时段的估计）、地点、人物及周围环境的定向能力。

（2）注意力：评定是否存在注意减退或注意涣散，有无注意力集中方面的困难。

（3）意识状态：根据定向力、注意力（特别是集中注意的能力）及其他精神状况，判断是否存在意识障碍及意识障碍的程度。

（4）记忆：评估即刻记忆、近记忆和远记忆的完好程度，是否存在遗忘、错构、虚构等症状。

（5）智能：根据患者的文化教育水平适当提问。其包括一般常识、专业知识、计算力、理解力、分析综合能力及抽象概括能力。必要时可进行专门的智能测查。

（6）自知力：是指患者对自己精神状况的认识。通过了解患者的认识程度，随后要求患者对自己整体精神病情做出判断，可由此推断患者的自知力，并进而推断患者在今后诊疗过程中的合作程度。

（四）身体评估

许多躯体疾病会伴发精神症状，精神障碍患者也会发生躯体疾病。因此，无论是在门诊还是在急诊，都应对患者进行全面的躯体及神经系统检查。

（五）辅助检查

CT、MRI等检查可以了解大脑的结构改变，可对脑组织的功能水平进行定性甚至定量分析。询问并详细记录各项指标的数值，有助于进一步了解精神障碍的神经生理基础。

二、信息管理

将收集的老年人精神障碍个人信息录入慢性病管理信息系统，并注意及时补充、更新，妥善保管、维护和管理。

第三节 老年人精神障碍风险预测

一、老年人精神障碍的筛查

（一）关键危险因素

精神障碍的关键危险因素包括不可改变因素（包括年龄、精神障碍家族史）和可改变因素（如神经发育异常、感染因素、应激性生活事件、拘谨抑郁的人格特质）等。

（二）老年人精神障碍高危人群判断标准

存在下列情况之一者，属于高危人群：

1. 个体有少数精神障碍症状，如幻听或敏感，但这些症状并不持续，有可能 1 周出现 1 次，对个体的影响不是特别大。

2. 个体表现为社会功能下降，如学习成绩下降、人际关系恶劣、工作能力下降等。

3. 精神障碍家族史（一、二级亲属）。

4. 遭遇应激性生活事件。

5. 大脑和内脏器质性疾病。

6. 拘谨、抑郁等特殊心理素质、高心理压力职业。

7. 社会压力过大。

（三）老年人精神障碍患者判断标准

1. 不能保持正常的人际关系，丧失了对现实的检验能力，对环境产生歪曲的感知和认识。

2. 情感反应与正常人有质的不同。

3. 常出现幻觉妄想和思维障碍。

4. 自知力丧失，觉察不到自己的病态。

5. 出现精神衰退现象。

二、老年人精神障碍风险预测

目的是评估跌倒、噎食、自杀、攻击行为等意外风险，提升管理的针对性和高危人群或患者的安全性。

（一）跌倒风险预测

镇静催眠药可导致跌倒。

（二）噎食风险预测

治疗药物可造成吞咽困难，引起噎食。

（三）自杀风险预测

发现有以下情况时提示有自杀的可能，同时有多项表现者更严重，应结合当事人具体情况综合判断：

1. 近期内有强烈的自杀意念、暗示或进行自杀准备，有自伤、自杀行为。

2. 当事人遭到难以弥补的严重损失，在遭到严重损失的早期容易自杀，习惯后自杀可能性降低。

3. 对某人、某事、某团体、某社会有强烈的仇恨和攻击性，而对方太强大时，意念内转攻击自己而自杀。

4. 抑郁症、精神分裂症、酒精中毒、药物依赖等精神疾病患者出现情绪低落、绝望、被害妄想、幻觉症状加剧时。

5. 当原有躯体疾病久治不愈或恶化时，患者表现为情绪和行为反常。

6. 在与医务人员、亲友、同事交流中流露出消极、悲观、自责、自杀意念。

（四）攻击行为风险预测

攻击行为评估的基本内容如下：

（1）既往攻击行为的历史及相关特点：如以前有过一次或多次暴力行为、多次冲动行为以及存在难以应对的应激性事件、过去不愿意延迟满足自己的欲望、反社会特点与缺乏社会支持等。研究表明，既往暴力史是预测未来发生暴力行为最有效的独立影响因素。

（2）人格特征：如离奇的暴力行为、事先缺乏刺激诱因、事后缺乏后悔、对主要事实持续否认、易冲动、不能接受批评和挫折、精力旺盛、自我中心、为人轻浮等。

（3）精神状态：如病态嫉妒、偏执观念与想伤害他人、欺骗性、缺乏自我控制、治疗依从性差、酒精或药物滥用等。研究证实，精神活性物质的使用是相关性最高的危险因素，而处于急性期及躁狂状态、存在偏执观念发生暴力行为的危险性较大。

（4）环境因素：如精神刺激或突发事件再出现的可能、社交困难和缺乏支持等。

第四节 老年人精神障碍健康风险干预

一、一般人群干预

（一）全面开展心理健康促进与健康教育

对公众加强心理健康知识的普及，传播心理健康知识和心理健康意识。倡导健康生活方式，提升全民心理健康素养。强化心理健康自我管理意识，倡导"每个人是自己心理健康第一责任人"的理念，引导公众在日常生活中有意识地营造积极心态，预防不良心态，学会调适情绪困扰与心理压力，促进自我心理保健。

（二）积极推动心理咨询服务

充分发挥心理健康专业人员的引导和支持作用，帮助老年人解决生活、人际交往等方面的心理困扰，预防心理问题演变为心理疾病。倡导老年人科学认识心理问题和心理疾病对健康的影响，逐步减少公众对心理疾病的病耻感，引导心理异常人群及时寻求帮助。

（三）加强心理健康服务体系建设和规范化管理

在全社会健全心理健康服务体系，搭建心理关爱服务平台，拓展心理健康服务领域，开展社会心理疏导，建立专业化心理健康服务队伍。

（四）加强重点人群心理健康服务

社区要为空巢、丧偶、失能、失智、留守、流动老年人提供心理辅导、情绪疏解、悲伤抚慰、家庭关系调适等心理健康服务，加强危机干预，提高其承受挫折、适应环境的能力。

（五）定期进行流行病学调查

研究精神障碍在人群中的发生率、发病规律、分布情况及影响因素，为制订预防精神障碍发生的总体规划提供依据。

二、高危人群干预

对高危人群，强化心理干预措施，避免或减少精神障碍等疾病的发生。建立和完善心理健康教育、心理热线服务、心理评估、心理咨询、心理治疗、精神科治疗等衔接递进、密切合作的心理危机干预和心理援助服务模式，重视和发挥社会组织和社会工作者的作用。将心理危机干预和心理援助纳入各类突发事件应急预案和技术方案，在突发事件发生时立即开展有序、高效的个体危机干预和群体危机管理，重视自杀预防。在事件善后和恢复重建过程中，依托心理援助专业机构、社会工作服务机构、志愿服务组织和心理援助热线,对高危人群持续开展心理援助服务。

三、患者干预

对老年精神障碍患者进行综合干预,包括开展心理干预、社会干预和药物干预,提高治疗率和控制率,预防危机事件发生,最大限度地促进患者生理、心理、社会和职业功能的恢复,减少功能残疾,阻断疾病衰退的进程,提高患者的生活质量,力争回归社会。

（一）对确认或可疑的精神障碍患者

指导患者及其家属及时就诊,明确诊断,及时接受合理、充分、系统的药物和心理治疗,争取使疾病达到完全缓解,减少和防止疾病的复燃和复发。

（二）病情不稳定患者

若患者危险性为 3~5 级,或精神症状明显、自知力缺乏、有严重药物不良反应或严重躯体疾病,对症处理后应立即转诊至上级医院。必要时报告当地公安部门,在 2 周内了解患者的治疗情况。对于未能住院或转诊的患者,联系精神专科医师进行相应处置。

（三）病情基本稳定患者

若患者危险性为 1~2 级,或精神症状、自知力、社会功能状况至少有一方面较差,首先应判断是病情波动或药物疗效不佳,还是伴有药物不良反应或躯体症状恶化,采取调整现用药物剂量和查找原因对症治疗的措施。对处理后病情趋于稳定者,可维持目前治疗方案;病情未达到稳定者,应请精神专科医师进行技术指导。

（四）病情稳定患者

若患者危险性为 0 级,且精神症状基本消失,自知力基本恢复,社会功能处于一般或良好,无严重药物不良反应,躯体疾病稳定,无其他异常,继续执行上级医院制订的治疗方案。

四、患者自我管理

老年精神障碍患者自我管理是指患者在医护人员及其主要照顾者的协助下应对自身的精神疾病及照顾自己的能力,包括药物管理、症状管理、维持日常生活及社会功能、利用资源及支持、自我效能感等。

第五节　老年精神障碍患者随访与效果评估

一、长期随访管理

（一）随访目的

使患者认识到精神障碍的危害,自觉配合治疗,使精神障碍症状得到长期平稳及有效控制,并降低危机行为的发生及影响。

（二）随访内容

每次随访应对患者进行危险性评估,检查患者的精神状况,包括感觉、知觉、思维、情感和意志行为、自知力等,询问和评估患者的躯体疾病、社会功能情况、用药情况及各项实验室检查结果等。

（三）随访频率

对病情不稳定患者,在 2 周内随访;对病情基本稳定患者,在 2 周时随访,若处理后病情趋于稳定者,可维持目前治疗方案,在 3 个月时随访;对未达到稳定者,应请精神专科医师进行技术指导,在 1 个月时随访;对病情稳定患者,在 3 个月时随访。

（四）健康体检

若患者病情许可，应每年进行 1 次健康检查，可与随访相结合。内容包括一般体格检查、血压、体重、血常规（含白细胞分类）、转氨酶、血糖、心电图。

二、转诊

对病情不稳定患者，危险性为 3~5 级，或精神症状明显、自知力缺乏、自伤自杀、暴力冲动、毁物伤人、精神药物过量和中毒、有严重药物不良反应或严重躯体疾病，对症处理后立即转诊至上级医院，必要时报告当地公安部门，2 周内了解其治疗情况。对未能住院或转诊的患者，联系精神专科医师进行相应处置。

三、管理效果评估

（一）管理目标

提高老年精神障碍患者的知晓率、治疗率和控制率，降低危机事件发生率。

（二）管理效果评估指标

1. 老年精神障碍患者得到规范化管理的百分比提高。
2. 有效的精神障碍症状控制率提高。
3. 社区老年人精神障碍防治知识知晓率提高。
4. 社区老年精神障碍患者健康行为形成率提高。
5. 老年人生活质量得到改善。
6. 老年人的健康水平得到提高。
7. 老年人精神障碍危机行为发生率降低。

（王　芳）

 思考题

1. 老年人精神障碍的危险因素有哪些？
2. 简述老年精神障碍患者自我管理的目标和主要内容。
3. 论述老年精神障碍患者干预要点。

实训一　老年人慢性病健康信息收集与管理实训

实训案例

孙奶奶,78 岁。身高 153cm,体重 70kg,有高血压、冠心病病史 16 年。5 个月前因突发"脑梗死"致右侧肢体瘫痪,肌力 5 级,言语不清。偏瘫以来脾气暴躁,不愿下床活动;饮食上喜欢吃肥肉,饭菜中没有肉会生气。父母已故,父亲死于脑出血,母亲死于糖尿病。老伴于 3 年前因病去世,育有 1 儿 1 女。儿子在外地工作,不能常回家看望,现与女儿共同居住,日常生活由女儿照护。经常将饭菜撒到床单上,对女儿发脾气。

工作任务:

1. 制作一份健康信息调查问卷。

2. 制作一份健康信息收集表。

3. 模拟建立一份纸质健康档案和电子健康档案。

工作任务一:制作一份健康信息调查问卷

问卷制作标准:语言表述规范、精练、明确,问卷结构合理,调查项目完整,说明详尽易懂。

1. 确定调查问卷标题　简明扼要,不宜过长。

2. 编制填写说明　写明调查目的、意义、内容和要求,对被调查者的希望和要求,消除被调查者的顾虑和紧张,希望得到研究对象的真诚合作。

3. 编制指导语　详细说明填写表格的要求。

4. 调查项目

(1)一般资料:包括姓名、性别、民族、血型、文化程度、婚姻状况、职业、收入、居住地址、联系方式等。

(2)目前健康状况:包括自主健康状况、现病史、家族史、婚育史等。

(3)主要提问信息:根据各种防治指南,包括生活方式相关情况(如饮食结构、体育锻炼、不良嗜好、睡眠)、既往健康状况、心理健康状况、体检指标(身高、体重)等。

5. 结语。

工作任务二:制作一份健康信息收集表

1. 家庭基本信息和个人基本信息　至少应包括姓名、性别、出生日期、民族、身份证号、家庭住址、联系电话、血型、文化程度、从事职业、婚姻状况、医疗费用支付方式、过敏史、慢性病既往史、手术史、外伤史、输血史、家族史、遗传病史、有无残疾等。

2. 个人生活行为习惯及预防接种情况表　现阶段个人生活行为习惯和预防接种情况。

3. 周期性健康体检表。

4. 健康评价及处理意见　针对案例中的孙奶奶，根据收集到的资料模拟进行健康评价。

5. 服务记录表　绘制慢性病随访表、就诊记录、日常随访记录、转诊记录、会诊记录，并模拟对案例中的孙奶奶进行服务。

6. 健康问题目录　针对孙奶奶的情况，填写健康问题目录。

工作任务三：模拟建立一份纸质健康档案和电子健康档案

1. 纸质健康档案　在工作任务二的基础上，按序依次整理健康档案封面、个人基本信息表、健康体检表、重点人群健康管理记录、其他医疗卫生服务记录、各相关服务记录表和健康档案信息卡，建立完整的健康档案。在档案袋正面右上角的顶边和右侧边可分别标上档案编号或印上不同的颜色标志，以便查找。中间部分写上姓名、住址等。

2. 电子健康档案　在电子健康档案管理系统建立一份电子健康档案。录入个人基本信息表、健康体检表、历史服务记录等信息，系统检查校验通过，归档保存至电子健康档案库中。此外，还应建立家庭健康卡，建立家庭健康档案并维护个人与家庭的关系。模拟进行健康检索与查询、调取健康档案、追加与修改、注销等活动。

（王　芳）

实训二　老年人慢性病健康评估与风险预测实训

实训案例

赵爷爷，68 岁。平时运动量小，体重指数 27kg/m²。退休前从事行政管理工作，有吸烟史 40 余年，平均 20 支 /d；由于工作应酬经常饮酒，每次饮白酒 250~500g，退休后已基本戒酒。自述家人平时口味偏咸。父母已故，母亲 60 岁左右死于脑出血，父亲死因不详。兄妹 4 人，均有高血压病史多年。赵爷爷约 50 岁查体时首次发现血压升高，为 150/90mmHg，平日没有头晕、眼花、耳鸣、鼻出血，也没有心慌、夜尿增多、乏力等情况，因此未在意，自行在药店随便买些降压药物，在血压高的时候临时服用 1 片，平时没有坚持测量血压。1 年前开始出现阵发性头晕，有时候会同时伴有视物模糊、全身乏力、心慌，出现上述症状时测血压，多在 180/100mmHg 左右，近期就诊于医院心内科。通过心电图、尿常规、血生化（包括空腹血糖、血脂、血肌酐、血尿酸、血钾）、心脏彩超、颈动脉彩超检查，发现赵爷爷胆固醇升高、左心室肥厚、颈动脉粥样硬化斑块形成。

工作任务：

1. 对赵爷爷进行膳食习惯评估。

2. 对赵爷爷进行运动习惯评估。

3. 帮助赵爷爷进行高血压的风险评估。

4. 帮助赵爷爷进行糖尿病的风险评估。

5. 帮助赵爷爷进行心脑血管疾病的风险评估。

工作任务一：对赵爷爷进行膳食习惯评估

膳食习惯评估包括性别、年龄、每日进餐次数、进餐数量、是否定时吃饭、是否吃早餐、每周在外进餐次数、进食各种营养物质（如碳水化合物、蛋白质、脂肪）的食物种类。评估每日进食奶制品（牛奶、酸奶、其他奶制品）、鸡蛋、肉类、盐、饮酒、饮水、油、蔬菜、水果的数量。

评估膳食习惯是制订饮食管理处方的基础。例如，控制体重需要了解脂肪摄入是否超标；饮水不足或过多都会对人体健康带来不利影响。一日三餐应定时、定量，早、午、晚三餐提供的能量应分别占全天总能量的 25%~30%、30%~40%、30%~40%。

工作任务二：对赵爷爷进行运动习惯评估

随着年龄增长，老年人自身身体功能逐渐下降，同时可能合并多种疾病，不恰当的活动可能对机体造成损伤，甚至加重心脑血管疾病的风险。理想的运动管理方案目标是增强日常活动能力、减少身体残疾、预防疾病和防止受伤。在进行运动管理前需要评估老年人的身体功能、体力活动史，同时也要评估活动的总体风险。

1. 评估身体功能 身高、体重、身体的柔韧性、力量、耐力和平衡。

2. 评估体力活动史 平时喜欢的活动类型、活动频率、活动强度、活动时间和活动持续时间。

3. 运动耐量的评估 采用适当的运动试验方案，连续进行气体采样和分析以及心电图监护，计算代谢当量。

4. 运动风险筛查和社会史评估 评估运动习惯还需要进一步了解既往病史、症状、近期患病、用药、工作史、心理社会状况，尤其需注意运动风险的筛查，以便制订防范方案。

工作任务三：帮助赵爷爷进行高血压的风险评估

常见的高血压危险因素如下：

1. 高钠、低钾膳食。

2. 超重和肥胖。

3. 过量饮酒 包括危险饮酒（男性 41~60g，女性 21~40g）和有害饮酒（男性 60g 以上，女性 40g 以上）。

4. 长期精神紧张。

5. 其他危险因素 包括年龄、高血压家族史、缺乏体力活动以及糖尿病、血脂异常等。

工作任务四：帮助赵爷爷进行糖尿病的风险评估

老年人糖尿病的主要危险因素如下：

1. 糖尿病阳性家族史。

2. 年龄。

3. 超重或肥胖 胰岛素抵抗是糖尿病或糖耐量异常的主要发病机制之一，目前已经确认超重或肥胖是胰岛素抵抗的标志。

4. 高能量摄入（富含简单碳水化合物和蛋白质）。

5. 体力活动因素 运动是 2 型糖尿病的保护性因素，可以提高对胰岛素的敏感性，改善葡萄糖耐量，并可以控制超重和肥胖，降低糖尿病的风险。

6. 高血压。

计算赵爷爷的糖尿病风险评分值（参见表 9-2）。

工作任务五：帮助赵爷爷进行心脑血管疾病的风险评估

利用"心脑血管病风险评估"或"心脑血管风险"评估工具，输入个人信息和检查结果，包括性别、年龄、现居住地（城市或农村）、地域（北方或南方）、腰围、总胆固醇、高密度脂蛋白胆固醇、当前血压水平、是否服用降压药、是否患有糖尿病、现在是否吸烟、是否有心脑血管疾病家族史。

（石晓峰）

实训三　老年人慢性病健康风险干预实训

实训案例

李奶奶，77 岁。有高血压病史 10 余年，血压控制较好。有类风湿关节炎病史 15 年，阴天、下雨等潮湿天气时症状明显。无冠心病、糖尿病等其他慢性病，无乙肝、结核等传染病及传染病患者接触史。50 岁自然绝经,后无阴道流血情况发现。25 岁结婚,育有 1 子 1 女。老伴身体健康,夫妻关系和睦。因关节炎,较少出门活动,日照时间少。父母已故,原因不详,其弟体健,无家族史及遗传病史。

体格检查:血压 145/96mmHg。膝关节 X 线检查示左膝关节退行性病变。

工作任务:

1. 对李奶奶进行膳食干预。

2. 对李奶奶进行运动干预。

工作任务一:对李奶奶进行膳食干预

影响老年人长寿和健康的疾病有心脑血管疾病、糖尿病、恶性肿瘤、慢性阻塞性肺疾病、骨质疏松、老年性痴呆等,这些疾病的发生、发展与膳食、营养和健康状况密切相关。通过对老年人进行膳食干预、合理营养,有助于减少疾病、增进健康、延长寿命。

1. 了解老年人的生理代谢特点。

2. 掌握老年人的营养需要(实训表 3-1)。

实训表 3-1 每日能量推荐摄入量(EER)

性别	年龄 / 岁	能量 /kcal（MJ）		
		轻度劳动	中度劳动	重度劳动
男	50~64	2 100（8.79）	2 500（10.25）	2 800（11.72）
	65~79	2 050（8.58）	2 400（9.83）	
	80~	1 900（7.95）	2 200（9.20）	
女	50~64	1 750（7.32）	2 050（8.58）	2 500（9.83）
	65~79	1 700（7.11）	1 950（8.16）	
	80~	1 500（6.28）	1 750（7.32）	

3. 掌握老年人的膳食特点。

4. 能够为老年人进行营养食谱的制订 利用营养成分计算法编制食谱。

(1)确定全日能量供给量:使用查表法,确定李奶奶全日能量供给量。

(2)确定三大营养素全日应提供的能量:蛋白质占 10%~15%,脂肪占 20%~30%,碳水化合物占 55%~65%。

(3)计算三大营养素每日需要量:设老年人每日需要的总热能为 K(kcal),三大营养素所需的摄入量分别为:

$$蛋白质摄入量(g)=K×(10\%~15\%)÷4.0$$
$$脂肪摄入量(g)=K×(20\%~30\%)÷4.0$$
$$碳水化合物摄入量(g)=K×(55\%~65\%)÷4.0$$

(4)计算三大营养素每餐需要量:早餐 30%,午餐 40%,晚餐 30%。

(5)确定主食的品种和数量:可先将蔬菜、水果类固定,估计碳水化合物已有含量。剩下的碳水化合物由主食供给。

(6)确定副食的品种和数量:依靠蛋白质需要量确定。

(7)确定纯能量食物的量:植物油。

(8)对食谱进行评价和调整。

工作任务二:对李奶奶进行运动干预

根据老年人的生理特点进行科学有效的运动干预,对于保证老年人的健康水平、提升生活自理能力、提高生活质量具有重要的意义。

1. 对李奶奶的健康体适能进行评估 指导老年人熟悉健康体适能的概念,对老年人身体状况进行健康评估。

2. 对老年人开展心肺功能运动干预

(1)有氧运动:适合老年人的运动方式包括步行、骑自行车或功率车、游泳(或水中有氧运动)、非竞赛性球类运动,以及中国传统体育项目如习练太极拳、五禽戏、八段锦以及扭秧歌、打腰鼓等。

(2)运动强度:可根据主观用力感受程度(实训表 3-2)、最大心率百分比和代谢当量,制订合适的运动强度。

实训表 3-2　老年人主观感觉用力评分

强度	主观测定法	
	疲劳感(10 分)	感觉情况
低强度	<4 分	0 分相当于坐姿姿态,10 分相当于竭尽全力,中等强度会引起心率和呼吸频率显著性增强
中等强度	5~6 分	
较大强度	7~8 分	
高强度	9~10 分	

(3)运动时间:老年人最佳运动量因个体的年龄、性别、健康状况、身体组成和其他因素而有所不同。

(4)运动频率:低强度的运动方案可每日进行。对一般人群,每周至少 5d 中等强度运动,或每周 3d 较大强度运动,或每周 3~5d 中等强度运动与较大强度运动相结合。

3. 对老年人开展肌肉力量运动干预

(1)运动方式:抓举小沙袋、小哑铃,使用弹力带、弹力绳等进行力量锻炼。

(2)运动强度:以 2~3 周为周期逐渐增加强度。

(3)运动时间:一次 20~30min,每周至少 2d(非连续天)。

(4)运动频率:间隔在 48h 以上。

(5)注意事项:循序渐进,先练大肌群后练小肌群。

4. 对老年人开展柔韧性运动干预

(1)运动方式:静态的伸展练习方式、中国传统体育项目等。

(2)运动强度:伸展的幅度以感觉不舒适但又不引起疼痛为宜。

(3)运动时间:10~30min。

(4)运动频率:每周至少 2~3 次,也可每天进行。

(石晓峰)

实训四　老年人慢性病随访与效果评估实训

实训案例

李奶奶,81 岁。有高血压病史 30 余年,脑梗死病史 20 余年,血压控制较好。有类风湿关节炎病史 10 年余,寒冷季节加重。无冠心病、糖尿病等其他慢性病,无乙肝、结核等传染病及传染病患者接触史。45 岁自然绝经，20 岁结婚，育有 2 子 2 女。老伴因心肌梗死于 4 年前去世。因腰腿疼痛，较少出门活动。父母已故，原因不详，其 1 弟 1 妹体健，无家族史及遗传病史。体格检查：血压 165/98mmHg。膝关节 X 线检查示左膝关节退行性病变。

工作任务：

1. 对李奶奶进行随访。

2. 对李奶奶的健康状况进行评估。

3. 根据李奶奶的健康状况进行正确处理。

工作任务一：对李奶奶进行随访

对高血压患者应进行定期随访和随时随访。随访时间根据对患者的健康状况及健康评估结果确定。对确诊原发性高血压的患者，在出现血压升高或伴有头痛、恶心、呕吐、视物模糊等症状时，应病情平稳后 2 周内随访。对临床症状、检查结果、生活方式、身高、体重、生命体征等内容进行评估。在患者出现血压控制不满意或出现新的并发症等情况时，应随时随访。

工作任务二：对李奶奶的健康状况进行评估

1. 测量血压 随访过程中如果没有危急体征，可只测量上臂血压。

2. 检查患者是否存在危险情况 当患者出现危险情况或存在难以处理的其他疾病，应在紧急处理后立即送医。经危险情况评估，若患者不需要立即转诊，继续以下评估步骤。

3. 对患者进行评估

（1）如果使用新的随访表，记录患者基本信息。

（2）询问近期是否有如下症状和体征：头痛、头晕、恶心、呕吐、眼花、耳鸣、呼吸困难、心悸胸闷、鼻出血、四肢麻木、下肢水肿。

（3）询问是否有新出现的临床状况，原有的并发症是否加重，是否有脑血管疾病、心脏疾病、肾脏疾病、眼部疾病及其他疾病。

（4）生活方式：吸烟、饮酒、体育锻炼、饮食、睡眠、心理状态。

（5）在随访满 1 年时进行一次较全面的体格检查，记录在年检表上。内容包括体重、腰围、视力、眼底、血常规、尿常规、血糖、总胆固醇、高密度脂蛋白胆固醇、低密度脂蛋白胆固醇、甘油三酯、尿蛋白、尿酸、肌酐、尿素氮、血钾、血钠、心电图等。如有必要，根据专科医生建议进行心脏超声或颈动脉超声检查。

（6）如果患者在上次随访到目前期间进行了其他实验室检查，将结果记录在随访表上，并注明检查日期。如果填写不下，可另附纸填写。

（7）进行一般体格检查，测量患者的体重、心率。超重或肥胖患者计算体重指数（BMI）。

4. 分类 依据血压和药物不良反应、并发症等情况将患者分类如下：

（1）此次血压控制满意（收缩压 <140mmHg 且舒张压 <90mmHg），无其他异常。患者病情平稳，血压控制满意，没有出现药物不良反应，原有并发症控制平稳，没有新的并发症出现。

（2）血压控制不满意（140mmHg ≤ 收缩压 ≤180mmHg 和 / 或 90mmHg ≤ 舒张压 ≤110mmHg），无其他异常。但患者没有出现药物不良反应，原有并发症控制平稳，没有新的并发症出现。

（3）有较严重难以耐受的药物不良反应。无论患者血压控制情况如何，根据患者用药情况，出现与目前所用降压药物有关的不良反应。

（4）有新的并发症出现或原有并发症出现异常。无论患者血压控制情况如何，患者原有并发症加重或出现新的并发症。

工作任务三：根据李奶奶的健康状况进行正确处理

根据分类结果进行不同的处理，进行行为生活方式指导。

1. 若血压控制满意，无其他异常。继续原方案治疗，告诉患者要规律服药，在 3 个月内至少随访一次。

2. 若血压控制不满意，无其他异常。询问患者是否按照医生要求规律服药。

（1）患者规律服药：若血压异常为现用药物无效，应按医嘱换用其他药物，在 2 周内随访。若血压异常原因为现用药物有部分效果，应按医嘱调整现用药物剂量或加用不同类的第 2 种药物，在 2 周内随访。若患者已调整用药，血压仍未达到控制目标，应转诊至上级医院，在 2 周内随访。

（2）患者未规律服药：应督促患者按医嘱服药，在 2 周内随访。

3. 出现难以耐受的药物不良反应 患者在治疗过程中出现难以耐受的不良反应，应按医嘱换用其他药物，在 2 周内随访。

4. 出现新的并发症或原有并发症出现异常 患者出现新的与高血压相关的并发症或原有的并发症加重，应向上级医院转诊，并在 2 周内随访。

（石晓峰）

实训五　高血压患者自我管理实训

实训案例

赵爷爷，68 岁。平时运动量小，体重指数 27kg/m²。退休前从事行政管理工作，有吸烟史 40 余年，平均 20 支 /d；由于工作应酬经常饮酒，每次饮白酒 250~500g，退休后已基本戒酒。自述家人平时口味偏咸。父母已故，母亲 60 岁左右死于脑出血，父亲死因不详。兄妹 4 人，均有高血压病史多年。赵爷爷约 50 岁查体时首次发现血压升高，为 150/90mmHg，平日没有头晕、眼花、耳鸣、鼻出血，也没有心慌、夜尿增多、乏力等情况，因此未在意，自行在药店随便买些降压药物，在血压高的时候临时服用 1 片，平时没有坚持测量血压。1 年前开始出现阵发性头晕，有时候会同时伴有视物模糊、全身乏力、心慌，出现上述症状时测血压，多在 180/100mmHg 左右，近期就诊于医院心内科。通过心电图、尿常规、血生化（包括空腹血糖、血脂、血肌酐、血尿酸、血钾）、心脏彩超、颈动脉彩超检查，发现赵爷爷胆固醇升高、左心室肥厚、颈动脉粥样硬化斑块形成。

工作任务：

1. 帮助赵爷爷制订自我管理计划。

2. 帮助赵爷爷进行饮食指导。

3. 帮助赵爷爷制订一份运动处方。

4. 指导赵爷爷进行用药管理。

5. 指导赵爷爷进行血压自我监测。

工作任务一：帮助赵爷爷制订自我管理计划

通过高血压健康教育增加患者对健康生活的信心，认识到如果不了解和学习高血压知识，可能会患上各种高血压的并发症，通过学习相关知识并进行干预，可减少高血压并发症带来的严重健康问题。自我管理计划如下：

1. 掌握高血压基本知识，包括饮食管理、运动管理、合理用药、自我血压监测等。

2. 学会自我血压监测方法，并做好监测记录。

3. 了解自己血压变化的特点及影响因素。学会如何调整饮食、运动，以利于血压的控制；学会在特殊情况下小范围（剂量）地调整降压药使用量，以保持良好的血压控制。

4. 了解一般情况下如何定期到医院就诊、检查，特殊情况下及时就医寻求帮助。

5. 了解高血压相关疾病的检查和治疗知识，努力达到良好的各项综合控制标准。

工作任务二：帮助赵爷爷进行饮食指导

科学的饮食治疗是实现高血压患者自我管理的基础。

1. 饮食原则 限制热量，减少钠盐摄入，减少脂肪摄入，适量蛋白质摄入，多吃绿色蔬菜和新鲜水果，戒烟限酒，少食辛辣，充足饮水。

2. 高血压患者的推荐食物

（1）谷物类：玉米、大豆、荞麦、绿豆、葵花籽等。

（2）蔬菜类：芹菜、百合、胡萝卜、大蒜、冬瓜、番茄、土豆及绿叶蔬菜等。

（3）水果类：苹果、香蕉、山楂、橙子、柑橘、桃等。

（4）畜禽肉类：瘦猪肉、兔肉、鸡肉、鸽子肉等。

（5）菌菇、海产类：香菇、木耳、海带、紫菜、海鱼、虾等。

3. 一周健康食谱

	星期一	星期二	星期三	星期四	星期五	星期六	星期天
早餐							
午餐							
晚餐							

注：参考 DASH 饮食模式、优质蛋白质饮食、长链多不饱和脂肪酸（PUFA）饮食。

工作任务三：帮助赵爷爷制订一份运动处方

制订并实施有规律的运动计划是高血压患者自我管理的重要环节。

1. 运动方式 缺乏规律运动的高血压患者首选有氧运动，最常见、降压效果较为突出的是快走和踏车运动。高血压患者可参加家务劳动、庭院劳动、户外活动等，增加生活当中的体力活动，注意增加日常生活中的步行距离。

2. 运动强度的选择 运动时脉率（次/min）=170- 年龄（岁）。

3. 运动时间 每天运动时间应该达到 30~60min，可分次累计，但每次持续时间应不少于 10min。每周运动频率应达到 5~7 次，且间隔时间尽量避免连续 2d 及以上不运动。

工作任务四：指导赵爷爷进行用药管理

1. 确定血压控制目标。

2. 用药注意事项 遵医嘱按时服药，不可随意增减药量或变换药物；定期监测血压、血脂和体重变化；观察药物疗效和不良反应。

工作任务五：指导赵爷爷进行血压自我监测

1. 测量前 30min 内无剧烈运动，测量前 5min 绝对安静休息。

2. 测量步骤 取坐位，肘部与心脏同一水平。做到定体位、定部位、定血压计。休息 1min，重复测量 2~3 次。

3. 如实记录血压值，测压时安静，不讲话。

某些并发心律失常如心房颤动、频发期前收缩的患者，采用电子血压计不能准确测量血压。血压本身的波动可能影响到患者的情绪，使其血压升高，形成恶性循环，不建议有精神焦虑或擅自改变治疗方案的患者自测血压。

（石晓峰）

实训六　糖尿病患者自我管理实训

实训案例

王奶奶，75 岁，退休前从事会计工作。身高 158cm，体重 71kg。喜食零食、肥肉、烤肠、甜食、咸食。10 年前无明显诱因出现口干、多饮，无易饥饿感、消瘦，在当地医院查空腹血糖>7.0mmol/L（具体不详），口服消渴丸降糖治疗，因血糖控制不佳，先后口服格列吡嗪控释片、阿卡波糖片降糖治疗（具体用法、用量不详）。3 年前因血糖控制不佳，将口服降糖药改为胰岛素，早 18U、晚 9U 皮下注射。出院后监测血糖，空腹血糖 12.6mmol/L，餐后血糖 17.1mmol/L，糖化血红蛋白 9.5%，尿糖（++）。2 个月前自行将胰岛素用量增加为早 21U、晚 11U，自觉胰岛素注射处瘙痒伴硬结，大小 0.5~1.0cm 不等，无明显压痛，无发热、头晕等不适，全身其余皮肤无皮疹、无瘙痒感。既往有高血压病史 20 余年，高脂血症 2 年。父母已故，父亲因心肌梗死去世，母亲因脑出血去世，兄弟姐妹 3 人，均有高血压、糖尿病病史。

工作任务：

1. 帮助王奶奶制订自我管理计划。
2. 帮助王奶奶制订一份食谱。
3. 帮助王奶奶制订一份运动处方。
4. 正确指导王奶奶进行用药管理。
5. 指导王奶奶进行病情自我监测。
6. 指导王奶奶进行糖尿病并发症的自我监护。
7. 指导王奶奶进行心理状态的自我调节。

工作任务一：帮助王奶奶制订自我管理计划

通过健康教育增加患者对健康生活的信心，认识到如果不了解和学习糖尿病知识可能会患上各种糖尿病并发症，通过学习相关知识并进行干预可减少糖尿病并发症带来的严重健康问题。自我管理计划如下：

1. 学习糖尿病的基本知识，包括饮食管理、运动管理、合理用药、自我血糖监测、降糖药物治疗等。

2. 学会自我血糖监测方法，做好监测记录。

3. 了解自己血糖变化的特点及影响因素，学会如何调整饮食、运动，以利于血糖的控制；学会在特殊情况下小范围（剂量）地调整降糖药使用量，以保持良好的血糖控制。

4. 了解一般情况下如何定期到医院就诊、检查，特殊情况下及时就医寻求帮助。

5. 了解患者口腔、皮肤、足部护理知识。

6. 了解糖尿病相关疾病的检查和治疗知识，努力达到良好的各项综合控制标准。

工作任务二：帮助王奶奶制订一份食谱

科学的饮食治疗是实现糖尿病患者自我管理的基础。

1. 计算王奶奶的标准体重。

2. 判断王奶奶体型。

3. 计算王奶奶每日所需总热量　总热量（kal）＝标准体重（kg）× 每千克理想体重所需热量（kcal/kg）。每日所需总热量与标准体重、体力劳动活动强度有关，年龄>60 岁时总热量减少 10%。

4. 计算食品交换份数。

5. 确定饮食结构　使用食品交换份法设计每日食谱。将食物分为四大类（细分八小类），每份食物所含热量大致相同，约 90kcal，同类食物间可任意交换（实训表 6-1）。根据自己习惯和嗜好选择食物，粗细、荤素搭配，合理安排膳食。

实训表 6-1　食品交换的四大类（八小类）内容和营养价值

组别	类别	每份重量 /g	热量 /kcal	蛋白质 /g	脂肪 /g	糖类 /g	营养素
一、谷物类	1. 谷薯类	25	90	2.0	–	20.0	糖类 膳食纤维
二、菜果类	2. 蔬菜类	500	90	5.0	–	17.0	无机盐
	3. 水果类	200	90	1.0	–	21.0	维生素
三、肉蛋类	4. 大豆类	25	90	9.0	4.0	4.0	蛋白质
	5. 奶类	160	90	5.0	5.0	6.0	
	6. 蛋肉类	50	90	9.0	6.0	–	
四、油脂类	7. 硬果类	15	90	4.0	7.0	2.0	脂肪
	8. 油脂类	10	90	–	10.0	–	

6. 合理分配一日三餐。

工作任务三：帮助王奶奶制订一份运动处方

制订并实施有规律的起居、运动计划是糖尿病患者自我管理的重要环节。

1. 运动形式的选择　需要耐力的有氧运动。

2. 运动强度的选择　运动时脉率（次 /min）=170– 年龄（岁）。

3. 运动时间　一般选择在餐后 1h 运动，每次 20~30min，每周 3~4 次，避开药物作用高峰，以免出现低血糖。

4. 注意事项　运动时间及强度固定；使用胰岛素的患者在运动前后各测血糖一次；运动中出现胸闷、眼花，应停止运动，及时就诊；选择舒适、宽松、合脚的鞋，穿棉袜，运动前后检查双脚，发现异常及时处理；随身携带糖果、饼干，防止出现低血糖；随身携带糖尿病治疗卡。

工作任务四：正确指导王奶奶进行用药管理

1. 确定血糖控制目标。

2. 口服降糖药用药注意事项

（1）遵医嘱按时服药，定时进食，不可随意增减药量或变换药物。

（2）定期监测血糖、血压、血脂和体重变化。

（3）观察药物疗效和不良反应。

3. 注射胰岛素注意事项　部分患者需终身使用胰岛素治疗，目前多采取多部位轮流皮下注射法，选择臀大肌、上臂外侧、腹部及股外侧等部位进行注射。学会观察胰岛素治疗的不良反应，防止延时进餐而引起低血糖。

工作任务五：指导王奶奶进行病情自我监测

规律的自我血糖监测能反映实时血糖水平，有助于评估餐前和餐后高血糖，确定饮食、运动和药物治疗的有效性，有助于制订个体化行为生活方式干预和药物干预方案，及时发现低血糖，提高治疗的有效性和安全性。

空腹血糖监测步骤如下：

1. 部位选择　最常用的监测部位是手指，应选择指腹两侧皮肤较薄处，并经常更换采血部位。

2. 消毒　手部酒精消毒 2 遍，待干。

3. 检查血糖仪，安装采血针，备好试纸。

4. 采血 第 1 滴血弃去,第 2 滴血滴于试纸上。

5. 读数。

6. 自我血糖监测的频率和时间 根据患者病情确定;时间通常选择空腹、餐前、餐后 2h、睡前及凌晨 2~3 时。

工作任务六:指导王奶奶进行糖尿病并发症的自我监护

1. 低血糖 掌握低血糖的症状及自我救治方法。外出时随身携带含糖食品,携带糖尿病治疗卡。

2. 心脏病和脑卒中 吸烟、高血压、高胆固醇血症、超重或肥胖、运动过少等是心脏病和脑卒中发生的高危因素,糖尿病患者必须定期检查,将血压控制在 130/85mmHg 以下,控制体重,戒烟限酒。

3. 眼部 每年检查 1 次视力。如视力有变化,应随时告知医生;如果已经患有视网膜病变,应限制运动量。

4. 肾脏 检查尿糖、尿蛋白、蛋白谱,监测血压。控制食盐及蛋白质的摄入量,每 0.5 年检查 1 次肾功能。

5. 足部 每日用温水和中性肥皂洗脚;剪短趾甲,但不要过短;冬季注意脚的保温和防裂;穿合脚、清洁、柔软的鞋和袜子,袜子透气性好;洗脚时水温不要过高,以免烫伤。

6. 糖尿病酮症酸中毒、乳酸酸中毒 严格遵医嘱使用降糖药或胰岛素,并且按照计划进食。如果身体情况允许,应进行适量运动,促进血液循环,增强机体免疫力。

工作任务七:指导王奶奶进行心理状态的自我调节

1. 通过问卷法对患者进行心理评估。

2. 根据患者的心理状态,对患者进行心理自我调节的指导。

(王 芳)

主要参考文献

[1] 王临虹.慢性非传染性疾病预防与控制[M].北京:人民卫生出版社,2018.

[2] 武留信.中国健康管理与健康产业发展报告:No.2(2019)[M].北京:社会科学文献出版社,2019.

[3] 中国营养学会.中国居民膳食营养指南(2022)[M].北京:人民卫生出版社,2022.

[4] 张守文.实用老年病学[M].长春:吉林科学技术出版社,2017.

[5] 于普林.老年医学[M].北京:人民卫生出版社,2019.

[6] 尤黎明,吴瑛.内科护理学[M].7版.北京:人民卫生出版社,2022.

[7] 吴一帆,邹涛.慢病管理实务图解[M].北京:化学工业出版社,2018.

[8] 梁万年,杜雪平,曾学军.常见慢性疾病社区临床路径[M].北京:人民卫生出版社,2019.

[9] 郑洁皎,俞卓伟.老年康复[M].北京:人民卫生出版社,2019.

[10] 沈翠珍,王爱红.社区护理学[M].北京:中国中医药出版社,2016.

中国居民平衡膳食宝塔（2022）
Chinese Food Guide Pagoda (2022)

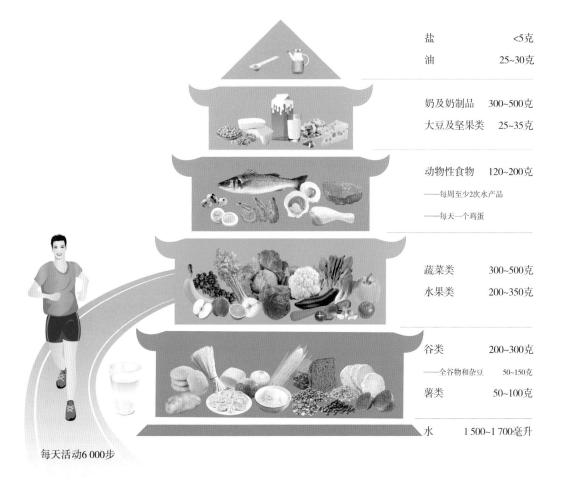

盐   <5克
油   25~30克

奶及奶制品   300~500克
大豆及坚果类   25~35克

动物性食物   120~200克
——每周至少2次水产品
——每天一个鸡蛋

蔬菜类   300~500克
水果类   200~350克

谷类   200~300克
——全谷物和杂豆   50~150克
薯类   50~100克

水   1 500~1 700毫升

每天活动6 000步

图 2-3 中国居民平衡膳食宝塔